KB151773

기공, 태극권, 도인술, 단금, 경맥, 경혈
몸과 마음의 각종 질병 예방과 치유
건강하고 행복한 삶 증진
건강행복양생학 건강백세 기혈태극운동

활活기氣혈血단丹

십자다이아몬드와
십이단전편

기공, 태극권, 도인술, 단금, 경맥, 경혈
몸과 마음의 각종 질병 예방과 치유
건강하고 행복한 삶 증진
건강행복양생학 건강백세 기혈태극운동

활活기氣혈血단丹
십자다이아몬드와
십이단전편

천대윤 지음

삼현출판사

사랑하는 자여
네 영혼이 잘 됨 같이
네가 범사에 잘 되고
강건하기를
내가 간구하노라
- 요한 3서 2절 -

몸이 건강해야 한다.
몸이 건강해야 일을 할 수 있고,
몸이 건강해야 넘어져도 다시 일어설 수 있다.
- 강금지 -

네게 복이 있을 지로다
네가 큰 일을 행하겠고
반드시 승리를 얻으리라
- 사무엘상 26장 25절 -
- 천영수 -

어머님, 아버님
감사하며 사랑합니다.

머리말

그가 비록 천 년의 갑절을 산다 할지라도
행복을 보지 못하면
마침내 다 한 곳으로 돌아가는 것뿐이 아니냐.
(전도서 6:6)

인간은 건강하고 행복한 삶을 누릴 권리와 의무가 있다. 권리라는 것은 하나님이 인간에게 부여한 천부인권이라는 것이고, 의무라는 것은 인간은 자신의 몸을 성실하게 관리하여야 할 청지기로서의 의무라는 것이다.

인간이 건강하고 행복한 삶을 누리기 위한 요건들에는 여러 가지가 있지만 그 중에서도 가장 근본적인 것은 건강한 기혈(氣血)이다. 기(氣)는 생명의 에너지이고 혈(血)은 생명의 피다. 생명의 에너지가 죽으면 사람은 죽게 되고, 생명의 피가 죽으면 사람은 죽게 된다. 즉, 기혈이 죽으면 사람은 죽게 되고, 기혈이 살면 사람은 살게 된다. 그러므로 사람은 기혈을 올바르게 잘 관리할 필요가 있다.

기(氣)는 인간 생명의 존속을 위해 하나님이 인간에게 주신 것이다. 하나님이 사람을 지으시고 생기(生氣)를 불어 넣어 사람이 생령이 되게 하였다고 말씀하신다(창세기 2:7). 즉, 사람은 기(氣)가 있는 동안엔 살아 있는 존재가 되는 것이지만 기

(氣)가 사람에게서 떠나가면 사람은 죽게 되는 것이다.

또한 혈(血) 역시 생명의 피라고 말씀하신다(창세기 9:5). 그리하여 사람이 다른 사람의 피를 흘리게 하면 그 사람의 피도 흘리게 될 것이라고 하나님은 말씀하신다. 그러므로 사람은 다른 사람의 피를 흘리게 하는 나쁜 행동을 해서는 안 된다. 선하게 살아야 한다.

결국, 기(氣)도 하나님이 주신 것이고 혈(血)도 하나님이 주신 것이니 인간은 자신의 몸을 관리하는 청지기로서 이들을 건강하게 잘 관리해야 할 것이다.

우리나라는 UN(국제연합) 분류방식에 따라 2017년 8월 31일자로 주민등록상의 전체 총인구 51,753,820명에서 65세 이상은 7,257,288명으로 전체 총인구에서 차지하는 비율이 14%를 넘었기 때문에 고령사회다(행정안전부 2017.9.3. 발표). 기대수명이 90세를 넘는다.

하지만 문제는 다른 곳에 있다. 사람들의 평균수명은 과거보다 늘어났지만 많은 사람들이 치매, 당뇨, 암, 뇌질환, 중풍, 심장질환, 폐질환, 위장질환, 신경질환, 디스크 등 각종 질병에 시달리며 여생을 불우하게 보내고 있다는 것이다. 이러한 현실은 질병에 걸린 부모 자신에게 뿐만 아니라 자녀들에게도 큰 고통을 안겨주고 있다고 뉴스매체에서 보도되고 있다.

건강은 건강할 때 지키는 것이 최선이다. 그러나 이런저런 이유로 질병에 걸렸더라도 건강을 회복하는 것은 가능하다.

이 책이 말하고 있는 "활기혈단(活氣血丹)"은 천대윤 박사가 창시한 활기혈단을 말한다. 활기혈단은 인간의 건강하고

행복한 삶을 증진하기 위한 학(學)이요 운동(運動)이다. 학(學)
이라는 것은 활기혈단은 인간의 건강하고 행복한 삶을 증진하
기 위한 건강행복양생학(健康幸福養生學)이라는 것이다. 그리
고 운동(運動)이라는 것은 활기혈단은 인간의 건강하고 행복한
삶을 증진하기 위해 건강백세 기혈태극운동(健康百歲 氣血太
極運動)이라는 것이다. 활기혈단은 인간의 심(心), 신(身), 정
(精)의 질병을 예방하고 치료함으로써 인간의 건강하고 행복한
삶을 증진하기 위한 것이다.

인간의 태어남과 죽음은 정해진 것이나 한 번뿐인 이 세상
에서의 건강하고 행복한 삶을 누리는데 필요한 심(心)·신(身)·정
(精)을 활기혈단으로 올바르게 관리하고 양생토록 하여 각종
질병을 예방하고 치유하며 건강하고 행복한 삶을 온전히 누리
도록 인도하는 이정표 역할을 다하고자 함에 활기혈단의 목적
이 있다.

『활기혈단(活氣血丹) 십자다이아몬드와 십이단전편』, 『활
기혈단(活氣血丹) 기혈지압마사지와 건강양생운동편』, 『활기
혈단(活氣血丹) 영양·운동·수면과 14경맥·경혈편』 등의 도서들을
함께 읽고 꾸준하게 수련, 연마할 것을 권장한다. 독자 여러분
의 건강하고 행복한 삶을 기원한다.

이 책이 나오기까지 도움을 주신 분들께 감사드린다. 가정
의 행복을 일궈온 사랑하는 아내와 지혜롭고 건강하게 자라주
는 자녀들에게 고맙고 감사하는 마음을 전한다.

차 례

머리말 /9

제1부 활기혈단의 목적과 원칙과 준칙과 십자다이아몬드 /29

제1.1장 활기혈단의 목적과 필요성과 효능 /31
- 고령사회와 건강하고 행복한 삶 /31
- 건강과 행복 /32
- 행복하기 위해서는 건강해야 한다 /33
- 기와 혈은 생명존속의 기본, 하나님이 주신 것 /34
- 학과 운동 /36
- 도파닌, 엔돌핀, 다이놀핀, 세로토닌 /38
- 동전의 양면과 같은 건강과 질병 /42
- 면역력과 건강 /43
- 음식물과 건강 /43
- 암 예방과 치료에 좋은 식품 /46
- 암을 유발(유발 가능성이 있는) 식품 /47
- 국민 암 예방 10대 수칙 /48
- 의원병과 건강 /49
- 심신(마음과 몸)과 건강 /50
- 관계와 건강 /51

- 생활환경과 건강 /51
- 움직임과 건강 /52
- 조심, 조신, 조식, 조환, 조동 /53
- 생체시계 서캐디언리듬과 건강 /53
- 온전히 누려야 할 건강하고 행복한 삶 /57
- 심(心) 신(身) 정(精) /57
- 심(心), 마음은 제2의 뇌(腦) /58
- 신체(身體)와 12부위 /58
- 정(精) /61
- 활기혈단의 목적과 필요성 /63
- 활기혈단의 효능 /67

제1.2장 활기혈단의 일반원칙 /71
- 자유의지, 의념, 믿음 /71
- 무의식과 의식 /72
- 기도, 노래(찬송), 빛 에너지 충전·치유 명상(묵상), 수련, 치유의 수련과정 /73
- 기도(祈禱) : 은혜에 감사 /73
- 노래(찬송) /76
- 빛 에너지 충전·치유 명상(묵상) /76
- 수련(修鍊, 修練) : 심(心)신(身)정(精) 연마 /82
- 치유(治癒) : 질병 예방과 치료 /83
- 사랑과 희락과 화평과 온유 /84
- 중용(中庸) /88
- 과음, 과식, 과로는 건강의 적 /88
- 균형 잡힌 식사의 중용 /89
- 맵고 짠 식습관은 중용의 적 /89
- 운동시간의 중용 /90

- 날마다 운동의 중용 /90
- 걷기운동의 중용 등 운동의 중용 /91
- 힘의 중용 /92
- 좌우대칭의 중용 /92
- 적정한 땀 흘림의 중용 /93
- 호르몬 분비의 중용 /93
- 전체론과 환원론 관점의 융합 관점 /94
- 방송금(放鬆錦) /97
- 정신집중(精神集中) /98
- 무침, 무구, 무강타 /99
- 허리(몸통) 중심 움직임 /101
- 십이단전(十二丹田) 기반의 수련, 연마 /102

제1.3장 활기혈단의 조심, 조신, 조식, 조환, 조동 다섯 기본준칙 /103

- **조심(調心) /103**
  - 올바른 마음가짐 /104
  - 심신방송 /105
  - 심(心) 신(身) 정(精) 삼위일체 /106
  - 의념, 믿음 /108
- **조신(調身) /108**
  - 올바른 몸가짐 /109
  - 열 두 부위와 올바른 몸가짐 /109
  - 몸 : 뇌, 오장육부, 척추, 뼈, 근육, 신경, 혈액, 경락 /110
  - 기능으로서의 오장육부와 장기로서의 오장육부 /110
- **조식(調息) /112**
  - 호흡을 올바르게 가짐 /112
  - 심신방송과 호흡 /114

- 자연호흡법의 수련 /114
- 숨을 참거나 멈추지 않는 자연호흡법 /114
- 자연호흡법 /116
- **조환(調環) /117**
  - 올바른 양생환경 /117
  - 활기혈단은 암세포 번식 환경의 무산소, 산성체질, 저체온을 정상세포 증식 환경의 유산소, 알칼리성체질, 정상체온으로 변화시키는데 기여 /118
  - 유전병과 식생활환경 /123
  - 물과 공기 양생환경 /125
  - 양생환경으로서 생활환경과 자연환경 /126
  - 뱃살, 비만과 양생환경 /127
  - 인터넷, 모바일, 가상세계 등 사이버환경 /128
- **조동(調動) /129**
  - 심(心)운동, 신(身)운동, 정(精)운동의 삼위일체 운동 /129
  - 올바른 움직임으로 건강하고 행복한 삶 증진 /131
  - 동즉생 정즉사, 기혈취즉생 기혈산즉사 /132
  - 동중정 정중동 /133

제1.4장 활기혈단 십자다이아몬드 모형 /135
- 십자다이아몬드 모형 /135
- 십(十)자 /135
- 다이아몬드(diamond) /136
- 동서남북과 중앙 방위 /136
- 십자다이아몬드 모형 순차경로 /137
- 십자다이아몬드 육장육부정신기혈신경계 /139

제2부 활기혈단 기혈과 호흡 /143

제2.1장 기혈과 태극 /145

- 기혈(氣血) /145
- 우주, 인간, 천지의 조화와 심, 신, 정의 조화 /146
- 기혈생즉생 기혈사즉사 /148
- 생명의 에너지로서 기, 생명의 피로서 혈 /148
- 선천적 기혈과 후천적 기혈 /149
- 태극(太極) /151
- 이태극과 삼태극 /151
- 태극철학과 인간과 활기혈단 /153
- 천기 지기 인기 /154
- 동적 양(陽), 정적 음(陰), 사랑 덕(德) /156
- 분노와 울분 대신에 사랑과 온유 /157
- 인상과 손금의 변화 /158
- 고차적 태극으로 승화 /159
- 하나가 셋, 셋이 하나 삼위일체 /160
- 태극의 역동적 승화 /160
- 위계적 서열이 아닌 사랑의 덕으로 조화 /162
- 조화와 균형과 융합의 삼위일체 태극 /163

제2.2장 기상과 감사기도 /165

- 하루를 여는 즐겁고 행복한 기상 /165
- 잠자리 기상 시 안전사고 /165
- 잠 잘 때의 신체상태와 활동할 때의 신체상태 /166
- 안전사고나 상해 예방의 기도와 기혈지압마사지 /167
- 감사기도로 시작하는 하루 /168

- 심신방송과 편안한 자세 /168
- 가부좌와 반가부좌 /169
- 허령정경, 기침단전 편안한 자세 /169
- 자신의 심신에 적합하고 편안한 자세 /170
- 감사해야 할 사항들 /171
- 의념감사기도 /172
- 불(전등)을 켜지 말고 기도할 것 /173
- 수면중추, 각성중추, 호르몬 /174
- 수면중추와 각성중추, 수면호르몬과 활동호르몬 /174
- 수면과 성장호르몬과 면역호르몬 /175
- 밤의 수면과 낮의 운동은 24시간 주기 음양 관계 /176
- 잠이 보약이다. 잠이 약보다 낫다 /177
- 빛 에너지 충전·치유 명상(묵상)과 기도합장자세 /177
- 빛 에너지 충전치유 명상(묵상) /177
- 기도할 때의 손의 자세 /178
- 활기혈단 기도합장자세 /180
- 심장과 심포와 폐 /183
- 손톱과 손의 청결 /184
- 양발은 어깨너비만큼 /185
- 갑상선, 흉선, 심장, 폐장, 위장, 소화기, 간장 /186
- 가슴과 등이 열리고 얼굴에 화평과 미소 /187
- 열손가락 합장, 분장 순서 /187
- 팔과 겨드랑이, 팔목과 가슴 /188
- 활기혈단 기도합장방식과 기혈순환 /188
- 합장과 종교와 생활 /188
- 합장과 음양 기혈순환 /190
- 음양 개념의 상대성 /191
- 동양의학과 서양의학에서의 오장육부 /192

- 동양의학과 서양의학의 조화 /193
- 의학과 활기혈단 /193
- 약의 부작용 /195
- 약과 활기혈단 /195
- 음식물로 치료할 수 없는 병은 약으로도 치료할 수 없다 /197
- 진료는 의사에게 약은 약사에게 /197
- 인체의 복잡시스템과 항상성과 면역시스템 /198
- 질병과 암 극복과 치유 /200
- 감사와 겸허한 마음으로 활기혈단 수련 /201
- 세월을 이길 수는 없어도 활기혈단(活氣血丹)으로 건강하고 행복하게 함께 갈 수는 있다 /202
- 한 번 죽는 것은 사람에게 정해진 것이다. 그러나 건강하고 행복한 삶을 누릴 축복은 누구에게나 있다 /202

제2.3장 호흡의 기본원칙 /205
- 호흡의 정의 /205
- 사전적 의미의 호흡 /205
- 생물학적 관점의 호흡 /206
- 물리학적 관점의 호흡 /206
- 활기혈단 관점의 호흡 /212
- 호흡의 기본원칙 : 코호흡과 복식호흡의 자연호흡법 /213
- 코호흡 /214
- 부비강과 코털 /214
- 복식호흡 /215
- 허령정경 미려중정 심정신송 /216
- 허령정경(虛靈頂勁) /217
- 미려중정(尾閭中正) /217
- 심정신송(心靜身鬆) /217

- 오작교(천교) /218
- 침(타액)과 건강 /219
- 침샘 /220
- 금진옥액으로서 침(타액)의 중요성 /220
- 침(타액)의 건강에 유용한 성분 /221
- 함흉발배 /222
- 기침단전과 70:30 호흡원칙 /223
- 운동, 작업, 일상생활 호흡의 기본원칙 /224
- 호흡자연(呼吸自然) /225
- 선흡후호(先吸後呼) /225
- 개흡합호(開吸合呼) /225
- 기흡락호(起吸落呼) /225
- 밀거나 밀칠 때 숨을 내쉰다. /225【실습1~3】
- 내지르거나 찌를 때 또는 걷어찰 때 숨을 내쉰다. /227【실습4~5】
- 타격할 때, 칠 때 숨을 내쉰다. /228【실습6~7】
- 짤 때 숨을 내쉰다. /229【실습8~9】
- 당길 때 숨을 내쉰다. /230【실습10~13】
- 누를 때 숨을 내쉰다. /232【실습14~16】
- 몸 안쪽으로 모을 때 숨을 내쉰다. /233【실습17~21】
- 일어설 때 숨을 내쉰다. /235【실습22~25】
- 상체를 세울 때 숨을 내쉰다. /237【실습26~27】
- 등짐을 지고 일어설 때 숨을 내쉰다. /238【실습28~29】
- 들어 올릴 때 숨을 내쉰다. /239【실습30~36】

제2.4장 복식호흡과 횡격막호흡 /247
- 흉식호흡 /247

20 활기혈단(活氣血丹) 십자다이아몬드와 십이단전편

- 복식호흡 /248
- 순식복식호흡과 역식복식호흡 /250
- 복식호흡과 횡격막호흡과 복강과 흉강 /250
- 횡격막과 호흡원리 /251
- 폐호흡 95~99%[흉식호흡 32~34%, 복식호흡(횡격막호흡) 63~65%]와 피부호흡 1~5% /255
- 횡격막을 이용한 복식호흡 /256

제3부 활기혈단 십이단전과 건강 /259

제3.1장 단전의 개념과 종류 /261
- 전통 동양의학에서 단전의 정의와 종류 /261
- 단전(丹田)의 정의 /261
- 상단전(上丹田) /261
- 중단전(中丹田) /262
- 하단전(下丹田) /262
- 단전으로서 하단전과 하단전혈 /262
- 배꼽에 대한 서양의학과 동양의학의 관점 /264
- 활기혈단(活氣血丹)에서 단전의 정의와 종류 /265
- 전통 동양의학 관점의 단전과 현대인들 /265
- 활기혈단(活氣血丹)에서 단전의 정의 /266
- 기와 단전과 기관 /267
- 활기혈단(活氣血丹)에서 단전의 종류 /268

제3.2장 활기혈단 십이단전과 십이단전호흡 /269
- 십이단전(十二丹田) /269

- 뇌단전(腦丹田) /269
- 경단전(頸丹田) /270
- 견단전(肩丹田) /270
- 수단전(手丹田) /271
- 심단전(心丹田) /271
- 완단전(腕丹田) /271
- 신단전(腎丹田) /272
- 장단전(腸丹田) /272
- 반단전(盤丹田) /273
- 슬단전(膝丹田) /273
- 족단전(足丹田) /273
- 추단전(樞丹田) /274
- 십이단전과 환경 /274
- 십이단전 수련과 연마 /278
- 십이단전의 연속성과 건강 /280
- 70:30 호흡원칙 /281
- 단전호흡과 명문호흡과 복식호흡 /283
- 십이단전 순환의 단전호흡 /290
- 십이단전호흡과 전신호흡과 세포호흡의 미토콘드리아 /291
- 십이단전과 기도, 노래(찬송), 빛 에너지 충전·치유 명상 (묵상), 수련, 치유의 수련과정 /283

제3.3장 뇌단전과 건강 /297
- 뇌단전과 뇌호흡의 정의 /298
- 뇌단전의 정의 /298
- 뇌호흡의 정의 /299
- 세포호흡과 정상세포와 암세포의 호흡 /299
- 신경세포(뉴런) /300

- 뇌의 성장과 발전 요인 /301
- 뇌단전과 뇌 /304
- 뇌단전의 부위와 중심 /305
- 뇌의 종류와 구성 /305
- 대뇌(大腦) /306
- 간뇌(間腦) /306
- 뇌간(腦幹) /306
- 소뇌(小腦) /307
- 뇌의 크기 /307
- 뇌의 에너지 소비량과 활기혈단 /308
- 에너지 소비 /308
- 혈액 소비 /309
- 산소 소비 /309
- 포도당 소비 /311
- 텔로미어(말단소체, 말단소립) /313
- 뇌의 신경세포(뉴런) /314
- 두개골, 두개강, 척추강, 뇌막, 뇌척수액 /314
- 뇌에 충격이나 타격 /315
- 중추신경으로서의 뇌 /317
- 뇌단전과 뇌호흡의 활기혈단(活氣血丹) /317
- 뇌단전과 뇌호흡 수련과 기도, 노래(찬송), 빛 에너지 충전 치유 명상(묵상), 수련, 치유의 수련과정 /318
- 피톤치드호흡의 걷기 운동 /318
- 뇌단전 뇌호흡과 신경계 /319
- 중추신경과 말초신경 /319
- 중추신경과 말초신경과 신경네트워크 /319
- 말초신경과 자율신경 /320
- 자율신경과 불수의운동 /320

- 자율신경과 시상하부와 중추신경 /321
- 수의운동과 말초신경 /321
- 교감신경과 부교감신경 /322
- 운동기능(교감신경)과 에너지절약기능(부교감신경) /323
- 교감신경과 부교감신경의 상반기능과 협조기능 /324
- 심장박동 증가(교감신경)와 억제(부교감신경) /324
- 혈관 수축(교감신경)과 이완(부교감신경) /324
- 혈압 높임(교감신경)과 낮춤(부교감신경) /324
- 기도, 기관지 확장(교감신경)과 수축(부교감신경) /325
- 쓸개즙 억제(교감신경)와 촉진(부교감신경) /327
- 자율신경 신경전달물질 호르몬 : 부신수질(교감신경) 호르몬과 부신피질(부교감신경) 호르몬 /328
- 방광수축 억제(교감신경)와 촉진(부교감신경) /330
- 동공 확대(교감신경)와 축소(부교감신경) /330
- 눈물분비 억제(교감신경)와 촉진(부교감신경) /331
- 침샘 분비 억제(교감신경)와 촉진(부교감신경) /332
- 땀샘 분비 촉진(교감신경)과 억제(부교감신경) /333
- 소화기관 연동 억제(교감신경)와 촉진(부교감신경) /334
- 소화액 분비 억제(교감신경)와 촉진(부교감신경) /334
- 인슐린분비 억제(교감신경)와 촉진(부교감신경) /335
- 췌장 소화효소 분비 억제(교감신경)와 촉진(부교감신경) /336
- 자율신경(교감신경과 부교감신경)과 항상성과 임계한계 /336
- 뇌의 종류와 기능의 통합성 /337
- 좌뇌(왼쪽 뇌), 우뇌(오른쪽 뇌), 뇌량(뇌의 교량) /338
- 대뇌피질(대뇌겉질) /341
- 두정엽 /342
- 백회혈과 사신총혈 /343
- 전두엽 /346

- 후두엽 /352
- 측두엽 /352
- 변연계(대뇌변연계) /353
- 변연계의 정동기능 : 감정의 뇌 /353
- 해마(海馬) /354
- 편도체(扁桃體) /356
- 정동장애(기분장애) /357
- 조현병(정신분열병) /358
- 중격부(中隔部) /359
- 시상하부(視床下部) /359
- 뇌하수체(腦下垂體) /361
- 시상전핵(視床前核) /361
- 변연엽(邊緣葉) /362
- 간뇌(間腦) /362
- 시상(視床) /362
- 시상하부(視床下部) /363
- 뇌하수체(腦下垂體) /363
- 송과선(松果腺) /363
- 원뇌(原腦) /365
- 뇌간(腦幹) /365
- 중뇌(中腦) /367
- 뇌교(腦橋) /367
- 연수(延髓) /367
- 소뇌(小腦) /368
- 뇌의 전체성 /368
- 건강하고 행복한 뇌와 삶 : 건강하고 행복한 삶을 누리기 위해서는 뇌가 건강하고 행복해야 /370
- 나이 먹음과 뇌의 발달 관계 /371

- 뇌와 신체 /372
- 뇌단전 수련과 건강증진 /375

제3.4장 경단전과 건강 /379
- 경단전(頸丹田) 부위 /379
- 목근육의 부드러운 이완 /382
- 부드러운 발성 /382
- 경단전 수련과 건강증진 /384

제3.5장 견단전과 건강 /385
- 견단전(肩丹田) 부위 /385
- 견관절(肩關節) /386
- 견갑흉곽관절(肩胛胸廓關節) /387
- 견쇄관절(肩鎖關節) /388
- 흉쇄관절(胸鎖關節) /389
- 견단전과 등골 /389
- 견단전 수련과 건강증진 /390

제3.6장 수단전과 건강 /391
- 수단전(手丹田) 부위 /291
- 수단전 노궁혈(勞宮穴)과 건강 /393
- 노궁혈과 용천혈 /394
- 활기혈단과 수단전과 건강 /395
- 수단전 수련과 건강증진 /396

제3.7장 심단전과 건강 /397
- 심단전(心丹田) /397
- 심장과 심단전 /399

- 혈압과 혈압측정 /402
- 성인의 정상혈압과 고혈압 범위 /403
- 연령대별 정상맥박수 /404
- 폐(허파)와 심단전 /406
- 심단전 수련과 건강증진 /409

제3.8장 완단전과 건강 /411
- 완단전(脘丹田) /411
- 위(胃) /414
- 비장(脾臟 : 지라) /420
- 췌장(膵臟 : 이자) /422
- 간(肝) /425
- 담낭(膽囊 : 쓸개) /427
- 완단전 수련과 건강증진 /429

제3.9장 신단전과 건강 /431
- 신단전(腎丹田) /431
- 신장(콩팥) /433
- 부신(곁콩팥) /435
- 부신수질과 아드레날린 /436
- 부신피질과 코르티코이드 /438
- 신단전과 선천기 /439
- 신단전과 명문혈과 신간동기 /441
- 신단전과 삼초(三焦) /442
- 상초 /442
- 중초 /442
- 하초 /443
- 신단전 수련과 건강증진 /443

제3.10장 장단전과 건강 /445

- 장단전(腸丹田) /445
- 소장(작은창자) /446
- 대장(큰창자) /448
- 대장 박테리아(세균) /449
- 장신경계(腸神經系) /451
- 장단전 수련과 건강증진 /451

제3.11장 반단전과 건강 /453

- 반단전(盤丹田) /453
- 골반과 고관절 /454
- 골반강(骨盤腔)과 골반(骨盤) /459
- 반단전 수련과 건강증진 /461

제3.12장 슬단전과 건강 /463

- 슬단전(膝丹田) /463
- 슬관절강(膝關節腔 : 무릎관절강) /464
- 무릎과 무릎관절 /466
- 슬단전 수련과 건강증진 /469

제3.13장 족단전과 건강 /473

- 족단전(足丹田) /473
- 족단전 용천혈(湧泉穴) 수련과 건강 /476
- 용천혈과 노궁혈 /477
- 무지외반증(拇趾外反症) 예방과 치료 /478
- 족단전 수련과 건강증진 /479

제3.14장 추단전과 건강 /481

- 추단전(樞丹田) /481
- 척추(脊椎) /484
- 중추신경(中樞神經) /486
- 뇌(腦) /486
- 척수(脊髓) /486
- 말초신경(末梢神經) /488
- 뇌신경(腦神經) /488
- 척수신경(脊髓神經) /492
- 경추(목뼈)신경과 목디스크 부위별 증상 /493
- 요추(허리뼈)신경과 허리디스크 부위별 증상 /496
- 체성신경과 자율신경 /497
- 운동신경(원심성신경)과 감각신경(구심성신경) /498
- 교감신경(交感神經) /499
- 부교감신경(副交感神經) /499
- 장신경계(腸神經系) /500
- 추단전 수련과 건강증진 /502

맺음말 /505

참고문헌 /509

찾아보기 /513

저자약력 /524

제1부 활기혈단의 목적과 원칙과 준칙과 십자다이아몬드

제1.1장 활기혈단의 목적과 필요성과 효능
제1.2장 활기혈단의 일반원칙
제1.3장 활기혈단의 조심, 조신, 조식, 조환, 조동
　　　　다섯 기본준칙
제1.4장 활기혈단 십자다이아몬드 모형

제1.1장 활기혈단의 목적과 필요성과 효능

우리나라는 UN(국제연합)의 분류기준에 따른 고령사회에로 들어선지 이미 오래다. 2017년 8월 31일자로 주민등록상의 전체 총인구 51,753,820명에서 65세 이상은 7,257,288명으로 전체 총인구에서 차지하는 비율이 14%를 넘었기 때문이다(행정안전부 2017.9.3. 발표). 우리나라가 2000년 7월 1일에 고령화사회로 진입한지 불과 17년 만에 고령사회로 들어선 것이다.

고령사회와 건강하고 행복한 삶

국제연합 분류방식에 따르면 고령화사회, 고령사회, 초고령사회의 기준은 다음과 같다.
- **고령화사회 :** 65세 이상 인구가 전체 인구에서 차지하는 비율이 7% 이상이면 고령화사회(aging society)라고 한다.
- **고령사회 :** 14% 이상이면 고령사회(aged society)라고 한다.
- **초고령사회 :** 20% 이상이면 초고령사회(super-aged society) 또는 후기고령사회(post-aged society)라고 한다.

그런데 인간의 건강하고 행복한 삶을 누리는 것에 관한 문제는 특히 노인인구가 증가하는 고령사회에서는 더욱 더 그 중요성이 부각된다. 왜냐하면 평균 수명은 늘어났지만 많은 사람들이 각종 질병에 시달리며 가정, 요양원, 또는 요양병원 등에서 고통의 삶의 여생을 살아가고 있기 때문이다.

즉, 사람들의 평균수명은 과거보다 크게 늘어났지만 많은 분들이 치매, 당뇨, 암, 뇌질환, 중풍, 폐질환, 심장질환, 신장질환, 신경질환, 디스크 등 각종 질병에 시달려 여생을 불우하게 보내고 있다는 것이 큰 문제로 등장하고 있는 것이다. 그것은 질병을 앓고 있는 부모 자신에게 뿐만 아니라 자녀들에게도 큰 고통을 안겨주고 있고 사회적으로도 큰 문제가 되고 있다는 것이다.

많은 사람들이 여생을 질병으로 불우하게 지내고 있다는 것은 국가사회적으로 볼 때 이에 대처하기 위한 국가적 재정지출과 각종 사회적 비용을 수반하게 된다는 문제를 야기한다. 그리하여 건강하고 행복하게 장수를 누리는 문제는 이제 개인이나 가정의 문제로만 그치는 것이 아니라 국가사회 전체의 문제로 쟁점이 된지 이미 오래다.

건강과 행복

인간은 건강하고 행복한 삶을 누려야 한다고 말할 때의 건강이란 무엇이고, 행복이란 무엇인가?

일반적으로 말할 때, 건강(健康)이란 정신적, 육체적으로 질병이 없고 튼튼한 상태라고 할 수 있다. 그리고 행복(幸福)이란 복된 좋은 운수이자 만족과 기쁨과 즐거움을 느끼는 상태라고 할 수 있다.

그런데, 세계보건기구[World Health Organization(WHO)]는

건강이란 질병이 없고 튼튼한 상태는 물론이고 이에 더 나아가 육체적, 정신적, 사회적으로 온전히 안녕(安寧, well-being)한 상태라고 정의하고 있다. 영어 "well-being"은 안녕(health and happiness), 복지(welfare), 행복(happiness) 등으로도 번역되어 사용되고 있다. 이 안녕(安寧)은 곧 육체적, 정신적, 사회적으로 행복한 삶을 누리는 것이라고 할 수 있다.

따라서 세계보건기구가 정의하고 있는 건강이란 질병이 없고 튼튼하며 정신적, 육체적, 사회적으로 행복한 삶을 누리는 상태를 의미한다고 할 수 있다.

행복하기 위해서는 건강해야 한다

결국, 세계보건기구는 인간이 행복하기 위해서는 먼저 건강해야 한다는 전제 조건을 강조하고 있는 것이라고 할 수 있다. 그리고 온전한 건강은 온전한 행복과 직결된다는 것을 강조하고 있다고 할 수 있다.

따라서 행복하기 위해선 건강해야 한다. 서양속담에도 건강은 부(富)보다 중요하다(Health is above wealth.)고 말하고 있으며, 행복은 무엇보다도 건강에 있다(Happiness lies first of all in health.)고 강조하고 있다.

건강이 전부라는 말과 일맥상통한 것이라고 할 수 있다. 즉, 재물(富)을 잃는 것은 조금 잃는 것이요, 명예를 잃는 것은 많이 잃는 것이요, 건강을 잃는 것은 전부를 잃는 것이라는 말과 일맥상통한 것이라고 할 수 있다.

그러므로 행복하기 위해선 먼저 건강해야 한다. 정신적, 육체적, 사회적으로 건강해야 정신적, 육체적, 사회적으로 행복할 수 있다.

기와 혈은 생명존속의 기본, 하나님이 주신 것

그런데 인간이 건강하고 행복한 삶을 누리기 위한 요건들에는 여러 가지가 있지만 그 중에서도 가장 근본적인 것은 건강한 기혈(氣血)이다.

기(氣)는 생명의 에너지이고 혈(血)은 생명의 피다. 생명의 에너지가 죽으면 사람은 죽게 되고, 생명의 피가 죽으면 사람은 죽게 된다. 즉, 기혈이 죽으면 사람은 죽게 되고, 기혈이 살면 사람은 살게 된다. 그러므로 사람은 기혈을 올바르게 잘 관리할 필요가 있다.

기(氣)는 인간의 생명의 존속을 위해 하나님이 인간에게 주신 것이다. 즉, 하나님이 사람을 지으시고 생기(生氣)를 불어넣어 사람이 생령이 되게 하였다고 말씀하신다(창세기 2:7). 따라서 사람은 기(氣)가 있는 동안엔 살아 있는 존재가 되지만 기(氣)가 사람에게서 떠나가면 사람은 사망하게 된다.

또한 혈(血) 역시 생명의 피라고 말씀하신다(창세기 9:5). 그리하여 사람이 다른 사람의 피를 흘리게 하면 그 사람의 피도 흘리게 될 것이라고 하나님은 말씀하신다. 그러므로 사람은 다른 사람의 피를 흘리게 하는 나쁜 행동을 해서는 안 된다. 선하게 살아야 한다.

결국, 기(氣)도 하나님이 주신 것이고 혈(血)도 하나님이 주신 것이다. 그런데 인간은 자신의 몸을 잘 관리하여야 하는 청지기이다. 청지기로서의 인간의 소명은 자신의 몸을 건강하게 잘 관리하는 것이다. 이를 위해 건강한 몸의 근본인 기와 혈을 건강하게 잘 관리하여야 한다.

이 책에서 말하고 있는 "활기혈단(活氣血丹)"은 천대윤 박사가 창시한 활기혈단을 말한다. 활기혈단은 인간의 기(氣), 혈(血), 단(丹)을 소생시키고 생기가 넘치도록 하여, 인간의 심(心), 신(身), 정(精)의 질병을 예방하고 치료하며 이들을 건강하고 행복하게 함으로써 인간의 건강하고 행복한 삶을 증진하기 위한 것이다.

활기혈단은 인간의 건강하고 행복한 삶을 증진하기 위한 학(學)이요 운동(運動)이다. 학(學)이라는 것은 활기혈단은 인간의 건강하고 행복한 삶을 증진하기 위한 건강행복양생학(健康幸福養生學)이라는 것이다. 그리고 운동(運動)이라는 것은 활기혈단은 인간의 건강하고 행복한 삶을 증진하기 위해 건강백세기혈태극운동(健康百歲 氣血太極運動)이라는 것이다. 건강백세기혈태극운동은 기·혈·단을 소생시키고 생기가 넘치도록 수련하고 연마하며, 심·신·정의 질병을 예방하고 치료함으로써 건강하고 행복한 삶을 증진하는 것이다.

인간이 건강하고 행복한 삶을 누리기 위한 요건들에는 여러 가지가 있지만 그 중에서도 가장 근본적인 것은 건강한 기혈(氣血)이다. 기(氣)는 생명의 에너지이고 혈(血)은 생명의 피다. 생명의 에너지가 죽으면 사람은 죽게 되고, 생명의 피가 죽으면 사람은 죽게 된다. 즉, 기혈이 죽으면 사람은 죽게 되고,

기혈이 살면 사람은 살게 된다. 그러므로 인간에게 있어서 기혈은 생명의 에너지인 것이기에 이를 올바르게 잘 관리할 필요가 있다.

그리고 활기혈단(活氣血丹)의 단(丹)은 활기혈단의 12단전의 수련, 연마를 통해서 전신의 기혈의 순환을 건강하고 행복하게 함으로써 인간의 심(心), 신(身), 정(精)의 질병을 예방하고 치료하며 건강하고 행복한 삶을 증진하는 것이다.

학과 운동

활기혈단(活氣血丹)은 인간의 건강하고 행복한 삶을 증진하기 위한 학(學)이요 운동(運動)이라고 했을 때의 학과 운동의 특징에 대해 살펴보고자 한다.

먼저, 학(學)의 가장 중요한 특징은 학습효과성, 재생가능성, 경험가능성, 객관성이라고 할 수 있다.

학습효과성(學習效果性)은 활기혈단은 학습이 가능하고 그 효과가 나타난다는 것과 관련된 것이다. 일반적인 건전한 심신의 소유자라면 누구나 활기혈단의 학습과 수련이 가능하며 이를 꾸준히 지속할 때 그 효과가 나타나서 건강하고 행복한 삶을 누릴 수 있는 가능성이 누구에게나 열려 있다.

재생가능성(再生可能性)이란 활기혈단은 지속적으로 재생이 가능하다는 것과 관련된 것이다. 그리고 지속적으로 재생하며 꾸준히 학습하고 수련하였을 때 일반적인 건전한 심신의 소유자라면 누구에게나 건강하고 행복한 삶을 누릴 수 있는 가능성이 열려 있다.

경험가능성(經驗可能性)이란 활기혈단은 인간의 감각기관에 의해서 볼 수 있고, 들을 수 있고, 느낄 수 있고, 생각될 수 있는 가능성이 일반적인 건전한 감각기관의 소유자라면 누구에게나 열려 있다는 것과 관련된 것이다. 그리고 일반적인 건전한 감각기관의 소유자라면 지속적으로 보고, 듣고, 느끼고, 생각하며 꾸준히 학습하고 수련하였을 때 누구에게나 건강하고 행복한 삶을 누릴 수 있는 가능성이 열려 있다.

객관성(客觀性)이란 활기혈단은 일반적인 건전한 감각기관의 사람이라면 누구에게나 동일하게 인식되고 동일한 결과를 얻을 수 있는 가능성이 열려 있다는 것과 관련된 것이다. 따라서 건전한 감각기관의 사람, 건전한 심신을 가진 사람이라면 누구에게나 동일하게 인식되고 동일한 결과를 얻는 수련이 가능하며 그 결과 건강하고 행복한 삶을 누릴 수 있는 가능성이 열려 있다.

다음, 운동(運動)의 가장 중요한 특징은 적정하게 잘 움직여주면 건강하고 행복하게 살 수 있는 가능성이 열려있다는 것과 관련된 것이다.

단적으로 표현하면, 움직이지 않으면 죽고 움직이면 산다는 것이다. 그러나 움직이면 산다고 하여 너무 과도하고 무리하게 움직이면 이 또한 건강에 해롭다. 따라서 활기혈단 수련자들은 무리하지 않고 적정하게 중용(中庸)을 지키며 잘 움직이며 기혈 순환을 원활하게 하며 건강하고 행복한 삶을 누리는데 기여하도록 하여야 한다.

그렇다면 얼마 기간 동안 움직여야 하는가?

1년 12달 365일을 움직여야 한다. 즉, 매일매일 움직여야 한다. 평생을 움직여야 한다. 1년 12달 365일 꾸준히 활기혈단을 수련해 나가게 되면 건강하고 행복한 삶을 누리는데 기여할 수 있다.

도파닌, 엔돌핀, 다이놀핀, 세로토닌

예컨대, 활기혈단 수련으로 적정하게 잘 움직여주면 쾌락, 흥분, 동기부여, 만족감, 행복감 등의 역할을 하는 호르몬인 도파민(dopamine)이 적정하게 생산된다. 또한 쾌락, 흥분, 만족감, 행복감, 진통제 역할을 하는 호르몬인 엔도르핀(endorphin, 엔돌핀)도 적정하게 생산된다.

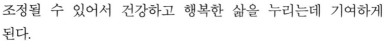

이들이 인체 내에서 필요에 따라 적정하게 증대되거나 조절될 때 심신의 경직, 긴장, 통증억제 등이 심신에 적정하게 조정될 수 있어서 건강하고 행복한 삶을 누리는데 기여하게 된다.

심지어 활기혈단을 꾸준히 잘 수련하게 되면 엔돌핀보다도 그 효과가 훨씬 강력한 다이놀핀(dynorphin)도 생성된다. 다이놀핀은 감동호르몬, 정서호르몬, 사랑호르몬 등으로 불리는데 면역력과 치료효과를 높여 준다.

또한 활기혈단 수련으로 적정하게 잘 움직여주면 쾌락, 홍분, 만족감, 행복감 등을 증대시키는 역할을 하는 호르몬인 세로토닌(serotonin)을 증가시키는 등 건강과 행복을 유지하는데 필요한 각종 호르몬들이 조화롭게 작용하게 할 수 있다.

그리고 자율신경계인 교감신경계와 부교감신경계가 조화(調和)를 이루어 작용하게 할 수 있다. 더 나아가 오장육부와 뇌와 척수 등의 중추신경, 뼈, 피, 골수, 근육 등이 조화를 이루어 잘 기능하도록 할 수 있다.

그리하여 활기혈단 수련은 건강하고 행복한 삶을 누리는데 도움이 된다.

다만 주의할 것은, 한때 엔도르핀이 좋다, 세로토닌이 좋다, 뭐가 좋다 하는 등등의 말들을 하면서 방송매체에서 선전하자 사람들이 무리하게 이것저것 몸에 좋다는 약, 식품 등을 지나치게 선호하는 경향이 있었는데 활기혈단에서는 이러한 행동을 일체 금지시키고 있다.

왜냐하면 어떠한 호르몬이든 사람 몸에 지나치게 과하게 되면 오히려 그에 대한 부작용이 일어나게 되고 이는 질병의 원인이 되기 때문이다. 즉, 아무리 몸에 유용하다고 하는 호르몬들이라고 할지라도 너무 부족해도 문제를 일으키지만 너무 많아도 문제를 일으키는 것이다. 부족하지도 과하지도 않게 인체에 알맞게 적정한 수준으로 조화를 이루어 흐르도록 해야 한다. 이러한 중용과 조화의 원칙은 활기혈단 수련에서도 동일하게 적용된다.

따라서 활기혈단에서는 한 쪽으로 과도하게 치우침이 없이 중용(中庸)을 지키며 적정한 수준에서 조화(調和)를 이루어 잘 작용할 수 있도록 할 것을 강조하고 있다. 예컨대, 활기혈단에서는 밥과 반찬 등 음식을 편식하지 않고 아침, 점심, 저녁 하루 세끼, 매 끼마다 골고루 식사하도록 권장하고 있는데 이는 건강의 지름길이기 때문이다. 이는 또한 활기혈단의 조심, 조신, 조식, 조환, 조동의 다섯 가지 준칙에 포함되는 것이기 때문이다.

【주의사항】 도파닌, 엔돌핀, 다이놀핀, 세로토닌 등의 호르몬이 사람에게 좋다고 한다면 사람 몸에 많으면 많을수록 좋을 것인가? 아니다. 앞에서도 언급했지만 아무리 몸에 좋은 것이라도 과하게 되면 오히려 부작용이 나타난다. 이러한 호르몬들이 몸에 필요 이상으로 많게 되면 오히려 분노를 품게 되거나, 성격이 난폭해지거나 공격적인 행동을 보일 수 있다. 또 우울증, 환각, 정신질환을 겪을 수 있다. 그리고 면역력이 저하되어 질병이나 암과 같은 악성종양에 취약해질 수 있다.

즉 우울증을 예방하고 치료하며 행복감을 주며 면역력을 증가시켜 질병이나 암을 예방하고 치료하는 효과가 나타나는 그 호르몬이 과다하게 됨으로 인해서 오히려 분노나 우울증을 유발하고 면역력을 떨어뜨리고 질병이나 암을 유발하는 원인자가 되어 버리는 것이다.

그러므로 아무리 몸에 좋은 호르몬이라도 적정선 이상으로 과하게 되면 오히려 독(毒)이 되어 질병을 유발하는 원인자가 된다.

이러한 현상은 웃음과 같은 것에도 발생한다. 예컨대, 웃음이 사람에게 좋다고 한다고 숨도 쉬지 않고 오랫동안 웃게 되면 사람이 웃다가 사망할 수 있다. 특히 갓난아이에게 귀엽다고 간지럼을 심하게 태우면 갓난아이가 자지러지게 웃어 되게 되는데 이것이 도가 지나치면 갓난아이의 뇌가 손상하거나 갓난아이가 사망할 수 있다. 왜냐하면 사람이 웃을 땐 일상적으로 호흡하는 것보다 산소가 3~4배나 더 소비되게 되는데 계속 웃기만 하면 산소공급이 안 되어 몸속에 산소가 부족하게 되고 호흡곤란으로 질식사하게 되는 것이다. 그러므로 웃음이 건강에 좋다고 하여 무작정 웃어서는 안 된다. 웃을 때는 쉬어가면서 호흡하면서 웃어야 건강에 도움이 된다.

어쨌든, 앞에서 언급했듯이 행복하기 위해서는 건강해야 한다. 건강하기 위해선 질병에 걸리지 않아야 한다. 즉, 행복하기 위해선 건강해야 하고 건강하기 위해선 질병에 걸리지 않아야 한다.

그렇다면 인간의 건강은 어디서 오는 것인가? 인간의 질병은 어디서 오는 것인가?

이 질문에 대한 대답은 얼핏 보기엔 명백한 것처럼 보인다. 그러나 그 누구도 선뜻 대답하기 어려운 것 같다. 왜냐하면 사람의 평균수명이 늘어감에 따라 건강의 기준과 질병의 기준이 시대에 따라 변하여 왔기 때문이며, 또한 건강과 질병은 동전의 양면과 같은 것이어서 항상 함께 다니기 때문이다.

즉, 앞에서 본 것처럼 과거에는 건강이란 질병이 없고 튼튼한 상태를 의미하는 것으로 보았다. 그러나 세계보건기구는 질병이 없고 튼튼한 상태뿐만 아니라 더 나아가 육체적, 정신적, 사회적으로도 온전히 안녕한 상태를 건강한 상태로 보고 있는 것이 그러한 사례에 해당한다.

또한 건강과 질병의 관계를 명확히 구별하지 못하는 것은 지구상에서 생활하고 있는 사람은, 건강한 사람도 질병인자를 함께 가지고 다니고 있고, 질병에 걸린 사람도 건강인자를 함께 가지고 다닌다는 것에 있다고 그 원인의 한 축이 있다고 하여야 할 것이다. 그 이유는 인간의 몸 자체의 특성 때문에 그러한 것도 있지만 인간이 생활하고 있는 환경 즉 음식, 물, 공기, 자연환경 등의 환경의 특성 때문에 그러한 것도 있기 때문에 인간의 건강과 질병은 복합적인 것이다.

동전의 양면과 같은 건강과 질병

따라서 지구상에서 생활하고 있는 사람은 건강하던 건강하지 않던 그 누구라도 건강인자와 질병인자를 함께 가지고 다니고 있다고 할 수 있다. 즉, 질병이 강세하게 되면 질병인 상태가 되고 건강이 강세하게 되면 건강인 상태가 된다. 그러므로 건강을 유지하기 위해서 사람은 질병인자가 건강인자의 경계선을 넘어 들어오지 않도록 주의를 기울이며 생활하고 있는 존재라고 보아도 지나친 말은 아니다.

그러하기 때문에 사람은 그 누구도 건강하다고 호언장담하거나 또 그 반대로 질병에 걸렸다고 해서 낙담하거나 좌절할 필요는 없다. 왜냐하면 건강한 사람도 부지불식간에 질병에 걸릴 수 있으며, 그 반대로 질병에 걸렸더라도 회복하여 건강하게 살 수 있기 때문이다.

인간은 누구나 건강하고 행복하게 살 권리와 의무가 있다고 하여야 할 것이다. 여기서 권리는 하나님이 인간에게 주신 천부적 권리이며, 의무는 인간이 자신의 몸의 청지기로서 자신의 몸을 잘 관리하여야 할 의무가 있다는 것이다.

건강과 질병의 관계에 관한 견해들은 다양한 관점에서 제기될 수 있다. 예컨대, 면역력과 건강, 음식물과 건강, 의원병과 건강, 심신과 건강, 관계와 건강, 생활환경과 건강, 움직임과 건강 등이 그러한 예이다. 이들에 대해서 간단히 살펴보고자 한다.

면역력과 건강

면역력과 건강의 관점은 면역력이 약하면 질병에 걸리고 면역력이 강하면 건강하게 된다는 것과 관련된 주장이다.
즉, 면역력(免疫力)이란 질병을 일으키는 병원균에 저항하는 힘인데 이 힘을 기르면 병에 걸리지 않고 건강하여 진다는 것이다.
이러한 주장은 면역력을 강화하는 운동을 하거나 음식물을 섭취하거나 약을 섭취하는 것을 강조한다.
특히 편식하지 않고 아침, 점심, 저녁 하루 세끼 올바른 식사습관과 영양소가 많이 들어 있는 채소와 과일을 많이 섭취할 것과 적정한 운동을 꾸준히 할 것을 강조한다.

음식물과 건강

음식물과 건강의 관점은 사람들이 섭취하는 음식물이 잘못되면 질병에 걸리고 음식물을 적정하게 잘 먹으면 건강하게 된다는 것과 관련된 주장이다.
이런 주장은 음식물관리를 철저히 하고 건강을 유지하거나 회복하기 위한 음식물(예컨대 보약)을 먹을 것을 강조한다.

음식물과 건강과의 관계를 고려하여 볼 때, 음식물로 고칠 수 없는 것은 약으로도 고칠 수 없다는 관점이 있다. 즉, 전통 동양의학의 한 관점은 인간이 먹는 음식물의 약 70%는 약성(藥性: 약재의 성질)을 가지고 있다고 보았다. 그래서 사람이 질병이 들면 음식물을 통해서 고쳐야 하며, 음식물로 고칠 수 없는 질병은 약으로도 고칠 수 없다고 보는 관점이 그것이다.

예컨대, 일반적으로 심장(心臟)과 소장(小腸) 질환이 있는 사람들은 쓴맛의 음식을 싫어하는 경향이 있지만, 심장과 소장이 약한 사람들은 쓴맛의 음식들을 좋아하게 되어 편식하게 되는 경향이 있는데 이는 심장과 소장 기능을 더욱 약화시켜 질환을 야기하고 악화시키는 결과를 초래할 수 있다. 따라서 심장과 소장을 건강하게 회복하기 위해서는 쓴맛의 음식들에 대해서 절제해야 한다고 보았다.

이와 같은 이치로, 일반적으로 간장(肝臟)과 담(膽, 쓸개) 질환이 있는 사람들은 신맛의 음식들을 싫어하는 경향이 있지만, 간장과 담이 약한 사람들은 신맛의 음식들을 좋아하게 되어 편식하게 되는 경향이 있고 이는 간장과 담 기능을 더욱 약화시켜 질환을 야기하고 악화시키는 결과를 초래할 수 있다.

또한 일반적으로 비장(脾臟)과 위장(胃臟) 질환이 있는 사람들은 단맛의 음식들을 싫어하는 경향이 있지만, 비장과 위장이 약한 사람들은 단맛의 음식들을 좋아하게 되고, 편식하게 되는 경향이 있고 이는 비장과 위장의 기능을 더욱 약화시켜 질환을 야기하고 악화시키는 결과를 초래할 수 있다.

그리고 일반적으로 폐(肺)와 대장(大腸) 질환이 있는 사람들은 매운맛의 음식들을 싫어하는 경향이 있지만, 폐와 대장이 약한 사람들은 매운맛의 음식들을 좋아하게 되고, 편식하게 되는 경향이 있고 이는 폐와 대장의 기능을 더욱 약화시켜 질환을 야기하고 악화시키는 결과를 초래할 수 있다.

또한 일반적으로 신장(腎臟)과 방광(膀胱) 질환이 있는 사람들은 짠맛의 음식들을 싫어하는 경향이 있지만, 신장과 방광이 약한 사람들은 짠맛의 음식들을 좋아하게 되기 때문에, 편식하게 되는 경향이 있고 이는 신장과 방광의 기능을 더욱 약화시켜 질환을 야기하고 악화시키는 결과를 초래할 수 있다.

전통 동양의학의 이러한 관점은 각 오장육부(五臟六腑) 기관들을 건강하게 유지하기 위해서는 이들 음식들을 각 자의 병·질환 증상을 개선하는데 도움이 되도록 절제해야 한다는 것을 강조하고 있다. 따라서 건강한 심신을 위해선 이들 맛의 음식들, 즉, 쓴맛, 신맛, 단맛, 매운맛, 짠맛의 음식들을 편식하지 않고 골고루 조화롭게 섭취하여야 할 것이다.

그런데, 이러한 전통 동양의학의 관점은 현대에도 통용된다고 할 것이다. 즉, 현대에 있어서도 세계보건기구(WHO)의 국제암연구센터와 같은 보건관련 국제기구에서는 너무 짜거나, 너무 맵거나, 너무 쓰거나, 너무 시거나, 너무 단 음식들은 암을 유발할 가능성이 높다고 보고 있다.

따라서 이들 너무 짜거나, 너무 맵거나, 너무 쓰거나, 너무 시거나, 너무 단 음식들을 절제하는 것이 건강에 도움이 될 것이다.

음식물을 담백하게 하여 섭취하는 것이 심신의 건강관리를 위해서 바람직하다고 활기혈단(活氣血丹)에서는 강조하고 있다. 또한 활기혈단에서는 아침, 점심, 저녁 하루 세끼 식사를 제 때에 가질 것을 강조하고 있으며, 매끼 식사를 할 때 밥, 국, 야채류, 해조류, 어류, 콩류, 육류, 견과류, 과일류 등을 골고루 섭취할 것을 강조하고 있다. 그러므로 비용을 많이 들어야 좋은 음식이 되는 것이 아니라 아침, 점심, 저녁 매 끼니마다 편식하지 않고 골고루 식사하는 것이 매우 중요하다.

참고로 일상적으로 아침, 점심, 저녁 식사 때 흔히 접할 수 있는 암 예방과 치료에 좋은 식품과 암을 유발하는(유발할 가능성이 있는) 식품을 다음과 같이 소개하고자 한다.

【암 예방과 치료에 좋은 식품】
- 녹황색채소, • 브로콜리, • 양배추, • 당근,
- 시금치, • 부추, • 케일, • 샐러리,
- 양파, • 대두(메주를 쑤는 콩), 완두콩 등의 콩 종류,
- 마늘, • 생강, • 고추, • 피망,
- 가지, • 깻잎,
- 고구마, • 호박,
- 다시마, • 버섯,
- 귤, • 토마토, • 포도, • 배, • 사과, • 바나나, • 딸기,
- 키위, • 복숭아, • 망고, • 자두, • 버찌,
- 견과, • 호두,
- 김치(짜지 않은 김치), • 된장(짜지 않은 된장),

- 청국장(짜지 않은 청국장),
- 녹차,
- 생선, • 연어,
- 살코기, • 달걀,

【참고사항】우유 : 우유는 항암효과가 있다(암을 예방한다)는 주장과 암에 좋지 않다(암을 유발한다)는 주장이 팽팽하게 대립하고 있다. 이처럼 우유에 대한 찬반주장이 팽팽하게 맞서고 있기 때문에 우유 섭취는 제한적으로 허용하고 있다. 즉, 마시는 1잔의 양을 200㎖라고 가정할 때, 하루에 1~2잔 정도만 마실 것을 권유하고 있다. 즉 하루에 많이 섭취하는 것은 권장하지 않는다.

그러나 살균되지 않은 우유는 암에는 물론이고 건강에도 바람직하지 않다고 하여야 할 것이기에 살균된 우유를 마셔야할 것이다. 염소젖, 양젖도 동일하다.

주의할 것은 암을 치료 중일 때는 우유와 우유제품(요구르트, 치즈, 버터, 분유 등)은 금지식품으로 되어 있다.

【암을 유발(유발 가능성이 있는) 식품】

미국이나 캐나다 암학회 등에 따르면 일반적으로 다음과 같은 식품은 암을 조장하는 식품으로 알려져 있다. 즉 :

- 설탕,
- 소다(사이다, 콜라 등), • 탄산음료,
- 가공식품(예컨대, 빵, 햄, 핫도그),
- 육류(특히 지방질), • 구운 육류,
- 정제된 기름,
- 마이크로웨이브 팝콘,

- 통조림 식품,
- 소금에 절인 식품, • 소금물에 절인 식품, • 훈제식품,
- 백색 밀가루,
- 양식 어류,
- (수소로 처리한) 경화유(硬化油),
- 유전자조작 식품 등은 암을 유발하는 또는 암을 유발할 가능성이 있는 식품으로 알려져 있다.

참고로 정부(보건복지부)에서 2016년 3월 20일 발표한 국민 암 예방 10대 수칙을 여기에 싣고자 하니, 암 예방에 도움이 되길 바란다.

【국민 암 예방 10대 수칙】

1. 【담배】담배를 피우지 말고, 남이 피우는 담배 연기도 피하기 ※ 담배를 피우지 않는 사람(어린이 포함)은 면역력이 형성되어 있지 않아서 타인이 피우는 담배연기에 의한 간접흡연이 담배를 피우는 사람보다 더 위험할 수 있다는 연구결과도 있다.
2. 【식사】채소와 과일을 충분하게 먹고, 다채로운 식단으로 균형 잡힌 식사하기
3. 【음식】음식을 짜지 않게 먹고, 탄 음식을 먹지 않기
4. 【술】암 예방을 위해서 하루 한두 잔의 소량 음주도 피하기 ※ 과거에는 한두 잔 정도의 술은 괜찮다고 하였으나 지금은 한두 잔의 음주도 피하여야 한다는 것으로 수칙이 변경되었다.
5. 【운동】주 5회 이상, 하루 30분 이상, 땀이 날 정도로 걷거나 운동하기

6. 【체중】 자신의 체격에 맞는 건강 체중 유지하기
7. 【예방접종】 예방접종 지침에 따라 B형 간염과 자궁경부암 예방접종 받기
8. 【성생활】 성 매개 감염병에 걸리지 않도록 안전한 성생활 하기
9. 【발암성 물질】 발암성 물질에 노출되지 않도록 작업장에서 안전보건 수칙 지키기
10. 【검진】 암 조기 검진 지침에 따라 검진을 빠짐없이 받기

의원병과 건강

의원병과 건강의 관점은 질병은 병원에서 온다는 것과 관련된 주장이다. 즉, 의료 자체가 또는 병원환경 자체가 병을 야기한다는 것이다. 의원병론자(醫原病論者)들의 주장이다.

소위 "병원균"이 질병을 유발한다는 것이다. 예컨대, 나이가 많은 사람들은 폐렴균에 약한 것이 일반적인데, 간단한 병을 치료하러 어떤 병원에 갔다가 오히려 그 병원 내부에서 활동하고 있는 폐렴균이라는 무서운 병균에 전염되면 그 병원에서는 치료약이 거의 없고 사망에 이르게 할 정도의 매우 위험성을 갖고 있다고 한다.

특히, 신생아, 노인, 또는 병약한 사람이 병원에서 병원균에 감염될 때 사망에까지 이르게 할 수 있는 매우 독한 병균이기 때문에 주의해야 한다. 그리고 병원치료 받으러 갔다가 그 병원에서 어떤 병원균(예컨대 폐렴균)에 감염된다는 것은 그 병원에서는 그 병에 대한 치료약이 없거나 그 치료약이 그 병에

잘 듣지 않기 때문에 일어나는 경우가 일반적이다. 따라서 그러할 경우엔 다른 병원으로 환자를 옮기거나 다른 방도를 찾는 것이 바람직할 것이다.

의료 자체가 또는 병원환경 자체가 병을 야기한다고 주장하는 부류의 사람들 즉 병을 치료하는 병원이 오히려 병을 발생시킨다고 믿고 있는 사람들은 병원에 안 가는 것이 건강을 지키는 것이라고 강조한다.

심신(마음과 몸)과 건강

심신(마음과 몸)과 건강의 관점은 질병과 건강은 심신에서 온다는 것과 관련된 주장이다. 즉, 몸과 마음이 병을 유발할 수도 있고 반대로 병을 낮게 하여 건강하게 할 수도 있다는 것이다.

예컨대, 일반적으로 한국 사람들은 스트레스를 많이 받으면 위장계통에 질병이 발생하는 경향이 있다.
또한 예컨대, 슬픔이 오랜 기간 지속되는 사람에게는 간장이나 신장에 질병이 발생할 수 있다.

이러한 심신과 건강과의 관계를 강조하는 부류의 사람들은 마음과 몸을 평안히 가지는 것이 병에 안 걸리고 걸린 병도 낮게 할 수 있다고 강조한다.

예컨대, 마음을 편안히 하고 웃음과 긍정적인 마음으로 생활하게 되면 앞에서 언급한 도파민, 엔도르핀, 다이놀핀, 세로토닌 등의 농도가 높아져서 만족감, 행복감이 증진하여 치료에 도움이 된다.

관계와 건강

관계와 건강의 관점은 현대에 있어서 많은 인간관계, 사회관계, 가족관계를 가지게 되는데 이러한 관계 때문에 각종 병이 발생한다는 것과 관련된 주장이다.

예컨대, 특히 정신병이나 신경계통질환과 같은 질환들은 사람들과의 관계 속에서 분노, 화, 우울, 스트레스 등을 가지게 될 때 발병할 수 있다는 것이다.

이런 관계의 건강을 강조하는 주장은 인간관계, 사회관계, 가족관계를 조화롭게 잘 하면서 생활하게 되면 병에 걸리지 않고 건강하게 살 수 있다고 강조한다.

생활환경과 건강

생활환경과 건강의 관점은 사람들이 생활하고 있는 생활환경에 의해서 질병이 오고 있다는 것과 관련된 주장이다.

예컨대, 미세먼지, 초미세먼지, 자동차 배기가스, 공장매연, 석탄가루, 담배연기, 오염된 공기, 오염된 물 등의 환경 속에서 생활하는 사람들은 천식, 폐질환, 위장질환 등에 걸릴 확률이 그렇지 않은 환경에서 생활하는 사람들보다 더 높아 질 수 있다.

따라서 그러한 질병을 치료하기 위해선 그러한 질병을 치료하고 건강을 유지할 수 있는 생활환경을 찾아서 건강을 회복해야한다. 각종 질병의 종류에 따라 그에 적합한 생활환경(예컨대, 자연환경이 좋은 곳이나 공해가 없는 곳으로 이사, 허브(herb)치료, 꽃(flower)치료, 음악치료 등)을 제공하여 병을 치료할 수 있다는 것이다.

움직임과 건강

움직임과 건강의 관점은 움직이면 건강하게 되는데 움직이지 않기 때문에 사람에게 질병이 온다는 것과 관련된 주장이다. 즉, 생존의 기본은 움직임인데 그 움직임이 없으면 인간은 질병에 걸린다는 것이다.

예컨대, 과거에 도가 수련생들이나 불교 수도승들에게 각종 움직이는 운동들이 고안된 것은 도가 수련생들이나 불교 수도승들이 가만히 앉아 움직이지 않는 좌선(坐禪)을 많이 했고 그로인해 몸이 허약해져서 질병에 잘 걸렸기 때문에 이를 극복하고 건강한 몸으로 수련이나 수도를 하기 위해서 고안된 것들이었다고도 전해진다.

인간은 태초시대부터 수렵어로(狩獵漁撈)의 움직이는 생활가운데서 의식주(衣食住)를 해결하며 건강을 유지해왔는데 그러한 태초시대의 움직임의 유전자가 현대 인간에게 저 깊숙한 곳에 남겨져 있기 때문에 인간은 건강을 위해서 부지런히 움직여야 한다는 것이다.

조심, 조신, 조식, 조환, 조동

지금까지 언급된 이러한 주장의 답변들에는 예외적인 상황이 있긴 하겠지만 모두 일면 일리가 있고 타당하다고 할 수 있다. 활기혈단(活氣血丹)에서는 마음, 몸, 호흡, 양생환경, 운동 등과 관련하여 질병이 오거나 건강이 온다고 보고 있다. 즉 마음, 몸, 호흡, 양생환경, 운동 등이 올바르지 못하면 질병에 걸리고 이들을 올바르게 유지하면 건강을 유지할 수 있다고 강조한다.

활기혈단에서는 이러한 올바른 마음가짐은 조심(調心), 올바른 자세는 조신(調身), 올바른 호흡은 조식(調息), 올바른 양생환경은 조환(調環), 올바른 움직임은 조동(調動)과 상관시키며 이를 조심, 조신, 조식, 조환, 조동 등의 다섯 준칙으로 정립하고 있다. 그리하여 활기혈단에서는 이들 다섯 가지 준칙을 기본으로 하여 잘 준수하여 수련하도록 하며 이를 통해 사람들의 건강과 행복을 증진하는데 기여하고 있다.

생체시계 서캐디언리듬과 건강

생체시계라고 불리는 서캐디언리듬(Circadian Rhythm)은 인체의 약 24시간 주기 리듬 또는 하루 주기 리듬이다. 서캐디언리듬은 개일리듬(槪日 Rhythm)이라고도 한다. 생체시계의 24시간은 지구의 자전시간이다. 즉 지구상의 모든 식물, 동물, 인간은 지구자전의 영향을 받고 생활하여 왔기 때문에 이것이 유전자에 입력되어 생체시계가 지구자전 시간인 24시간에 따라 운행되고 있는 것이다. 이 리듬에 문제가 발생하면 인체에 부조화가 일어나고 질병이 발생할 수 있다.

　그런데 인체의 생체시계 주기가 정확하게 24시간과 맞아 떨어지는 것이 아니다. 그리고 또한 자연환경이나 생활환경조건과 부조화가 일어나게 된다. 예컨대, 낯선 지방으로 여행할 때 그곳에 적응하기 위해 생리리듬에 부조화가 일어난다. 또한 예컨대, 비행기를 타고 미국에서 한국에 오거나 한국에서 미국에 가게 되면 시차적응에 어려움을 겪게 되는 것도 그러한 인체 생체시계의 환경에의 부적응 때문이다. 그리하여 환경의 갑작스런 변화로 인해 인체생체리듬에 부조화가 발생하게 될 수 있다.

　그런데 신기하게도 인체는 그러한 부조화를 조정하여 환경에 적응하도록 작용하는 기능을 갖고 있다. 즉 인체는 사람이 인지하지 못하는 사이에도 미세(微細)하게 조정(調整)하는 작용을 끊임없이 지속하고 있는 것이다. 그러나 그러한 조정이 제대로 되지 않고 그 부적응이 오래 지속될 때 몸에 이상이 발생하고 질병에 걸리게 된다.

　전통 동양의학에서는 현대 서양의학의 하루 24시간 생체시계 주기를 전통 동양의 하루 12시간 생체시계 주기로 보고 오장육부의 기능과 연계시켜 왔다. 전통 동양의학 생체시계와 육장육부 기능과의 관점은 다음과 같다.

- 자시(子時) : 밤11시~오전1시, 담(경)기능이 왕성한 시간.
- 축시(丑時) : 오전1~3시, 간(경)기능이 왕성한 시간.
- 인시(寅時) : 오전3~5시, 폐(경)기능이 왕성한 시간.

- 묘시(卯時) : 오전5~7시, 대장(경)기능이 왕성한 시간.
- 진시(辰時) : 오전7~9시, 위(경)기능이 왕성한 시간.
- 사시(巳時) : 오전9~11시, 비(경)기능이 왕성한 시간.
- 오시(午時) : 오전11~오후1시, 심(경)기능이 왕성한 시간.
- 미시(未時) : 오후1~3시, 소장(경)기능이 왕성한 시간.
- 신시(申時) : 오후3~5시, 방광(경)기능이 왕성한 시간.
- 유시(酉時) : 오후5~7시, 신(경)기능이 왕성한 시간.
- 술시(戌時) : 오후7~9시, 심포(경)기능이 왕성한 시간.
- 해시(亥時) : 오후9~11시, 삼초(경)기능이 왕성한 시간.

따라서 이러한 기능에 장애가 발생하면 특히 그 특정시간대에 해당 기관과 관련된 증상이 나타나기 쉽다는 것이다. 예컨대, 심장기능에 장애가 있는 환자는 심장기능이 활발한 오시(午時, 오전11~오후1시)에 그 증상이 심하게 나타난다는 것이다. 그래서 심장질환으로 사경(死境)을 헤매는 환자는 그 시간대인 오전11시~오후1시경에 사망할 확률이 높다는 것이다.

또한 예컨대, 천식, 폐렴, 폐암 등 허파기능에 장애가 발생하게 되면 폐의 기능이 왕성한 인시(寅時, 오전 3~5시)에 그 증상이 심하게 나타난다는 것이다. 그래서 폐렴이나 폐암으로 사경(死境)을 헤매는 환자는 그 시간대인 새벽 3~5시경에 사망할 확률이 높다는 것이다.

그런데 생체시계는 사람의 유전자에 의해서 영향을 받게 되고, 이 생체시계 유전자는 뇌에 의해서 영향을 받는다. 예컨대, 밤에 졸리는 것은 뇌에서 멜라토닌(melatonin) 호르몬이 분비되기 때문이다. 그리고 멜라토닌 분비가 멈추게 되면 잠에서 깨어나게 된다.

지금까지 밝혀진 현대과학에 의하면 멜라토닌은 뇌의 중심에 있는 작은 크기의 뇌하수체의 시신경교차상핵(視神經交叉上核)이라는 뇌의 생체시계의 지배를 받아 송과선(松果腺, 솔방울샘)이라는 내분비기관에서 분비된다. 시신경교차상핵은 24시간 주기로 인체의 생체리듬을 조절하고 있다고 알려져 있다.

그런데 시신경교차상핵은 망막이나 감각을 통하여 받는 빛을 스위치로 사용하여 생체시계를 운행하고 있다고 알려져 있다. 따라서 잠을 잘 때는 불을 모두 끄고 잠을 자야 숙면을 취하는데 도움이 된다. 사람의 피부는 매우 민감하여 아주 미세한 빛이라고 빛이 켜져 있는 것이 감지되면 이에 대한 정보를 뇌로 보내어 수면을 깨우기 때문에 결국 수면장애 현상을 초래하게 되는 결과가 발생하게 된다.

또한 수면을 취할 때는 잠자기 전은 물론이고 잠자는 중간에 잠에서 깨어났을 때 핸드폰(스마트폰), 컴퓨터(노트북, 태블릿, 데스크탑) 등과 같은 빛 발광체는 보지 않는 것이 숙면에 도움이 된다.

앞에서 언급했지만 사람의 생체시계는 환경과 조화하고 적응하며 그 조정이 가능하다. 활기혈단(活氣血丹)은 생체시계가 제대로 기능하도록 도와준다. 조심, 조신, 조식, 조동, 조환의 원칙이나 기도, 노래(찬송), 빛 에너지 충전·치유 명상(묵상), 수련, 치유의 과정, 12단전과 12단전호흡, 십자다이아몬드 모형 등은 생체시계가 원활하게 작동하도록 하는데 기여하고 있다. 그리하여 날마다 건강한 생체리듬을 유지하며 인간의 건강하고 행복한 삶을 누리도록 하는데 기여하고 있다.

온전히 누려야 할 건강하고 행복한 삶

활기혈단에서 건강백세시대란 꼭 백(100) 년 또는 백(100) 살의 인간수명만을 의하는 것이 아니라 100살이든 120살이든 130살이든 하나님이 부르시는 그날까지 건강하고 행복한 삶의 시대를 온전히 누리는 것이 강조됨을 의미한다. 이러한 건강 백세시대를 건강하고 행복하게 온전히 누리기 위해서는 몸이 건강해야 함을 앞에서 강조했다.

심(心), 신(身), 정(精)

사람의 태어남과 죽음은 정해진 것이다. 인간은 그 누구도 자신의 운명에 대해서 호언장담(豪言壯談)할 수 없다. 그러나 심(心)·신(身)·정(精)을 잘 관리하면 자신의 운명이 다하는 그날까지 건강하고 행복한 삶을 누리는데 도움이 된다.

여기서 말하는 활기혈단(活氣血丹)에 있어서 심(心)·신(身)·정(精)의 의미는 다음과 같다.

- 심(心)은 마음 또는 마음의 기능을 의미한다.
- 신(身)은 몸 또는 몸의 기능을 의미한다.
- 정(精)은 정신(精神), 정령(精靈), 정기(精氣), 원기(元氣), 또는 정수(精髓) 또는 그 기능을 의미한다.

활기혈단에서 이들 심(心), 신(身), 정(精)은 셋이면서 하나이고 하나이면서 셋이다. 삼위일체이다. 즉, 건강하고 행복한 삶을 증진하기 위한 심(心)·신(身)·정(精) 삼위일체이다.

심(心), 마음은 제2의 뇌(腦)

전통 동양의학에서는 심(心)은 생명의 근본이며 마음이 존재하는 곳이라는 관점이 있다. 즉, 사람의 생각, 의지, 성격, 감정, 지식, 기분, 느낌을 다스리는 마음이 심장에 있다고 보는 관점이 그것이다.

활기혈단에서도 이러한 전통 동양의학 관점을 고려한다. 즉, 활기혈단에서는 심(心)의 마음은 제2의 뇌(腦)라고 할 수 있는 중요한 역할을 수행한다.

왜냐하면 현대 서양의학에 있어서는 사람의 생각, 의지, 성격, 감정, 지식, 기분, 느낌 등을 다스리는 것은 뇌(腦)에서 그 기능을 수행하고 있다고 보고 있기 때문이다. 즉, 현대 서양의학에서는 뇌의 대뇌와 변연계에서 그러한 기능을 수행한다고 보고 있기 때문에 전통 동양의학의 심의 마음은 제2의 뇌라고 할 수 있기 때문이다.

그리하여 활기혈단에서는 심(心)의 마음(또는 마음의 기능)과 뇌(腦)의 대뇌와 변연계의 기능은 서로 밀접하게 관련되어 있다고 본다. 그리고 이들에 대한 수련을 강화하여 건강하고 행복한 삶을 증진하는데 기여하고 있다.

신체(身體)와 12부위

활기혈단의 신(身) 즉 몸은 신체(身體)이다. 활기혈단에서는 사람 몸의 부위(部位)를 다음과 같이 12개의 부위로 구분한다.

① 두부(頭部) : 두부는 머리(뇌)와 얼굴이 있는 부위이다.

② 경부(頸部) : 경부는 목 부위이다.

③ 견부(肩部) : 견부는 어깻등과 어깨가 있는 부위이다.

④ 수완부(手腕部) : 수완부는 손과 팔이 있는 부위이다.

⑤ 흉부(胸部) : 흉부는 심장과 폐가 있는 부위이다.

⑥ 복부(腹部) : 복부는 비장, 위장, 췌장, 간장, 담낭 등의 기관들이 있는 부위이다.

⑦ 요부(腰部) : 요부는 신장, 부신, 방광이 있는 부위이다.

⑧ 장부(腸部) : 장부는 소장과 대장이 있는 부위이다.

⑨ 골반부(骨盤部) : 골반부는 골반과 고관절이 있는 부위이다. 골반부에는 골반, 천골, 소장, 맹장, 직장, 방광, 골반내장, 음부, 회음 등이 포함된다.

⑩ 슬퇴부(膝腿部) : 슬퇴부는 무릎과 다리가 있는 부위이다.

⑪ 족퇴부(足腿部) : 족퇴부는 발과 다리가 있는 부위이다.

⑫ 중말부(中末部) : 중말부는 중추신경(中樞神經 : 뇌와 척수)과 말초신경(末梢神經 : 뇌신경과 척수신경)이 있는 부위이다.

이들 12개 부위는 서로 분리되거나 격리되어 있는 것이 아니고 서로 일체로 연결되어 있지만 수련과정에서, 질병의 예방과 치료를 위한 수련을 위해서 필요하기 때문에 이렇게 구분하고자 한다. 〈표 1.1.1〉 참조.

이들 부위로 구성된 인간의 몸은 뇌, 목, 오장육부, 가슴, 배, 등, 허리, 경추, 척추, 요추, 뼈, 근육, 피부, 골수, 신경, 혈액, 기(氣)가 흐르는 경락 등으로 구성되어 있으며 이들은 또한 서로 연결되어 하나의 거대한 조직체로서 네트워크 체제의 인체를 이루고 있다.

〈표 1.1.1〉 활기혈단(活氣血丹)에서 인체의 부위

	부(部)	중심 부위	영역 부위
1	두부 (頭部)	머리(뇌), 얼굴	목 위의 머리와 얼굴
2	경부 (頸部)	목	머리 아래에서 가슴 위까지
3	견부 (肩部)	어깻등, 어깨	어깻등에서 양쪽 어깨 까지
4	수완부 (手腕部)	손, 팔	어깨에서 손까지
5	흉부 (胸部)	심장, 허파	가슴에서 횡격막까지
6	복부 (腹部)	비장, 위장, 췌장, 간장, 담낭	횡격막에서 배꼽까지
7	요부 (腰部)	신장, 방광	배꼽에서 등허리 그리 고 비뇨기계까지
8	장부 (腸部)	소장, 대장	배꼽에서 골반까지
9	골반부 (骨盤部)	골반, 고관절	골반에서 고관절까지
10	슬퇴부 (膝腿部)	무릎, 대퇴부	대퇴부(넓적다리)에서 무릎까지
11	족퇴부 (足腿部)	발, 소퇴부	무릎에서 소퇴부(무릎 아래 다리)와 발까지
12	중말부 (中末部)	중추신경, 말초신경	신경, 뼈, 골수, 근육, 피부 등

즉, 인간 신체의 각 기관은 분리되어 있으나 전체적으로 하나이고, 하나이면서 분리되어 있다. 그 결과 어느 한 부위가 질병이 들면 다른 부위에도 나쁜 영향을 미칠 수 있다. 반대로 어느 한 부위를 건강하게 하여 다른 부위에도 좋은 영향을 미칠 수 있다.

예컨대, 소변과 대변기능이 제대로 작동하지 않으면 이는 방광, 신장, 소장, 대장, 위, 비장, 췌장, 간, 담, 심, 폐 등에 나쁜 영향을 미치게 된다. 그리고 그러한 장애기간이 장기화될 때 각종 질병에 걸리게 된다.

정(精)

앞에서 언급한 것처럼 활기혈단의 정(精)에 있어서, 정(精)은 정신(精神), 정령(精靈), 정기(精氣), 원기(元氣), 또는 정수(精髓) 또는 그 기능을 의미한다.

정신(精神)은 사람 생명력의 근원을 이루는 비물질적인 실체 또는 영혼(靈魂)을 의미한다.

정령(精靈)은 사람의 생명력의 근원을 이루는 정신, 기운, 또는 영혼을 의미한다.

정기(精氣)는 정신(精神)과 기력(氣力)을 의미한다.

원기(元氣)는 사람이 본래부터 타고난 기 또는 사람이 성장하는데 필요한 정기(精氣)를 말한다.

정수(精髓)는 사람의 뼈 속에 있는 골수(骨髓)를 의미한다.

분노(憤怒, 忿怒), 화(火), 원한(怨恨), 슬픔, 우울(憂鬱) 등으로 마음이 병들면 정수 즉 골수도 병들게 된다. 즉, 분노, 화,

원한, 슬픔, 우울 등으로 마음이 병들고, 마음이 병들면 기와 피 즉 기혈(氣血)이 병들고, 이것이 깊이 지속되면 뼈에 사무치게 되고, 결국엔 뼈 속에 있는 골수도 병들게 된다. 골수가 병들게 되면 사람은 중병에 시달리게 된다.

그러므로 활기혈단 수련자는 가정이나 직장이나 사업이나 사회에서 분노나 화나 슬픔 등을 유발하는 어떠한 일이 있었더라도 활기혈단 수련과정에서는 분노, 화, 원한, 슬픔, 우울 등을 품고 수련에 임하여서는 안 된다는 것을 명심하여야 한다. 직장에서나 가정에서나 사업장에서나 또는 사회에서 분노나 화가 치밀었어도 활기혈단 수련과정에서는 항상 평안하고 화평하고 행복한 마음으로 수련에 임해야 한다. 또 그렇게 되도록 지도하고 있다.

그리고 이러한 수련이 숙련을 더하게 되면 직장, 가정, 사업, 사회에서도 편안하고 화평하고 행복한 마음과 몸으로 임할 수 있게 된다.

건강하고 행복하게 심(心)·신(身)·정(精)을 잘 관리하게 되면 자신의 운명이 다하는 그날까지 행복하고 건강한 삶을 누릴 수 있다. 이는 돈이 많은 부자든 돈인 없는 가난한 자든, 권력을 가진 자든 권력을 가지지 않은 자든, 남자든 여자든, 그 누구도 건강하고 행복한 삶을 누릴 수 있는 권리와 의무를 가진다고 할 수 있다.

여기서 권리(權利)라는 것은 인간으로서 누구나 누릴 수 있는 하나님이 부여한 천부인권(天賦人權)으로서의 권리를 의미한다. 이는 그 누구도 그 권리를 빼앗을 수 없다는 것을 의미한다. 의무(義務)라는 것은 그러한 권리를 누리기 위해서는 권리 위에 잠자는 자가 되어서는 안 된다는 것이고, 자신의 몸의 청지기로서 소명을 성실히 수행하여 건강하게 잘 관리하여야 한다는 것이고, 그 의무를 다하지 못할 때 질병에 시달리게 된다는 것이다. 즉, 인간은 하나님이 인간에게 부여한 권리를 하나님께 부끄럽지 않게 부단히 심(心)·신(身)·정(精)을 관리하고 양생하는 것을 잘 하여야 할 의무를 가진다.

활기혈단의 목적과 필요성

앞에서 언급했듯이 그러한 건강하고 행복한 삶을 온전히 누리기 위해서는 심(心)·신(身)·정(精)이 건강하고 행복해야 하고, 이를 위해 일평생 동안 관리하며 양생해야 한다. 즉, 태어나서부터 젊을 때는 물론이고, 청년, 장년, 노년에 이르러서도 꾸준히 심·신·정의 건강과 행복을 관리하고 양생(養生)해야 한다. 활기혈단은 이에 기여하고자 하며 여기에 활기혈단의 필요성이 있는 것이다.

활기혈단의 목적도 여기에 있다. 즉, 사람의 태어남과 죽음은 정해진 것이로되, 인간에겐 한 번뿐인 이 세상에서의 삶을 건강하고 행복하게 온전히 누리도록 하는데 필요한 심(心)·신(身)·정(精)을 올바르게 관리하고 양생토록 하여 건강하고 행복한 삶을 온전히 누리도록 인도하는 이정표 역할을 다하고자 함에 그 목적이 있다.

인간의 삶과 죽음은 정해진 것이라고 하더라도, 어떻게 하면 한 번뿐인 이 세상에서의 삶을 사람들이, 질병에 걸리지 않고 또는 설령 질병에 걸렸더라도 이를 회복하여, 건강하고 행복하게 온전히 그 삶을 누리도록 할 수 있을까? 라는 질문에 답하기 위한 연구와 수련 방법들은 이미 많은 동서양의 현자들에 의하여 진행되어 왔다. 예컨대, 기공(氣功), 태극(太極), 도인(導引), 단전(丹田) 등과 관련된 체조나 운동들이 그러한 예이다.

그런데 필자가 이들을 연구하고 수련하면서 느낀 것은 이러한 기공, 태극, 도인, 단전 등과 관련된 체조나 운동에 관련된 종류는 이를 지도하는 사람의 수만큼이나 너무나 방대하고 천차만별이라는 것이다. 이렇게 방대하고 천차만별인 것들을 모두 수련해야만 건강하고 행복한 삶을 유지할 수 있는 것일까? 그 누구도 이러한 질문에 대한 긍정적인 답변을 할 수 없을 것이다. 왜냐하면 그 누구도 그러한 방대하고 천차만별인 것들을 모두 수련하기에 시간적인 것 하나만을 보더라도 불가능하기 때문이다. 또한 그러한 것들을 모두 수련하였다고 하더라도 건강을 보장하지 않는다는 이유 때문이기도 하다.

결국, 중요한 것은 얼마나 많은 종류의 것들을 수련하여야 하는가의 문제가 아니라 얼마나 건강 증진에 도움이 되는 가의 문제와 얼마나 일상생활과 밀접하게 관련이 되는 가의 문제로 귀결된다고 할 것이다.

예를 들어보자.
농촌에서 농부는 논밭에서 일을 할 때 본인의 신체적 조건과 논밭의 상태에 맞추어 자세를 낮추거나 높이거나, 늦추거나 빠르게 하거나, 농부 본인이 의식하던 의지하지 않던, 마보자세(馬步姿勢, 자세를 낮추어 양 다리를 벌리고 말을 탄 자세)나 궁보자세(弓步姿勢, 활을 쏘는 앞굽이 자세)와 같은 동작을 취함으로써 본인의 몸 전체의 힘을 자연스럽게 적정하게 분배하며, 기를 장단전(십이단전의 장단전)으로 모아, 필요 이상으로 힘을 과도하게 소모하지 않고서도 도시 사람들이 엄두도 못내는 많은 분량의 논밭 일을 하고 있다.

그리고 일을 하다가 허리에 무리가 온다고 느끼면 허리를 펴고 손등이나 손바닥으로 허리와 등을 두드려 기혈을 순환시키고, 어깨가 아프다고 느끼면 어깨를 두드려 기혈을 순환시킨다. 또한 거의 매일 아침 일찍 논밭을 둘러보고 오는데 이는 자연적인 신선한 아침 자연공기와 함께하는 걷기운동인 것이고 뇌호흡인 것이다.

이러한 농부의 행위들은 고전에서나 현대에서 말하는 기공, 태극, 도인, 단전 등과 관련된 체조나 운동의 부분들에 해당되는 것이다. 전통적인 기공, 태극, 도인, 단전 등에서 사용하는 동작들이 농촌의 농부들의 움직임에서 따온 것이 많았다는 것은 결코 우연이 아닐 것이다.

결국, 인간에게 건강하고 행복한 삶을 누리도록 하는 것은 난해하거나, 고통스럽거나, 복잡하거나, 일상생활과 동떨어진 방식이 아니라 쉽고, 평안하고, 자연스럽고, 간단하고, 일상생활과 밀접하게 관련되어 있다는 것이다.

이러한 실체적 사실과 기공, 태극, 도인, 단전 등의 연구, 수련, 체험의 결과로 창시된 활기혈단(活氣血丹)은 우리의 일상생활과 밀접하게 관련된 조심(調心), 조신(調身), 조식(調息), 조환(調環), 조동(調動) 다섯 가지 준칙을 기본으로 하고 있다. 또한 쉽고, 평안하고, 간단하고, 생활과 밀접하게 관련된 방식으로 사람들의 건강하고 행복한 삶을 증진하는 양생운동(養生

運動)에 기여하며, 각종 질병의 예방과 치료를 위해서도 기여하고 있다. 이 또한 활기혈단의 목적과 필요성에 의한 것이다.

앞에서도 언급했지만 활기혈단을 꾸준히 지속적으로 수련해 나가게 되면 흥분호르몬인 도파민(dopamine), 진통호르몬인 엔도르핀(endorphin, 엔돌핀), 면역력과 치료증진의 사랑호르몬인 다이놀핀(dynorphin), 행복호르몬인 세로토닌(serotonin) 등 심·신·정을 건강하고 행복하게 유지하는데 필요한 각종 호르몬들이 조화(調和)를 이루어 작용하게 한다.

주의할 것은 이러한 인체에 유용한 호르몬들이라고 하더라도 인체에 너무 많이 흐르게 되거나 너무 부족하게 흐르게 되면 오히려 공격성, 분노, 우울증 등을 유발할 수 있는 원인자가 될 수 있다는 것이다. 따라서 너무 많이 분비되거나 너무 부족하게 분비되지 않고 인체에 적정하도록 조화를 이루어 분비되도록 활기혈단 수련을 게을리 하지 말아야 할 것이다.

그러한 조화는 또한 활기혈단 수련을 통해서 교감신경계와 부교감신경계의 자율신경계 그리고 장신경계가 심신에 조화롭게 작용하게 하는 것과 함께 이루어지도록 하여야 한다. 그리하여 오장육부(五臟六腑)와 각 기관의 장기(臟器), 뼈(骨), 혈액(血液), 골수(骨髓), 신경(神經), 근육(筋肉), 뇌(腦), 세포(細胞) 등이 조화를 이루어 기능하도록 하여 건강하고 행복한 삶을 누리도록 하는데 기여하게 된다. 물론 이러한 효과는 하루아침에 이루어지는 것은 아니다. 비록 예외적으로 그러한 경우도 있지만, 일반적으로 꾸준한 수련을 통해서 이루어진다. 그러므로 활기혈단 수련자는 날마다 꾸준히 수련하고, 연마하여 건강하고 행복한 삶을 누리는데 기여하도록 하여야 할 것이다.

활기혈단의 효능

활기혈단(活氣血丹)은 기도, 노래(찬송), 빛 에너지 충전·치유 명상(묵상), 수련, 치유의 순차적 수련과정을 거치면서 각종 질병을 예방하고 치료하는데 많은 도움이 되고 있다. 물론 각 사람의 믿음, 심신상태, 체질, 정신력, 노력 등에 있어서 차이가 있기 때문에 각 사람마다 그 효능이 다를 수 있다.

활기혈단 수련, 연마 과정에서 가장 중요한 것은 믿음과 꾸준하고 지속적인 노력이라고 해도 과언이 아니다. 인간이 그 생명력을 유지하기 위해서 매일매일 식사를 하여야 하듯이 건강하고 행복한 삶을 누리기 위해서는 매일매일 활기혈단을 수련, 연마하여야 한다는 것을 강조하고자 한다.

활기혈단은 의사나 약사가 아니다. 진료는 병·의원에 가서, 약은 약국에 가서 받아야 한다. 활기혈단은 환자가 자신의 심신을 회복시켜 환자 스스로 자신의 심신의 질병을 퇴치하여 치료할 수 있도록 돕는 학이요 운동이다.

각 수련자의 특성에 따라 다르긴 하겠지만 일반적으로 활기혈단 수련자가 믿음을 가지고 오랜 기간 꾸준하고 성실하게 수련하였을 경우에 나타날 수 있는 활기혈단의 효능은 다음과 같이 광범위하다.

- 건강하고 행복한 삶을 누리는데 기여할 수 있다.

- 심신의 기혈을 자연스럽게 흐르게 하는데 기여할 수 있다.
- 각종 분노, 화, 근심, 걱정, 두려움, 공포, 우울, 비애 등 감정(정신)질환 예방과 치료에 기여할 수 있다.
- 중추신경과 말초신경의 기혈순환에 기여할 수 있다.
- 교감신경, 부교감신경, 장신경 등 자율신경계의 건강에 기여할 수 있다.
- 오장육부 질환의 예방과 치료에 기여할 수 있다.
- 암, 악성종양(惡性腫瘍) 예방과 치료에 기여할 수 있다.
- 당뇨병 예방과 치료에 기여할 수 있다.
- 고혈압, 저혈압, 부정맥 예방과 치료에 기여할 수 있다.
- 심장질환, 심혈관질환 예방과 치료에 기여할 수 있다.
- 뇌졸중(뇌경색, 뇌출혈) 예방과 치료에 기여할 수 있다.
- 동맥경화증, 고지혈증 예방과 치료에 기여할 수 있다.
- 대사증후군, 고밀도콜레스테롤(고지혈증) 예방과 치료에 기여할 수 있다.
- 치매 등 각종 질병의 예방과 치료에 기여할 수 있다.
- 허리 디스크, 목 디스크 등의 목과 허리의 척추질환 예방과 치료에 기여할 수 있다.
- 요통, 복통, 위통 등의 예방과 치료에 기여할 수 있다.
- 삼차신경통 등 각종 신경통, 신경질환 예방과 치료에 기여할 수 있다.
- 류머티즘 등의 예방과 치료에 기여할 수 있다.
- 섬유근육통, 만성전신통증 예방과 치료에 기여할 수 있다.

- 오십견, 사십견 등의 동결견(유착성 관절낭염) 어깨질환의 예방과 치료에 기여할 수 있다.

- 관절염이나 관절통증 예방과 치료에 기여할 수 있다.

- 이명, 난청 등 귀 질환의 예방과 치료에 기여할 수 있다.

- 시력장애 등 눈질환의 예방과 치료에 기여할 수 있다.

- 멀미 등의 예방과 치료에 기여할 수 있다.

- 변비, 설사 등의 예방과 치료에 기여할 수 있다.

- 치질, 치열, 치핵 등의 예방과 치료에 기여할 수 있다.

- 골다공증의 예방과 치료에 기여할 수 있다.

- 심신피로, 의욕부진 등의 예방과 치료에 기여할 수 있다.

- 우울증, 조울증, 공황장애 등의 정신질환 예방과 치료에 기여할 수 있다.

- 스트레스, 신경쇠약. 정신불안 등의 예방과 치료에 기여할 수 있다.

- 감기, 독감, 비염, 인후통(목구멍통증) 등의 예방과 치료에 기여할 수 있다.

- 천식, 만성 기침 등의 예방과 치료에 기여할 수 있다.

- 두통, 편두통, 만성두통 등의 머리통증 예방과 치료에 기여할 수 있다.

- 혈액순환 림프액순환 장애 예방과 치료에 기여할 수 있다.

- 비만(체질), 허약(체질) 예방과 치료에 기여할 수 있다.

- 수족다한증, 수족냉증 등의 손과 발 질환의 예방과 치료에 기여할 수 있다.

- 병원, 의원 등에서 진찰을 받아도 몸에 이상이 없다고 하

는데도 심신이 피곤하고 아픈 증상 등의 예방과 치료에 기여
할 수 있다.

• 기력을 회복시키며 삶을 긍정적이며 행복하게 만드는데
기여할 수 있다.

이처럼 광범위하게 효력을 발휘하는 활기혈단은 인간의 건
강하고 행복한 삶을 누리는데 기여하는 학(學)이요 운동(運動)
임을 아무리 강조해도 지나치지 않다. 독자 여러분도 꾸준히
수련하고 연마하여 건강하고 행복한 삶을 누리는데 좋은 효과
를 얻게 되기를 기원한다.

제1.2장 활기혈단의 일반원칙

사람은 유전적 요인과 환경적 요인에 의해서 영향을 받지만 더욱 중요한 것은 그 사람의 의지(意志)이다. 사람은 다른 동물과 달리 자유롭게 상상의 날개를 펼 수 있고, 마음껏 생각할 수 있고, 스스로 목적을 세우고, 행동으로 옮길 수 있는 자유의지(自由意志)를 가지고 있다. 이 자유의지는 하나님이 인간을 창조하실 때부터 인간에게 부여한 것이다.

자유의지, 의념, 믿음

즉, 인간은 유전적 요인이나 환경적 요인에 의해 영향을 받기는 하지만 이들에 의해서 절대적으로 구속을 당하지 않고 스스로 생각하고, 목적을 세우고, 행동으로 옮길 수 있는 하나님으로부터 부여받은 자유의지를 가졌다는 것이다. 그리하여 유전적 또는 환경적 요인들의 제약에서 벗어나 자신을 능력을 발전시킬 수 있는 의지와 행동을 가졌다. 이러한 의지(意志)는 활기혈단 수련, 연마 시에 의념(意念) 또는 믿음으로 나타난다.

예컨대, 유전적으로 암, 당뇨, 고혈압 등과 같은 질환의 내력을 가진 가족력이 있는 집안의 사람이라도 활기혈단 수련으로 기존의 것과는 변화된 식습관, 식단, 수면, 생활패턴, 운동 등을 통하여 그 유전적 질환을 치료하며 건강하고 행복한 삶을 누릴 수 있다.

또한 예컨대, 우울증, 조울증, 공황장애 등과 같은 질환 역시 동일하게 치유될 수 있는 것이다. 특히 우울증, 조울증, 공황장애 등은 유전적 요인과는 거의 관련이 없는 질환이기 때문에 활기혈단의 수련, 연마로 이러한 질환들을 치료하여, 건강하고 행복한 삶을 누릴 수 있다.

무의식과 의식

또한 일상생활에서 인간의 언어, 행위, 심리, 또는 정신 현상과 같은 것들은 인간의 의식(意識, consciousness)과 무의식(無意識, unconsciousness)에 의한 산물이라고 고려할 때 이러한 의식과 무의식 세계를 건강하게 하여야 인간의 건강하고 행복한 삶을 누리는데 기여하게 된다.

특히 정신분석학자 프로이드(Sigmund Freud 독일발음은 지그문트 프로이트)는 인간 정신활동에 있어서 무의식의 중요성을 강조했다. 프로이드는 사람의 정신은 의식, 전의식, 무의식으로 구성되어 있다고 보았다.

의식이란 각성이 있는 상태이다. 즉 감각기관에 의한 지각작용과 기억작용과 말이 통하는(의식하는) 상태가 의식이다. 그리고 무의식이란 지각작용과 기억작용과 말이 통하지 않는(의식하지 못하는) 상태이다.

프로이드에 의하면 전의식(pre-consciousness)은 의식과 무의식 사이에 있는 완충지역으로 조절역할을 하는 지역이다. 예컨대, 무의식적인 충동이 의식적인 충동으로 나타나려고 할때 그 충동이 사회적으로 용인되지 않은 것이면 이를 조절하여 사회적으로 용인되는 행동으로 나타나게 하는 역할을 담당한다는 것이다. 또한 프로이드에 의하면 무의식이 외부로 표출되는 것이 강압적으로 좌절을 당할 때 우울증 같은 질환이 나타난다고 한다.

인간의 언어, 행위, 심리, 정신활동이 의식과 무의식의 산물이라는 것은 의식과 무의식이 인간의 심(心), 신(身), 정(精)에 영향을 미친다는 것이 함축되어 있다. 활기혈단은 인간의 의식과 무의식을 모두 건강하게 함으로써 심, 신, 정을 건강하게 하며, 건강하고 행복한 삶의 증진에 기여한다.

활기혈단의 수련, 연마에서 두루 적용되는 일반원칙이 있다. 그 일반원칙은 기도, 노래(찬송), 빛 에너지 충전·치유 명상(묵상), 수련, 치유의 수련과정이다. 각 과정의 구체적인 내용은 다음과 같다.

기도, 노래(찬송), 빛 에너지 충전·치유 명상(묵상), 수련, 치유의 수련과정

활기혈단(活氣血丹)의 수련, 연마는 기도, 노래(찬송), 빛 에너지 충전·치유 명상(묵상), 수련, 치유의 수련과정을 따름을 원칙으로 한다. 각 과정의 구체적 내용은 다음과 같다.

기도(祈禱) : 은혜에 감사

기도, 노래(찬송), 빛 에너지 충전·치유 명상(묵상), 수련, 치유의 수련과정에서 기도(祈禱)는 주로 감사기도(感謝祈禱)를 중심으로 연마하며 심신을 건강하게 하는 과정으로 이루어진다. 은혜에 감사하며, 고맙고 감사하는 기도를 중심으로 심신을 수련하고 연마하는 것이다.

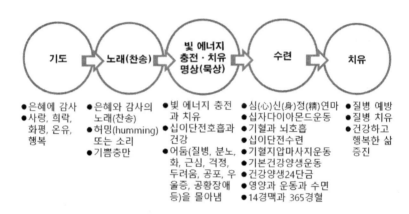

〈그림 1.2.1〉 기도, 노래(찬송), 빛 에너지 충전·치유 명상(묵상), 수련, 치유의 흐름도(수평)

인간은 일생을 은혜를 입고 사는 존재이다. 위로는 하나님으로부터 은혜를 받음이요, 지상에서는 부모님의 은혜와 이웃의 은혜이다. 그리고 또한 천지(天地) 자연(自然)으로부터 얻는 혜택이다.

인간 자신에게 필요한 의식주, 건강, 재산, 명예, 지식 등 모든 것이 은혜 속에서 존재하는 것이다. 다만 그 받는 은혜는 각 사람마다 서로 다를 뿐이다. 예컨대, 어떤 사람은 사업가로서의 재능을, 어떤 사람은 정치가로서의 재능을, 어떤 사람은 농부로서의 재능을, 어떤 사람은 요리사로서의 재능을, 어떤 사람은 음악가로서의 재능을, 또 어떤 사람은 화가로서의 재능을 각각 받고 있는 것이 그러한 예이다. 그러므로 인간은

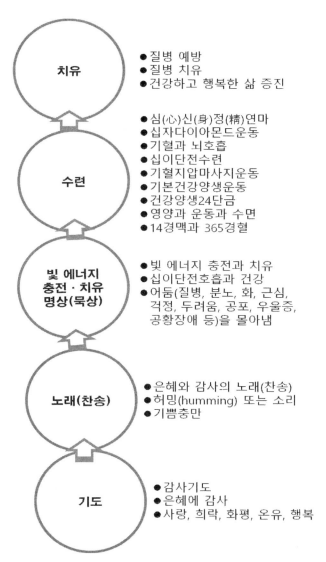

치유
- 질병 예방
- 질병 치유
- 건강하고 행복한 삶 증진

수련
- 심(心)신(身)정(精)연마
- 십자다이아몬드운동
- 기혈과 뇌호흡
- 십이단전수련
- 기혈지압마사지운동
- 기본건강양생운동
- 건강양생24단금
- 영양과 운동과 수면
- 14경맥과 365경혈

빛 에너지 충전·치유 명상(묵상)
- 빛 에너지 충전과 치유
- 십이단전호흡과 건강
- 어둠(질병, 분노, 화, 근심, 걱정, 두려움, 공포, 우울증, 공황장애 등)을 몰아냄

노래(찬송)
- 은혜와 감사의 노래(찬송)
- 허밍(humming) 또는 소리
- 기쁨충만

기도
- 감사기도
- 은혜에 감사
- 사랑, 희락, 화평, 온유, 행복

〈그림 1.2.2〉 기도, 노래(찬송), 빛 에너지
충전·치유 명상(묵상), 수련, 치유의 흐름도(수직)

항상 범사에 감사하여야 한다.

그 은혜에 대한 감사는 사랑(愛), 희락(喜樂), 화평(和平), 자비(慈悲), 양선(良善), 온유(溫柔), 절제(節制), 행복(幸福) 등의 결실로 나타난다.

노래(찬송)

기도, 노래(찬송), 빛 에너지 충전·치유 명상(묵상), 수련, 치유의 수련과정에서 노래(찬송)는 은혜와 감사의 노래(찬송)이다. 소리를 내어서 노래(찬송) 하여도 좋고, 콧소리로, 허밍(humming)으로 하여도 좋다. 손뼉을 치면서 하여도 좋다. 중요한 것은 은혜와 감사의 기쁨이 충만한 마음으로 노래(찬송) 하도록 하여야 한다. 그러므로 슬픈 노래(찬송), 우울한 노래(찬송), 애달픈 노래(찬송) 등과 같은 노래(찬송)들은 하여서는 안 된다.

이러한 은혜와 감사의 기쁨이 충만한 마음을 가진 노래(찬송)는 활기혈단 십이단전(十二丹田)에서도 매우 중요한 역할을 한다. 왜냐하면 노래(찬송)는 십이단전에 속해 있는 뇌와 오장육부를 자극하여 심·신·정을 강건하게 하여 건강하고 행복한 삶을 증진하는데 중요한 역할을 하기 때문이다.

빛 에너지 충전·치유 명상(묵상)

기도, 노래(찬송), 빛 에너지 충전·치유 명상(묵상), 수련, 치유의 수련과정에서 빛 에너지 충전·치유 명상(묵상)은 주로 활기혈단(活氣血丹) 십이단전(十二丹田)의 호흡, 수련, 연마를 중심으로 심(心)·신(身)·정(精)을 건강하게 하는 과정으로 이루어진다.

【주의사항】 주의할 것은 활기혈단에서 수행하는 빛 에너지 충전·치유 명상(묵상)은 불교, 요가, 기공 등에서 실시하는 명상(묵상)과는 상반되는 것이다.

일반적으로 불교, 요가, 기공 등에서의 명상(묵상)은 의식을 자신의 내면으로 돌려 모든 활동, 지각, 감정, 사고 등을 중지하고, 자신을 비우며, 명상(묵상)하고자 하는 것에만 초점을 맞추어 고요히 사색하는 과정을 중심으로 수행한다.

그러나 혈기단전(活氣血丹) 빛 에너지 충전·치유 명상(묵상)은 자신을 비우는 것이 아니라 하나님의 빛으로 자신의 심(心)·신(身)·정(精)을 채우고, 충전하며, 치유하는 것을 중심으로 수행한다. 그 빛으로 자신의 심·신·정에 에너지를 채우고 충전하며 각종 분노, 화, 근심, 걱정, 두려움, 공포, 우울증, 공황장애, 각종 질병 등과 같은 온갖 종류의 어둠을 몰아내며 치유하는 과정으로 이루어지는 수행과정이 빛 에너지 충전·치유 명상(묵상)이다.

하나님은 빛이시라(요한일서 1:5)
나는 너희를 치료하는 여호와임이라(출애굽기 15:26)

빛 에너지 충전·치유 명상(묵상)은 수련자가 자신의 심·신·정을 하나님의 빛으로 채우는 것이다. 왜냐하면 하나님의 빛엔 어둠이 조금도 없기 때문이며, 또한 어둠을 이기는 것은 어둠이 아니라 빛이기 때문이다. 그 빛은 사람의 심·신·정에 활기를 일으키는 에너지이며 그 에너지를 수련자의 심·신·정에 충전시키며, 심·신·정을 치료하는 것이다.

어둠으로는 어둠을 이기지 못한다
어둠을 이기는 것은 빛이다

어둠으로 어둠을 몰아내지 못한다. 어둠은 하나님의 빛으로 몰아내야 한다. 인간의 심·신·정에 드리우는 어둠은 다양한 형태로 인간의 심층부까지 뒤덮인다.

예컨대, 각종 분노, 화, 근심, 걱정, 두려움, 공포, 우울증, 공황장애, 비애(悲哀, 슬픔과 설움), 각종 질병 등과 같은 온갖 종류의 어둠이 그런 것들이다.

이러한 온갖 종류의 어둠을 이기는 것은 그러한 종류의 또 다른 어둠이 아니라 하나님의 빛이다. 하나님의 빛이 그러한 어둠을 이기는 것이다.

일반적으로 사회적으로나 경제적으로나 심리적으로나 그러한 온갖 종류의 어둠의 고통에 있는 사람에게 있어서는 그 어둠에서 벗어나려고 하면 더욱 더 강하게 압박하는 더 큰 어둠이 그 자신을 짓누른다. 소위 "어둠의 터널시야"에 갇혀 버려 어둠에서 탈출이 불가능한 것처럼 보인다. "터널시야"에서는 터널 출구는 밝게 보이나 주변부는 어둡게 보여 보이지 않는 것이다. 즉 자신이 보는 것은 밝게 보이나 다른 것은 어두워 보이지 않는다. 그러나 "어둠의 터널시야"에서는 터널 출구도 어둡게 보이고 주변부도 어둡게 보인다. 즉 자신이 보는 것도 어둡게 보이고 이외의 다른 것도 모두 어둡게 보인다. 세상이 온통 어둡게 보인다.

그리하여 어둠의 터널시야에 갇힌 사람에게는 탈출구가 보이지 않는 것처럼 생각된다. 터널 안이든 터널 밖이든 자신이 보는 것이든 자신을 둘러싼 것이든 온통 세상이 어둠이고 그 어둠이 자신을 짓누르고 있다고 생각한다.

예컨대, 우울증 환자가 의식적 무의식적으로 자신의 우울증에 빠져 모든 것을 자신이 내린 우울증에 부합하도록 현상들을 몰고 간다. 모든 것을 우울증이 가져다준 자신이 내린 결론에 맞춰서 해석하게 되고 시간이 갈수록 자신의 결론을 더욱 더 확고하게 만들어간다. 자신의 안에 있는 것이든 밖에 있는 것이든 세상의 모든 어둠이 자신을 내리 짓누른다. 그것도 아주 고통스럽게 말이다. 시간이 경과할수록 실낱같은 희망도 소망도 전혀 보이지 않게 된다. 그리하여 결국엔 극단적인 선택을 시도한다. 이 얼마나 무서운 것인가. 그래서 우울증, 공황장애와 같은 질환은 무서운 것이다.

우울증에 걸린 사람이 가정이나 주위에 있을 땐 절대로 말을 함부로 해서는 안 된다. 말하는 사람은 아무렇지도 않게 무심코 던진 그 말 한마디 한마디가 그 우울증 환자에게는 더욱더 큰 비수로 가슴에 꽂혀서 우울증에서 더욱더 헤어 나오지 못하게 하기 때문이다. 그러므로 우울증 환자에게는 끝까지 인내를 가지고 온화하게 사랑으로 말하고, 온화하게 사랑으로 대하여야 한다. 우울증이라는 어둠을 몰아낼 수 있는 것은 빛인데, 사랑은 빛에서 오는 것이기 때문이다. 얼음을 녹이는 것은 겨울이 아니라 봄이다. 우울증이라는 차디찬 얼음을 녹일 수 있는 것은 겨울의 찬바람 같은 충고가 아니라 봄의 미풍 같은 사랑이다. 하나님의 빛의 사랑 말이다.

세상에 완벽한 사람은 없다. 인간은 심·신·정으로 이루어져 있는데, 그 심·신·정이 완벽한 사람은 없다는 의미이다.

각 사람마다 지각(눈, 코, 귀, 혀, 피부 등 감각기관에 의한 지각), 사고, 의식, 기억, 정서, 감정, 행동, 생활방식, 가정생활, 학교생활, 직장생활, 사회생활 등에 차이가 있고 또 문제가 있을 수 있다.

그리하여 각 사람마다에 각종 분노, 화, 근심, 걱정, 두려움, 공포, 우울증, 공황장애, 비애, 각종 질병 등과 같은 온갖 종류의 "어둠"이 드리우고 있는 것이다. 다만 어떤 사람은 그 정도가 심하여 자신뿐만 아니라 가정, 학교, 직장, 사회생활을 하는데 지장을 받고 있고, 또 어떤 사람은 그 정도가 경미하여 가정, 학교, 직장, 사회생활에 함께 동참하는 등 각 사람마다 그 어둠의 정도가 가볍고 무거움의 경중(輕重)의 차이가 있을 뿐이다.

따라서 인간은 문제를 일으키는 어떤 사람에게 함부로 "나쁜 꼬리표"를 붙여서는 안 될 것이다. 특히 어떤 어린이에게 한 번 나쁜 꼬리표가 붙어 버리면 그 아이에게는 평생을 자책감과 죄책감의 어둠에 갇혀 살아가도록 해 버리는 의식적, 무의식적 불운한 인생이 찾아 올 수 있다. 그러므로 어떤 사람에게 특히 어린이에게 나쁜 꼬리표를 붙이는 일을 섣불리 함부로 해서는 안 될 것이다. 그 보다는 그 사람(특히 어린이)이 일으키는 문제의 "근본원인"을 찾아내도록 함께 힘쓰는 인내가 필요할 것이다.

그런데, 사람들에게 일어나는 각종 어둠은 객관적으로 들어나는 것도 있지만 주관적인 것도 있다. 결국, 어떤 사람에게 있어서 발생하는 문제는 타인이 발견할 수도 있지만 자기 자신을 가장 잘 아는 것은 환자 자신이라고 해야 할 것이다. 그런데 그 환자 자신이 자신의 것을 의식적으로 깨닫지 못할 때 타인의 도움이 필요하다고 할 것이다.

수련자가 자신을 잘 볼 수 없는 경우의 사례는 우리의 주변에서 흔히 볼 수 있다. 예컨대, 일반적으로 뇌졸중이나 치매를 앓았거나 앓는 사람 또는 뇌의 질병을 가진 사람은 뇌의 신경세포 회로가 변경되어 이상행동(예컨대, 과거에는 없던 과격행동, 수치심, 죄의식, 욕설적인 언어사용 등)을 자신은 의식하지 못한 채 주저함이 없이 하는 경우가 그러한 사례이다.

즉, 뇌졸중 등의 뇌질환 환자가 그렇지 않은 사람에게 대화를 할 때, 말하는 환자 자신은 좋은 언어를 사용하여 말하고 있다고 생각하며 상대방에게 대화를 하지만 상대방은 그것이 상스러운 언어로 말하여 지고 있다는 것을 곧 알아차린다. 그러나 정작 말하고 있는 환자 그 자신은 이를 알아차리지 못한다. 왜냐하면 그 말하는 환자 자신은 뇌질환 등의 이유로 뇌의 회로에 장애가 발생하였기 때문이다. 따라서 환자 자신은 그 사실을 잘 알아차리지 못하지만 상대방은 그 환자와 함께 대화의 경험 가운데서 그 문제를 일으키는 근본원인을 발견할 수 있다.

활기혈단에서는 수련자와 함께 하며, 수련하고 연마하는 경험 가운데서 그 질병문제를 일으키는 근본원인을 찾고 그것을 환자 스스로 인식하게 하여 질병치료에 도움이 되도록 하고 있다.

그 수련, 연마과정에서 빛 에너지 충전·치유 명상(묵상)은 하나님의 빛으로 심·신·정을 채우고, 온갖 종류의 어둠을 그 빛으로 몰아내며, 치유하는 수련, 연마하는 과정이다. 하나님의 빛으로 심·신·정을 채우며 분노, 화, 근심, 걱정, 두려움, 공포, 우울증, 공황장애, 비애, 질병 등 온갖 종류의 각종 어둠을 몰아내고, 치유하며, 사랑과 희락과 화평과 온유로 승화시키는 과정이 빛 에너지 충전·치유 명상(묵상)의 과정이다.

수련(修鍊, 修練) : 심(心)신(身)정(精) 연마

기도, 노래(찬송), 빛 에너지 충전·치유 명상(묵상), 수련, 치유의 수련과정에서 수련(修鍊, 修練)은 활기혈단(活氣血丹) 조동(調動)의 수련, 연마를 중심으로 심신을 건강하게 하는 과정으로 이루어진다. 동적운동과 정적운동으로 심(心)·신(身)·정(精)을 단련하며 연마하는 것이다.

사람은 움직여야 산다. 활기혈단에서 그 움직임은 신체적 움직임과 심적 움직임과 정신적 움직임을 포함한다. 왜냐하면 사람은 심(心), 신(身), 정(精) 셋이 하나로 일체를 이루어 살아가는 삼위일체의 인간이기 때문이다. 어느 하나가 병들면 다른 것에도 병이 든다. 그러므로 이들을 움직이게 하여야 한다. 그 움직임은 사람의 건강하고 행복한 삶을 증진하는 바람직한 방향으로의 움직임이어야 한다.

활기혈단에서는 십자다이아몬드 운동, 십이단전 수련과 연마, 기혈과 뇌호흡, 기혈지압마사지 운동, 기본건강양생 운동, 건강양생24단금, 영양과 운동과 수면, 14경맥과 경혈, 오감(五感 : 시각, 청각, 후각, 미각, 촉각의 다섯 감각) 운동, 두뇌(頭腦) 운동 등 각종 신체적, 심적, 정신적 움직임의 운동들로 이루어진 동중정, 정중동의 수련, 연마가 수행된다.

치유(治癒) : 질병 예방과 치료

기도, 노래(찬송), 빛 에너지 충전·치유 명상(묵상), 수련, 치유의 수련과정에서 치유(治癒)는 질병을 예방, 치료하여 건강하고 행복한 삶을 증진하는 과정으로 이루어진다.

이러한 치유의 과정은 기도, 노래(찬송), 빛 에너지 충전·치유 명상(묵상), 수련의 과정을 끊임없이 지속적으로 수행하면서 성취되는 것이다. 그 성취의 기간은 각자의 기도, 노래(찬송), 빛 에너지 충전·치유 명상(묵상), 수련의 정도에 따라 각각 달리 나타나고 있다.

또한 이러한 수련은 하루·이틀만 하고 중단하는 일회성의 것이 아니라 날마다 수련하여야 하는 지속성의 것이다. 즉, 인간이 생존을 이어가기 위해 날마다 음식물을 섭취해야 하듯이 활기혈단 수련도 건강하고 행복한 삶을 누리기 위해 날마다 지속하여야 하는 것이다. 그리고 이러한 수련은 가정, 직장, 또는 사회의 일상생활에서 자연스럽게 이루어지도록 하는 것이 바람직하다.

하나님은 빛이시라(요한일서 1:5), 나는 너희를 치료하는 여호와임이라(출애굽기 15:26) 하신말씀을 명심하고 오늘을 주시고 일용할 양식을 주심에 감사하며 가정, 직장, 사회 그 어디서든지 꾸준하게 활기혈단 수련에 정진하여 질병을 예방하고 치료하며 건강하고 행복한 삶을 누리는데 기여하도록 하여야 할 것이다.

사랑과 희락과 화평과 온유

활기혈단 기도, 노래(찬송), 빛 에너지 충전·치유 명상(묵상), 수련, 치유의 수련과정에서 활기혈단 수련, 연마는 사랑과 희락과 화평과 온유의 심신으로 수련, 연마함을 원칙으로 한다.

즉, 직장에서나 가정에서 또는 사회에서 분노, 화, 울화 등이 치밀었더라도 또는 슬픔, 번뇌, 비애(슬픔과 설움) 등이 솟았더라도 활기혈단 수련과정에서는 사랑과 희락과 화평과 온유의 심신으로 수련에 임하도록 하여야 한다.

왜냐하면 그 어떤 상황에 처해있던 간에 분노, 울화, 우울, 번뇌, 비애 이런 것들은 나쁜 기운인 사기(邪氣)에 해당하기 때문에 사람의 오장육부를 상하게 하고 심신에 병을 가져오기 때문이다.

좀 극단적인 예가 될 수 있겠지만, 사업을 하다가 친한 지인에게서 사기(詐欺)를 당해 금전적인 큰 손해를 보았을 때 또는 퇴직한 사람이 친구나 후배의 꾐에 빠져 사기를 당해서 퇴직금의 거의 전부를 몽땅 날렸을 때 겪을 수 있는 극단적인 분노, 화, 울분 등을 품게 되거나 그러한 것들을 분출하다가 뇌졸중이나 중풍 같은 무서운 병에 걸려 고통 받고 있는 사람들을 우리 주위에서 많이 볼 수 있다.

따라서 분노, 울화, 우울, 번뇌, 비애 이런 것들은 건강하고 행복한 삶을 누리는데 전혀 도움이 되지 않기 때문에 활기혈단에는 이를 금지하고 있다. 활기혈단 수련 시에는 사랑과 희락과 화평과 온유의 심신으로 수련하여야 한다.

　여기서 사랑(愛 애)이란 자기 자신에 대한 사랑뿐만 아니라 타인에 대해서도 돕고 베풀며 이해하며 귀중히 여기는 사랑이다. 예컨대, 가까이는 부부사이, 부모와 자녀사이의 사랑이고, 더 나아가 이웃, 직장, 사회에서의 사랑이다.

　희락(喜樂)이란 기쁨과 즐거움이다. 기쁨과 즐거움은 저절로 나오는 것이 아니다. 의념(믿음)에서부터 기쁨과 즐거움이 솟아나도록 하여야 그 기쁨과 즐거움이 밖으로 표출될 수 있는 것이다.

　화평(和平)이란 화목하고 평온하고 평화스러운 것이다. 자기 자신의 내면에서부터의 화목과 평온과 평화의 화평이요 또한 가족과 이웃에게 화목과 평온과 평화의 화평이다.

　그리고 온유(溫柔)란 심신이 온화하고 부드러운 것이다. 심신이 온유하면 타인에 대한 자비(慈悲)와 양선(良善)이 일어나고 이는 다시 온유를 더욱 심오하게 발산하게 된다.

　활기혈단 수련자는 이러한 사랑과 희락과 화평과 온유의 심신으로 활기혈단 수련에 임하도록 하여야 한다.

　그리하여 활기혈단 수련과정에는 기도, 노래(찬송), 빛 에너지 충전·치유 명상(묵상)과 수련을 통해 나쁜 기운 즉 사기(邪氣)를 심신에서 없애고 사랑과 희락과 화평과 온유의 진기(眞氣)로 심신이 충만하도록 하는 과정이 들어 있다.

　즉, 질병의 예방과 치료는 이러한 활기혈단 기도, 노래(찬송), 빛 에너지 충전·치유 명상(묵상), 수련, 치유의 수련과정을 꾸준하게 지속할 때 그 효과가 나타난다.

예컨대, 긍정적이고 밝은 노래(찬송)를 허밍(humming)으로 부르고 있을 때 화나 분노를 품거나 상대방에게 분출시키는 사람은 일반적으로 없다. 왜냐하면 인간의 뇌가 그러한 긍정적이고 밝은 노래의 허밍을 할 때 분노나 화를 품거나 발산하지 못하도록 명령을 내리고 있기 때문이고 분노나 화를 긍정의 허밍으로 바꾸어버리기 때문이다.

질병 치유와 관련하여 볼 때, 물론 각 수련자의 상태에 따라서 어떤 질병은 바로 치유되기도 하지만 일반적으로 활기혈단 기도, 노래(찬송), 빛 에너지 충전·치유 명상(묵상), 수련, 치유의 수련과정을 거치면서 수련자의 심(心)·신(身)·정(精)을 수련하고 연마하며 질병을 예방하고 치료하는 것이다.

그러므로 일상에서도 활기혈단을 수련할 때에는 기도, 노래(찬송), 빛 에너지 충전·치유 명상(묵상), 수련, 치유의 수련과정을 잘 지키면서 수련하는 습관을 기르도록 하여야 할 것이다. 처음에는 어렵지만 습관화 되면 거의 자동적이고 무의식적으로 즐겁게 이루어진다.

이러한 사랑과 희락과 화평과 온유의 심·신·정을 가지고 수련하는 것은 일상생활의 일상적인 활동에서도 동일하게 적용된다.

예컨대, 가정에서 가족을 위한 식사준비를 할 때도 또는 식당에서 손님을 위한 식사준비를 할 때도 즉 어떤 상황에서든 음식을 마련할 때는 사랑과 희락과 화평과 온유의 심·신·정으로 준비하여야 한다. 그래야 식사를 준비하는 사람이나 그 만들어진 식사를 하는 사람이나 모두에게 복이 되기 때문이다. 그리고 음식을 먹을 때도 사랑과 희락과 화평과 온유의 심·신·

정으로 감사하는 마음으로 식사하여야 한다.

인간은 일용할 양식이 제대로 충족되지 못하면 인간다운 생활을 할 수 없게 된다. 그리고 그 제대로 충족되지 못하는 기간이 길어질 땐 각종 질병에 시달리게 될 가능성이 높아지고 극단적인 경우엔 사망하는 경우도 발생할 수 있다.

그러므로 일용할 양식, 의식주는 인간 활동의 가장 기본적인 것이며 그 무엇보다도 가장 우성(優性)의 것이다.

따라서 사람에게 날마다 일용할 양식이 충족된다는 것이 얼마나 소중하고 감사한 일인가. 아무리 강조해도 지나치지 않다. 그러므로 집에서 식사를 하든, 음식점에서 돈을 지불하고 식사를 하든, 식사를 할 때는 항상 감사하는 마음으로 식사를 하도록 하여야 할 것이다.

또한 예컨대, 타인을 대할 때도 역시 사랑과 희락과 화평과 온유의 심신으로 대하여야 한다. 물론 이것은 참으로 어려운 것이다.

왜냐하면 사람은 이성의 뇌보다 감정의 뇌가 더 크게 작용하는 동물 즉 감정의 뇌가 이성의 뇌보다 우성(優性)의 힘을 가지고 있는 동물이기 때문이다.

그래서 큰일에는 잘 참아오다가도 어떤 작은 사소한 것 하나 때문에 욱하여 분개하여 과격한 언동을 하고서는 나중에 후회하는 사람들이 얼마나 많은가를 생각해 보면 이해가 될 것이다.

따라서 사람을 대할 땐 사랑과 희락과 화평과 온유의 심신으로 대할 수 있도록 평소에 활기혈단을 잘 수련하고 연마하도록 하여 습관화하도록 하여야 한다.

중용(中庸)

활기혈단(活氣血丹)에서는 절대로 무리하지 않고 적절한 수준으로 중용(中庸)을 지키도록 하여야 한다. 여기서 중용(中庸)이란 일상생활에서나 활기혈단 수련 시에, 음식물 섭치, 힘의 사용, 운동 시간 등에 있어서, 그 정도나 강도 등에 있어서 좌우 어느 한 쪽으로 극단적으로 치우침이 없이 조화(調和)를 이루며 변함없이 올바르게 원칙을 지키는 것을 말한다.

과음, 과식, 과로는 건강의 적

예컨대, 일상생활에서 음식을 먹을 때 과음, 과식, 폭식하거나 또는 다이어트 한다고 소식이나 금식하는 것 등과 같은 행위는 모두 중용을 벗어나는 것이다.

특히 나이가 들수록 신체의 오장육부 기관들의 기능이 떨어지게 되는데 과음(過飮), 과식(過食), 폭식(暴食), 과로(過勞)는 신체 기관들에 장애를 초래하며 면역력을 떨어뜨리고 질병을 초래할 수 있으므로 특히 조심하여야 한다. 과음은 술을 지나치게 마시는 것이다. 과식은 지나치게 많이 먹는 것이다. 폭식은 음식을 한꺼번에 너무 많이 먹는 것이다. 과로는 지나치게 일하여 지나친 피로가 쌓이는 것이다. 과음, 과식, 폭식, 과로는 건강의 적이자 활기혈단 중용의 적이다.

따라서 과음, 과식, 폭식, 과로를 피하고 일상생활을 영위하는데 필요한 만큼의 양과 영양분을 적정하게 섭취하고 적정하게 일하며 운동하는 중용을 잘 지키도록 하여야 한다.

식사를 아침, 점심, 저녁 하루 세끼 제때 먹되 과음이나 과식이나 폭식 또는 소음이나 소식이나 금식 등을 하지 않고 적정하게 섭취하는 것이 중용이다.

특히 나이가 들수록 사람의 위장은 수축이완활동과 원상태에로 회복 능력 등에 있어서 젊었을 때와는 달리 원활하지 않게 된다. 그 결과 단 한 번의 과음이나 과식이나 폭식이라도 비장, 췌장, 위장 등의 소화기관 활동에 큰 장애를 초래할 수 있기 때문에 중용을 지켜서 식사하도록 하여야 할 것이다.

균형 잡힌 식사의 중용

또한 어떤 음식에 편식하지 않고 골고루 균형 잡힌 식사를 하는 것도 중용이다. 어떤 특정 보약이나 건강식이 좋다고 하여 그것에 탐식하는 것은 중용을 벗어난 것이기 때문이다.

활기혈단에서는 아침, 점심, 저녁 하루 세끼 일상적으로 먹는 음식이 약이며 보약이다. 이를 잘 지키는 것이 건강하고 행복한 삶을 누리는 비결이다. 그러므로 광고매체에서 이것이 몸에 좋다 저것이 몸에 좋다하며 선전하여도 그러한 광고매체 선전에 현혹(眩惑)되지 않도록 하여야 한다.

맵고 짠 식습관은 중용의 적

또 어떤 사람들은 짜거나 맵지 않은 음식은 맛이 없기 때문에 짜게 해서 먹어야 한다고 주장하는 데 이러한 식사습관은 중용을 벗어난 것이기에 바람직하지 않다.

일반적으로 음식을 짜게 먹거나 맵게 먹는 주부들은 이미 그 짠맛과 매운맛에 중독되어 있기 때문에 자기 자신은 그것을 알아차리지 못한다. 그리고 그러한 짜고 맵게 먹는 식습관은 가족에게도 전염(傳染)된다. 그리하여 소위 부모의 질병이 자녀에게도 유전되는 경향이 발생하게 된다.

운동시간의 중용

운동시간에 있어서도 중용을 지켜야 한다. 사람의 체질에 달라질 수 있겠지만 일반적으로 전통 동양의학에서든 현대 서양의학에서든 사람의 기혈(氣血)이 온전히 그 사람의 전신을 순환하는 데는 약 30~40분 정도 소요된다고 보고 있다. 활기혈단에서도 역시 동일한 관점이다. 따라서 수련을 위해서는 준비와 마침 동작을 포함해서 1회 수련에 약 30~50분 정도의 시간이 적정할 것이다. 시간이 많이 나는 사람들은 하루에 아침, 점심, 저녁 세 번씩 수련해도 좋으나 그렇게 하더라도 매회마다의 운동시간은 30~50분 정도로만 하도록 한다.

그럼에도 불구하고 일주일 동안 미뤘던 운동을 하루에 다 소화시키려고 특히 주말 하루 특정한 날을 일정으로 잡아서 온종일 운동하게 되면 이는 중용을 벗어난 것으로 바람직하지 않다. 이러한 행동은 오히려 몸에 병이 생기게 할 수 있기 때문에 권장할 사항이 아니다.

날마다 운동의 중용

운동은 매일매일 날마다 하도록 한다. 그리고 매회 30~50분 정도로 운동하도록 한다. 그리고 그렇게 운동하더라도 나이가 들수록 아침운동을 권장하고자 한다. 왜냐하면 나이가 들수록 아침에 잠자리에서 일어났을 땐 신체 장기들의 신진대사활동이 원활하지 못하고 느려서 또 밤에 잠을 잘 때 밤사이에 노폐물이 몸에 축적되어 있는 경우가 많게 되는데 이를 몸 밖으로 내 보내는 운동으로는 아침운동이 적절하기 때문이다.

그러나 겨울철에는 혈압환자, 당뇨환자, 심장질환자 등 만성 질환자는 조심하도록 하여야 한다.

걷기운동의 중용 등 운동의 중용

이러한 것은 걷기운동에도 적용된다. 활기혈단에서는 다리는 제2의 심장이라고 본다. 그리하여 다리를 튼튼하게 유지할 것이 권장되며 수련에서도 적용된다. 또한 일상생활에서도 걷기운동이나 계단 오르기 운동 등과 같은 다리를 튼튼하게 하는 운동을 권장한다.

무릎관절에 문제가 있는 사람은 걷기운동 때나 계단운동 때 조심하도록 한다. 특히 무릎관절환자는 계단을 올라가는 것은 좋으나 내려올 때는 조심하거나 삼가는 것이 바람직할 것이다. 이러한 원칙은 등산을 할 때도 마찬가지다. 너무 경사지거나 높은 산은 무릎관절환자에게 바람직하지 않다.

【주의사항】 주의할 것은 자신의 체력에 무리하여 걷기운동, 계단 오르기 운동 등을 하게 되면 무릎관절 손상이나 근육이나 인대파열 등과 같은 부작용이 발생할 수 있다. 매스컴 등에서 좋다고 선전한다고 그것에 무리하게 따라하다가 무릎인대 파열이나 무릎관절염증이 생긴 사람들도 있다. 결국 제대로 걷지도 못하게 되어 병·의원들을 전전(轉轉)하게 되어 참으

로 안타깝다. 그러므로 매스컴 등에서 좋다고 선전한다고 하더라도 절대로 무리하게 따라하거나 운동해서는 안 될 것이다. 자신의 체력에 맞게 그리고 중용을 지키며 운동을 하도록 하여야 한다.

힘의 중용

수련 시에 들이는 힘의 세기에 있어서도 중용을 지켜야 한다. 활기혈단 수련할 때 어떤 동작에 들이는 힘에 있어서 너무 세게 하지 않도록 해야 한다는 것이다. 너무 세게 힘을 들이면 근육에 무리가 가고 인대가 파열될 수 있기 때문이다.

맨손체조라고 하더라도 무리하게 힘을 세게 들여 체조하다가 어깨근육 손상이나 발목인대 파열 또는 허리통증 등과 같은 손상을 입어 오래 동안 고생하는 사람들이 우리 주위에 많이 볼 수 있다.

좌우대칭의 중용

손과 발을 사용하는 것에 있어서도 중용을 지켜야 한다. 즉 활기혈단에서는 한쪽 손과 팔이나 한쪽 발과 다리만을 사용하는 것을 권장하지 않고 양쪽 손과 팔이나 양쪽 발과 다리를 모두 사용하는 것을 권장하며 지도한다. 그래서 모든 운동이 좌우대칭으로 균형을 이루며 중용을 지키며 수련하도록 하고 있다.

인간의 몸은 신기하게도 적절하게 부드러운 미세한 동작에도 기혈이 잘 순환되도록 조직되어 있다. 참으로 고마운 일이다. 그런데 이에서 벗어난 과도한 힘의 사용은 오히려 부작용이 나타날 수 있다. 그러므로 활기혈단 수련 시에 들이는 힘의 세기에 있어서도 중용을 지켜야 한다. 특별한 예외 상황이 아닌 한 부드럽고 온화하게 동작을 취하며 수련해야 한다. 이는 일상생활에서도 마찬가지다.

적정한 땀 흘림의 중용

땀을 흘리는 것에도 중용을 지켜야 한다. 즉, 땀이 몸에 흠뻑 배어 젖지 않고 등짝에 약간 배일 정도로 수련하면 적정하다고 본다. 따라서 활기혈단에서는 온몸이 흠뻑 젖을 정도로 땀을 흘리며 운동하는 것을 권장하지 않는다. 등짝에 땀이 약간 배일 정도로 운동할 것을 권장하고 있다.

호르몬 분비의 중용

이러한 중용의 원칙은 인체의 호르몬 분비에도 적용된다. 한때 매체에서 엔도르핀이 좋다, 세로토닌이 좋다, 뭐가 좋다 하며 홍보하자 이에 관련된 약품이나 건강식품을 과용한 사람들이 있었다. 하지만 아무리 몸에 유용한 호르몬들이라도 너무 부족해도 안 되지만 너무 많아도 문제를 일으키는 것이다. 즉, 아무리 인체에 유용한 호르몬들이라 하더라도 너무 적거나 너무 많이 인체에 흐르게 되면 부작용을 일으켜 공격성, 흥분, 분노, 화, 우울증 등을 유발하는 원인자가 될 수 있는 것이다. 그러므로 건강한 삶을 누리기 위해서는 인체에 유용한 호르몬들이라고 하더라도 너무 적거나 너무 많거나 하지 않게 중용을 이루어 조화롭게 흐르도록 하여야 한다.

이처럼 활기혈단에서는 중용을 지켜야 한다. 음식물 섭취, 호르몬 분비, 운동에 들이는 시간, 쓰는 힘, 땀 흘림 등등 모든 면에서 너무 적거나 또는 너무 많지 않게 좌우 어느 쪽에 치우치지 않고 올바르게 변함없이 지속적으로 중용(中庸)을 지키며 수련, 연마하도록 하여야 한다.

전체론과 환원론 관점의 융합 관점

인체를 이루는 기본단위인 세포(細胞, cell)는 조직을 만들고, 조직(組織, tissue)은 기관을 만들고, 기관(器官, organ)은 기관의 집단인 기관계(器官系, organ system)를 만든다.

인체의 기관계엔 호흡, 소화, 배설, 신경, (혈액, 림프)순환, 배설, 생식, 골격, 감각, 운동 등의 기관계들이 있다.

기관계를 구성하는 기관들엔 뇌, 위, 비장, 췌장, 간, 담낭, 폐, 심장, 신장, 피부, 치아 등의 기관들이 존재한다.

기관을 구성하고 있는 인체의 조직들엔 상피조직, 결합조직, 근육조직, 신경조직 등의 조직들이 있다.

조직을 만드는 세포의 수는 각 사람의 신체적 조건에 따라 차이가 있으나 일반적으로 60조~100조 개로 알려져 있다.

이들 각 기관과 조직들은 서로 분리되어 있지만 서로 연결되어 네트워크를 형성하여 하나의 인체를 위해 활동하고 있기 때문에 어느 하나에 문제가 발생하면 다른 기관에도 영향을 미치게 된다.

그렇기 때문에 전통 동양의학에서는 인체의 각 기관과 조직들을 항상 함께 취급하여 관리하고 치료하여 왔다. 예컨대, 오장육부 가운데 어느 한 기관에 장애가 발생하였더라도 이를 회복시키기 위해서는 그 해당 기관뿐만 아니라 몸 전체를 회복시키는, 심신 전체를 회복시키는 것을 함께 하며 치료하여 왔던 것이다. 심·신·정 전체가 회복될 때 특정 부위의 회복도 원만하게 된다는 것이다. 이러한 치료의 관점을 전체론(全體論, holism) 관점이라고 할 수 있다. 전체론은 전일론(全一論)이라고도 한다.

질병 치료의 전체론(全體論, holism) 관점은 인체는 인체를 구성하고 있는 각 개체들의 단순한 숫자적 합 이상의 기능을 가지고 있는 하나의 통일체라는 것에 근거하고 있다. 이러한 전체론 관점은 기상학자 로렌츠(Edward Lorenz)의 전체는 하나로 연결되어 있어서 한 부분의 작은 변화가 큰 결과를 낳는다는 나비효과의 관점과 일맥상통한다. 나비효과에 관해서는 필자의『창발전략경영혁신과 리더십』책을 참고하기 바란다.

이러한 전체론 관점에 상대되는 개념이 환원론(還元論, reductionism) 관점이다. 질병 치료에 있어서 환원론 관점은 인체를 더 이상의 나눌 수 없는 최소 단위로 환원(reduction)하여 치료하는 관점이다. 즉, 신체를 층계, 층계, 계층적으로 하나하나 구분하여 내려가면서 상층의 단위보다 더 작은 하층의 단위로, 점차적으로 더 작은 단위로 환원하면서 나누어 내려간다.

이러한 점차적인 환원(reduction) 단계를 거쳐 분할된 하위 개체가 더 이상 나누어질 수 없는 단위에까지 이르게 될 때까지 분할한다. 그리고는 더 이상 분할 할 수 없는 그 단위 개체별로 치료하게 된다. 이러한 관점에 입각하고 있는 것이 환원론(還元論, reductionism) 관점이다.

질병 치료의 환원론 관점은 현대 서양의학이 입각하고 있는 대표적인 치료방법의 관점이라고 할 수 있다. 이에 반해 전체론 관점은 전통 동양의학이 입각하고 있는 대표적인 치료방법의 관점이라고 할 수 있다.

그런데, 환원론을 너무 강조하다가 보면 예컨대, 특정 질환부위의 병(예컨대, 폐렴)을 치료하기 위해 약을 투약하며 치료했는데 다른 부위(예컨대, 신장)에 병이 들게 되는 경우가 발생할 수 있다. 다른 한편, 전체론을 너무 강조하다가 보면 환자의 특정 질환부분을 과소평가하고 추상적인 치료가 되는 경우가 발생할 수 있다. 그러므로 환자의 완전한 치료와 회복을 위해서는 치료의 환원론 관점과 전체론 관점은 분리될 수 없고 잘 조화되어야 할 것이다.

활기혈단(活氣血丹)은 이러한 전통 동양의학과 현대 서양의학 치료의 전체론 관점과 환원론 관점을 함께 융합하여 수용하고 있다. 예컨대, 환자의 특정 통증부위에 기혈지압마사지를 시행하여 질병으로 막힌 기혈 부분을 뚫어주어 기혈순환이 잘되게 하며 질병을 치료하는 것은 환원론 관점과 이에 더하여 심신 전체의 회복을 통해 특정 부위의 질병을 치료하는 것은 전체론 관점을 융합하여 활용하고 있는 것이다.

그리하여 활기혈단은 기도, 노래(찬양), 빛 에너지 충전치유명상(묵상), 수련, 치유의 수련과정과 조심, 조신, 조식, 조동, 조환의 준칙을 활용하고, 환원론 관점과 전체론 관점을 융합하여 수련하며 각종 질병의 예방과 치료에 기여하고 있다.

방송금(放鬆·錦)

또한 활기혈단(活氣血丹) 수련의 시종(始終)과 과정(過程)은 방송금(放鬆錦)을 통해서 연마함을 원칙으로 한다.

방송(放鬆)이란 심신을 집착된 경직에서 벗어나 자연스럽고 편안한 상태로 느슨하게 이완하는 것을 의미한다.

수련에 깊이가 더해지면 복식호흡과 단전호흡 등으로 전신의 관절, 근육, 신경의 긴장과 수축을 풀어주어 이완시키고 심신을 자연스럽고 부드럽고 유연하게 하여 기혈순환(氣血循環)을 원활하게 한다.

이렇게 하여 온몸의 심신을 방송하는 것을 온몸방송 또는 전신방송(全身放鬆)이라고 한다. 전신방송으로 기혈순환을 원활하게 하고 심신을 강건하게 하여 건강하고 행복한 삶을 누리는데 기여하게 된다.

한편, 방송금(放鬆·錦)에서 금(錦)이란 비단처럼 아름답게 심신을 연마하는 것을 의미한다. 즉, 내장 기능과 근육, **뼈**, 골수, 신경, 혈액 등을 포함하여 온 몸 전체를 비단처럼 부드럽고 아름답게 연마하는 것을 의미한다.

활기혈단(活氣血丹)에서 방송(放鬆)과 금(錦)은 뗄 수 없는 관계이다. 왜냐하면 올바른 금(錦)을 위해선 올바른 방송(放鬆)이 선행되어야 하기 때문이다. 손과 팔, 다리와 발, 허리와 요추, 몸통과 척추, 목과 머리, 심장, 신장, 폐, 위, 비, 췌장, 간, 담낭, 내장, 골반, 중추신경, 말초신경, 뼈와 골수, 자율신경, 관절, 근육 등 인체의 각 부분과 전신을 연마하여 전신금(全身錦)을 이룬다.

정신집중(精神集中)

심신을 느슨하게 이완하여 방송(放鬆)한다고 하여 정신을 흩뜨리고 해이하게 한다는 의미는 아니다. 심신은 방송하되 정신은 집중해야 한다.

정신집중(精神集中)은 정신을 흩뜨리지 않고 하나에 모은다는 것이다. 정신집중은 수련의 전 과정에서 지켜야 할 기본이다. 즉, 심신은 방송하되 정신은 흩뜨리지 말고 하나에 모아서 수련하여야 하는 것은 수련 전 과정에서 지켜야 한다.

활기혈단 수련에서 정신집중은 기(氣)를 일정한 곳(예컨대, 활기혈단(活氣血丹) 12단전 중의 일정 한 곳)에 모으고, 축적하고, 발산하는데 매우 중요하다. 또한 그러한 기를 운용하여 질병의 예방과 치료에도 정신집중은 매우 중요하다.

또한 활기혈단 수련과정 중에서 기도, 노래(찬송), 빛 에너지 충전·치유 명상(묵상) 등의 수련과정도 정신집중의 방법이다. 왜냐하면 정신집중을 하기 위해서 기도, 노래(찬송), 빛 에너지 충전·치유 명상(묵상)을 수련하기도 하지만 정신집중력을 더욱 심화시키기 위해서도 기도, 노래(찬송), 빛 에너지 충전·치유 명상(묵상) 수련을 실시하기 때문이다.

그런데 수련에서 정신집중을 하기 위해서는 호흡과 동작이 순리에 맞게 자연스럽게 일치해야 한다. 호흡과 동작이 자연스럽게 일치하기 위해서는 먼저 호흡 수련을 통해서 정신을 집중하는 훈련을 하여야 한다. 숨을 내쉬고 들이마시는 호흡(呼吸)방법은 저절로 되는 것 같지만 실제는 그렇지 않는 경우가 많다. 즉, 잘못된 호흡방법으로 인해 질병에 걸리는 사람들이 생각보다 많다. 그리하여 활기혈단에서는 올바른 호흡법 수련을 통해서 올바른 호흡방법을 터득하고 이를 통해 정신을 집중하는 수련을 수행하고 있다.

호흡은 활기혈단 수련과정에서 기혈순환의 기본이자 질병의 예방과 치료를 위한 기본이다. 그러므로 올바른 호흡법은 아무리 강조해도 지나치지 않는다.
그러한 호흡법으로 정신집중이 되면 수행하는 동작 하나하나에 정신을 집중해야 할 뿐만 아니라 동작 전체에도 집중해야 한다. 나무를 보려다가 숲을 보지 못해서는 안 되기 때문이다. 즉 나무도 보고 숲도 동시에 보아야 한다. 이러한 수련은 호흡과 동작이 서로 순응하고 정신집중이 지속될 때 용이한 것이다.

무침, 무구, 무강타

활기혈단(活氣血丹)에서는 침이나 뜸과 같은 수단들은 사용하지 않는 것을 원칙으로 한다. 즉, 무침(無鍼), 무구(無灸) 원칙이다. 왜냐하면 활기혈단에서는 침이나 뜸을 사용하지 않고 손, 발, 팔, 다리, 허리, 뇌, 오장육부, 중추신경, 근육, 뼈 등의 온 몸을 활용하여 그리고 의념을 활용하여 기(氣)와 혈(血)을 순환시킴으로써 질병을 예방하거나 치료하고 건강하고 행복한 삶을 증진시키기 때문이다. 이러한 무침, 무구 원칙은 활기혈단 기혈지압마사지나 14경맥·경혈에서도 동일하게 적용된다.

또한 손이나 주먹이나 손바닥으로 복부를 강하게 쳐서 강타하거나 압박하는 것과 같은 행동이나 방법도 사용하지 않는다. 왜냐하면 활기혈단 관점에서 볼 때 그렇게 해서 기혈순환이 잘 된다는 보장도 없을 뿐만 아니라 오히려 그러한 강타나 압박으로 인해 내장파열이나 늑골골절이나 검상돌기파열 같은 불상사를 초래할 수 있기 때문이다.

더욱이 활기혈단에서는 막대기, 플라스틱, 대나무, 쇠꼬챙이 같은 도구들을 가지고 신체를 강타하지 않는다. 왜냐하면 대나무로 된 것이든, 나무로 된 것이든, 쇠로 된 것이든, 플라스틱으로 된 것이든, 그 어떤 재료로 된 것이든 불문하고 막대기 같은 것을 도구로 사용하여 사람의 몸에 사용하는 것은 처음에는 시원하게 느껴지고 좋은 것 같은 느낌을 받을 수는 있겠지만 실제는 그것이 결국엔 사람의 몸에 장애를 초래하여 기혈순환에 방해가 될 수 있기 때문이다.

더욱 우려(憂慮)되는 것은 대나무로 된 것이든, 나무로 된 것이든, 쇠로 된 것이든, 플라스틱으로 된 것이든, 그 어떤 재료로 된 것이든 불문하고 막대기 같은 도구로 복부에 압력을 가하거나 강타를 할 때 위장이나 소장과 대장 등 인체의 장기에 심각한 손상을 초래할 수 있고 또한 앓고 있는 질병을 더한층 심각하게 악화시킬 수 있다.

허리(몸통) 중심 움직임

활기혈단 수련 시 몸을 움직일 때 그 동작의 중심은 허리 (몸통)이다. 즉, 상체, 하체, 머리, 목, 손, 발, 팔, 다리 등이 허리와 함께, 허리를 따라 움직임을 원칙으로 한다.

왜냐하면, 첫째, 허리는 상체와 하체의 기혈이 흐르는 신경계의 중심축과 같은 역할을 하고 있기 때문이다.

둘째, 허리는 몸의 움직임과 기혈순환의 중심축과 같은 역할을 하고 있기 때문이다.

셋째, 허리에는 인체의 소화기관 측면에서 제2의 뇌라고 불리는 장신경계(腸神經系)의 중심이 위치하고 있는 매우 중요한 곳이기 때문이다.

활기혈단에서 허리란 요추부터 엉덩이까지의 몸통부분이다. 허리(몸통) 중심의 움직임이 원활하기 위해서는 상체(머리에서 배꼽까지)와 하체(배꼽에서 발까지)의 움직임이 이에 순응하며 따라 주어야 한다.

또한 골반 역시 이에 순응하며 움직여 주어야 한다. 남성이든 여성이든 나이가 들수록 골반을 보호해야 한다. 왜냐하면 골반은 하체 대퇴골과 상체 척골의 연결 네트워크와 각종 신경계와 혈관들이 흐르고 있기 때문이다.

그리하여 허리(몸통)부위는 상체의 흉추와 하체의 요추를 이어주고 골반의 천추를 이어주는 중요한 위치에 있다. 그래서 이 부분이 상해를 입게 되면 전신을 움직이는데 장애를 받거나 아예 움직일 수 없게 된다. 그러므로 남자든 여자든 이 부위의 수련을 게을리 해서는 안 된다.

　허리(몸통) 중심의 움직임이 원활하기 위해서는 또한 발바닥의 용천혈에서 지면으로 뿌리가 굳게 내려 주어야 한다. 용천혈은 발바닥의 발가락을 제외하고 삼등분을 했을 때 앞쪽에서 약 1/3지점에서 가장 우묵하게 들어간 부분이다. 이 용천혈에서 내린 뿌리를 기반으로 서고 무릎을 자연스럽게 굽히게 되면 자연히 대퇴부도 굳게 서게 된다. 그렇게 될 때 뿌리 깊은 나무가 모진 비바람에도 흔들리지 않듯이 몸의 움직임에 있어서도 흔들리지 않고 부드럽고 자연스럽게 움직일 수 있다.

십이단전(十二丹田) 기반의 수련, 연마

　활기혈단 수련, 연마에서는 활기혈단 십이단전(十二丹田)을 기반으로 수련하고 연마함을 원칙으로 한다. 즉, 원활한 기혈순환, 질병의 예방과 치료, 건강하고 행복한 삶의 증진 등을 위해 활기혈단 십이단전을 중심으로 수련하고 연마한다. 예컨대, 십이단전의 각 12개 단전의 수련과 호흡, 뇌단전, 뇌호흡 등의 수련은 활기혈단 십이단전을 기반으로, 십이단전을 중심으로 하는 수련하고 연마하는 것이다.

　왜냐하면 활기혈단 십이단전을 기반으로 이들 열두 단전들의 수련과 호흡, 뇌단전, 뇌호흡 등의 수련을 통해 뇌와 오장육부, 중추신경과 말초신경과 자율신경, 그리고 골육(骨肉 : 뼈와 살)과 피부 등 전신에 기혈순환을 원활하게 하기 때문이다. 이는 현대인들의 각종 질병을 예방하고 치료하는데 기여하며 건강하고 행복한 삶을 누리는데 기여하게 된다.

제1.3장 활기혈단의 조심, 조신, 조식, 조환, 조동 다섯 기본준칙

많은 현대인들의 심(心)·신(身)·정(精)은 각종 스트레스, 과음, 흡연, 과로, 의약품 남용, 공해 등 다양한 요인들에 의해서 또한 나이가 들어감에 따라, 일반적으로 여성은 40세 전후부터, 남성은 50세 전후부터, 심신의 각 부위의 부조화가 발생함에 의해서 자신도 모르게 병들어 가고 있다. 활기혈단은 심·신·정이 병든 환자 자신이 스스로 일깨워 그 질환을 치료하여 건강하고 행복한 삶을 지속할 수 있도록 인도해주는데 기여하고 있다.

활기혈단 수련자가 수련 할 때나 일상생활에서 지켜야 할 다섯 가지 기본준칙이 있다. 각종 질병을 예방하고 치유하며, 건강하고 행복한 삶을 누리기 위한 조심(調心), 조신(調身), 조식(調息), 조환(調環), 조동(調動)의 다섯 가지 기본준칙이 그것이다. 그 내용은 다음과 같다.

조심(調心)

활기혈단에서 조심은 다음과 같은 중요한 의미와 실천을 가진다.

올바른 마음가짐

활기혈단에서 조심(調心)은 마음을 올바르게 가지는 것이다. 마음을 올바르게 가진다는 것은 수련자가 걱정, 근심, 분노, 화, 우울, 비애 등을 모두 버리고 평안하고, 화평하고, 긍정적이며, 사랑과 행복감으로 가득하도록 마음을 가져야 한다는 것이다.

많은 질병은 마음으로부터 온다. 활기혈단에서는 걱정, 근심, 분노, 화, 우울, 비애 등은 몸과 마음에 질병을 초래하는 나쁜 기운 즉 사기(邪氣) 또는 몸과 마음을 병들게 하는 "어둠"으로 취급하여 이를 예방, 치유하고 있다.

전통적인 동양의학에서 사기(邪氣)는 사람에게 질병을 일으키는 나쁜 요인들을 말한다. 이에는 몸과 마음의 사기뿐만 아니라 바람, 추위, 더위, 습기 등 환경적 요인도 포함된다.

그러므로 몸과 마음에 질병을 야기하는 걱정, 근심, 분노, 화, 우울, 비애 등과 같은 사기(邪氣)를 마음에 들이게 되면 몸에 병이 생기게 된다.

행복도 마음으로부터 온다고 하지 않았는가. 인생사의 행불행(幸不幸)도 마음먹기에 달렸다고 하지 않는가. 성경에도 사랑, 미움, 기쁨, 고통, 나쁜 의도, 근심, 불만족 등이 마음으로부터 온다고 했다. 질병을 유발하는 사기(邪氣)를 떨쳐버리고 평안하고, 화평하고, 긍정적이고, 사랑과 행복으로 가득하도록 마음을 가져야 한다.

아침이슬처럼 또는 주마등처럼 쏜살같이 지나가는 인생이 아닌가. 평강과 사랑과 행복으로 채워 보내기에도 짧은 인생이 아닌가. 그러므로 인생을 걱정이나 분노나 우울이나 비애로 채워 보내기에는 너무나 아깝지 않는가.

인간의 몸의 많은 부분이 인간의 행동의지와는 무관하게 자율신경으로 움직이고 있고, 교감신경과 부교감신경에 의해서 오장육부가 영향을 받는다.

예컨대, 아무리 체격이 건장한 운동선수라도 분노와 화를 지속적으로 품게 되면 오장육부가 질환에 시달리게 되고 결국엔 심신이 병들게 된다.

따라서 이러한 위험 또는 질환을 예방하는 길은 마음을 평안하고, 화평하고, 긍정적이며, 사랑과 행복으로 가득하도록 하는 것이다.

심신방송

활기혈단에서 수련자가 수련할 때 또는 질병을 예방하고 치료하고자 수련할 때 심신을 평안히 안정시키며, 화평하고, 긍정적이며, 사랑과 행복으로 가득하도록 해야 한다. 그리고 심신의 기혈의 순환을 원활하게 하여야 한다. 이를 위해 심신(心身)을 방송(放鬆)하여 평안하고 화목하고 평화스럽게 가져야 한다.

심신방송(心身放鬆)이란 기혈(氣血)이 온 몸을 잘 순환할 수 있도록 심(心, 마음)과 신(身, 몸)을 방송시키는 것이다. 이는 심신의 경직된 부분들을 풀고 이완시키며, 차분하게 가라앉히고, 평안하고 화평하게 안정시키는 것이다.

먼저, 심(心)을 방송한다는 것은 마음을 방송한다는 것이다. 마음을 분노, 화, 비애, 잡념 등으로부터 멀리하고 편안하고 화평하게 안정시키기 위해서는 온갖 분노, 화, 비애, 잡념 등과 같은 사기(邪氣), 사념(邪念)을 없애도록 하여야 한다.

다음, 신(身)을 방송한다는 것은 몸의 근육, 힘줄, 뼈, 골수, 혈관, 관절 등의 경직되고 굳은 부분들을 이완시켜 풀어줌으로써 동맥, 모세혈관, 정맥, 림프모세혈관 등을 기혈이 잘 순환하도록 평안하게 하고 안정화시키는 것이다.

그런데 이렇게 신(身)을 방송한다는 것과 심(心)을 방송한다는 것은 하나로 결합되어 있고 서로 순환한다. 즉 심(心)이 어려울 때 신(身)을 통해서 도움을 줄 수 있고 신(身)이 어려울 때 심(心)을 통해서 도움을 줄 수 있다. 그리하여 활기혈단에서 마음과 몸 즉, 심신(心身)은 하나다.

심(心) 신(身) 정(精) 삼위일체

결국 활기혈단에서는 몸과 마음이 분리될 수 없는 하나인데, 더 나아가 몸과 마음과 정신 역시 분리될 수 없는 하나이다. 즉, 심(心)·신(身)·정(精) 셋은 분리되어 있으되 하나이고 하나이되 셋인 것이다. 심(心)·신(身)·정(精)은 삼위일체(三位一體)이다.

그리하여 마음이 병들었을 땐 몸과 정신(영혼)을 통해서 치료할 수 있고, 몸이 병들었을 땐 마음과 정신(영혼)을 통해서 치료할 수 있고, 정신(영혼)이 병들었을 땐 마음과 몸을 통해서 치료할 수 있는 것이다. 이와는 반대로 만약 어느 한 쪽이 병들어 있을 때, 이를 치료하지 않고 방치하게 될 때는 다른 존재들도 병들게 된다. 이는 심(心)·신(身)·정(精) 셋은 분리되어 있으되 하나이고 하나이되 셋이기 때문이다.

활기혈단에서는 수련에 들어가기 전에 반드시 심신방송을 철저히 하도록 하고 있다. 이 심신방송이 제대로 되지 않으면 기혈의 순환이 잘 안되고 따라서 수련도 잘 안 되고 병 치료도 잘 되지 않는다.

모든 질병은 심(心)·신(身)·정(精)이 조화되지 못하고 부조화한 데서 온다고 해도 과언이 아니다. 왜냐하면 앞에서 언급했듯이 심·신·정 셋은 분리될 수 없는 하나이기 때문이다. 예컨대, 아무리 신체가 건강한 체구의 사람도 마음이 병들면 곧 몸에 병이 들게 되고, 또한 정신(영혼)이 병들었을 때 이를 방치하게 되면 몸과 마음도 병들게 된다.

마음이 병들지 않게 하기 위해선 마음을 평안하고 행복하게 해주어야 한다. 앞에서도 언급했지만 분노, 화, 원한, 슬픔, 설움 등으로 마음이 병들고 이것이 오래 지속되면 골수가 병들어, 결국 우리의 심신은 질병의 화를 심하게 입게 된다.

활기혈단에서는 수련자에게 심(心)·신(身)·정(精)을 편안하고 화평하고 행복하게 가지도록 한다. 그리고 기혈의 흐름을 원활하게 하도록 심신을 방송하도록 한다.

의념, 믿음

이와 같이 마음과 정신으로 생각하며 기를 움직이고 마음을 움직이게 하는 모든 마음과 정신활동을 활기혈단에서는 의념(意念) 또는 믿음이라고 한다.

앞에서 인간은 유전적 요인이나 환경적 요인에 구속당하지 않고 자유롭게 목적을 설정하고 행동으로 옮길 수 있는 자유의지 즉, 하나님이 인간에게 부여한 자유의지(自由意志)를 가졌고 이 의지(意志)는 활기혈단 수련, 연마 시에 의념(意念) 또는 믿음으로 나타난다고 언급했다.

예컨대, 뇌에 산소공급을 원활히 하고 기혈순환을 잘 소통하기 위해서 뇌(두정엽, 전두엽, 후두엽, 측두엽, 변연계, 원뇌 등)에 산소와 기혈이 잘 흐르도록 의념하고 믿으면서 수련해야 한다는 것이다. 이 의념, 믿음은 그 효과가 이미 입증되어 온 것이기에 활기혈단 수련과정에서 중요한 위치를 차지하고 있다.

조신(調身)

활기혈단에서 조신은 다음과 같은 중요한 의미와 실천을 가진다.

올바른 몸가짐

조신(調身)은 몸을 올바르게 가지는 것이다. 활기혈단에서 사람의 몸은 두부, 경부, 견부, 수완부, 흉부, 복부, 요부, 장부, 골반부, 슬퇴부, 족퇴부, 중말부 등 열 두 부위로 구성되어 있다. 따라서 조신의 몸을 올바르게 가진다는 것은 이들 열 두 부위의 각 부위가 건강을 유지하도록 하여 인체 전체로서 하나 된 몸을 올바르게 가지도록 단련하여야 한다.

열 두 부위와 올바른 몸가짐

이 열 두 부위에서 두부(頭部)는 머리(뇌), 얼굴이 있는 부위이다. 경부(頸部)는 목이 있는 부위이다. 견부(肩部)는 어깻등, 어깨 부위이다. 수완부(手腕部)는 손, 팔 부위이다.

흉부(胸部)는 심장, 허파가 있는 가슴 부위이다. 심장과 허파는 횡격막(가로막) 위에 있다. 횡격막(가로막) 아래에는 비장, 위장, 췌장, 간장, 담낭이 있는 상복부의 복부(腹部)이다.

요부(腰部)는 신장, 방광이 있는 부위이다. 배꼽에서 등허리 부위와 비뇨기계를 포함하는 부위이다. 장부(腸部)는 소장, 대장이 있는 부위이다. 골반부(骨盤部)는 골반, 고관절이 있는 부위이다. 슬퇴부(膝腿部)는 무릎과 대퇴부가 있는 부위이다. 족퇴부(足腿部)는 발과 소퇴부가 있는 부위이다. 중말부(中末部)는 중추신경과 말초신경이 있는 부위이다.

조신(調身)은 몸을 올바르게 가지는 것인데 이러한 인체의 각 부위를 올바르고 건강하게 가지는 것도 함께 요구된다.

몸 : 뇌, 오장육부, 척추, 뼈, 근육, 신경, 혈액, 경락

또한 이러한 우리 인간의 몸은 뇌(腦), 오장육부(五臟六腑), 척추, 뼈, 근육, 신경, 혈액, 기가 흐르는 경락 등에 의해서 그 기능을 수행한다. 오장육부에서 오장(五臟)에는 심, 폐, 간, 비, 신(콩팥)이 포함되고, 육부(六腑)에는 담(쓸개), 위, 소장, 대장, 방광, 삼초가 포함된다.

따라서 몸을 올바르게 가진다는 것은 기혈이 인체의 각 세포와 조직과 기관을 잘 순환하며 흐르도록 하여 인체의 각 세포와 조직과 기관의 기능이 올바르게 수행하여 전체로서의 인체의 건강을 증진하도록 기여하는 것이다.

기능으로서의 오장육부와 장기로서의 오장육부

여기서 참고할 것은 오장육부(五臟六腑)를 이야기 할 때 현대 서양의학에서는 해당 장기 자체를 의미하고 있으나 전통 동양의학에서는 그 장기가 수행하는 기능(機能)을 의미하여 왔다는 것이다.

예컨대, 비(脾)를 지칭할 때 현대 서양의학에서는 지라

(spleen)를 의미하지만 전통 동양의학에서는 비의 기능을 의미하여 왔다. 즉, 전통 동양의학에서 비(脾)는 위장(胃臟)을 둘러싸고 있으면서, 위장에 들어온 음식물을 위장이 소화하여 정기(精氣)를 생산하면 비는 이 정기를 인체 몸의 각 부분이 필요로 하는 영양물질로 바꾼 다음 인체 몸 곳곳으로 이 양양물질을 보내어 몸의 기관과 조직이 모두 제 기능을 발휘하도록 하여준다는 관점에 입각하고 있다.

따라서 이러한 기능을 고려할 때 전통 동양의학에서 언급하는 비(脾)는 현대 서양의학의 췌장(이자, pancreas)과 비장(지라, spleen)을 모두 포함하는 것으로 이해할 수 있다. 만약 현대 서양의학의 비장(지라)과 췌장(이자) 가운데 하나를 선택해야 한다면 췌장(이자)이 더 전통 동양의학의 비(脾)의 기능에 해당하는 기능을 수행한다고 할 수 있다.

그 이유는 현대 서양의학에서는 췌장(이자)은 인체의 영양공급에 매우 중요한 기능을 수행하고 있고, 비장(지라)은 인체의 면역력 증진에 매우 중요한 기능을 각각 수행하고 있다고 보고 있기 때문이다.

결국, 비장과 췌장은 전통 동양의학에서는 하나의 소화기관처럼 기능하고 있다고 보고 있지만 현대 서양의학에서는 각각 분리된 기관으로서의 역할을 수행하고 있다고 보고 있다.

활기혈단에서는 비장과 췌장은 위장, 간장, 담낭과 함께 십이단전의 완단전(脘丹田)에 속해 있다. 즉 이들 기관들은 각각 분리되어 기능하지만 위장을 중심으로 하나의 기관처럼 조화롭게 기능할 때 인체의 건강을 증진하는데 기여하게 된다. 그리하여 완단전을 수련할 때 위장에 기를 축적하여 비장, 췌장, 간장, 담낭으로 확산하여 이들 기관들 전체가 하나의 통일체처럼 건강하게 단련이 되는 것이다.

활기혈단에서 몸과 마음은 분리될 수 없는 하나의 일체형이다. 심신방송(心身放鬆)이 제대로 안 되면 수련도 일반 체육운동과 별반 차이 없게 되고 병을 치료하는 효과도 거의 나타나지 않게 될 수 있다. 그러므로 모든 수련에 앞서서 심신방송을 철저히 하도록 하여야 한다.

몸을 올바르게 가진다는 것은 결국 이러한 인체의 구성요소들이 조화를 이루어 수련자 자신의 심(心)·신(身)·정(精)을 건강하고 행복하게 한다는 것이다.

조식(調息)

활기혈단에서 조식은 다음과 같은 중요한 의미와 실천을 가진다.

호흡을 올바르게 가짐

조식(調息)은 호흡을 올바르게 가지는 것이다. 활기혈단에서 호흡은 기혈 순환의 기반이며 양생의 근본이다. 호흡은 인간이 생존하기 위해서 대자연의 좋은 기를 체내로 들이고 몸속의 나쁜 기를 몸 밖으로 내보내는 중요한 역할을 한다.

인간은 음식물은 며칠 안 먹어도 살 수 있지만 호흡은 몇 분을 멈추더라도 사망에 이르게 된다. 따라서 호흡의 중요성, 호흡을 올바르게 가지는 것의 중요성은 아무리 강조해도 지나치지 않다.

아무리 영양가 있는 음식을 섭취한다고 하더라도 또 아무리 건강한 심신을 가졌다고 하더라도 호흡을 통해서 산소를 제때에 공급하지 않으면 그러한 것들은 무용지물이 되는 것이다.

인간이 호흡하지 않으면 그 생명을 이어갈 수 없게 된다. 왜냐하면 호흡을 중지한다는 것은 인간 생명력의 근본인 기혈(氣血)의 순환의 중단을 의미하고, 기혈순환의 중단은 인체의 모든 조직이 그 작용이 중지된다는 것을 의미하고, 인체의 각 조직이 그 작용을 중단한다는 것은 인간의 생명에 위험을 초래하게 된다는 것을 의미하기 때문이다.

인간이 호흡하지 않으면 인간의 생명을 이어갈 수 있게 하는 영양분을 전신으로 공급할 수 없게 된다. 왜냐하면 생명력을 이어가게 하는 음식물을 위장에서 소화시키고 그 영양분을 전신의 구석구석 모든 곳으로 보내기 위해서는 기혈(氣血)과 함께 해야 하는데, 이 기혈은 호흡을 통하여 사람의 몸속으로 들어오는 공기에서 산소를 섭취하여 섭취된 산소와 함께 해야 하기 때문이다.

심신방송과 호흡

활기혈단에서는 수련을 시작하기 전이나 수련과정에서 심신 방송을 철저히 하도록 하고 있는데 이 심신방송이 잘 되면 올 바른 호흡법으로 기혈의 순환을 잘 시켜서 질병을 치료하는데 크게 기여할 수 있기 때문이다. 그러므로 올바른 심신방송과 호흡의 상관관계의 중요성은 매우 크다고 할 것이다.

자연호흡법의 수련

수련을 위해 일반적인 숨쉬기 방식인 자연호흡에 있어서도 느리게 호흡하거나 빠르게 호흡하거나, 횡격막을 움직이게 하 고, 십이단전의 장단전(腸丹田)으로 내려가게 하거나 하는 방 식상의 차이는 있을 수 있다. 또 오랜 기간의 수련으로 수련 의 정도가 깊어지면 자연호흡에 이어 복식호흡, 명문호흡, 척 수호흡, 피부호흡, 전신호흡 등의 방식으로도 호흡과 관련된 수련을 할 수 있다.

숨을 참거나 멈추지 않는 자연호흡법

주의할 것은, 활기혈단에서는 호흡을 오랫동안 멈추어 중단 하거나 오랫동안 참는 호흡중지수련법은 사용하지 않는다. 왜냐하면 활기혈단에서는 인간이 지구상에서 나타난 이래로 사용하고 있는 자연적인 호흡방법 즉 자연호흡법을 채택하고 있기 때문이다. 인간은 호흡을 멈추어야 하는 위급한 상황이 발생한 경우를 제외하고는 호흡을 중지하지 않고 일상생활을 해왔던 것이다.

수련을 하면서 호흡을 중지해서는 안 되는 또 다른 이유는 다음과 같다. 즉, 만약 호흡을 오랫동안 멈추어 중단하게 되면 공기속의 산소 이외의 요소들이 변이작용을 일으켜 몸에 해를 초래할 수도 있기 때문이다.

예컨대, 사람이 공기를 들이마시고 내쉬는 것은 사람의 신체 기능에 필요한 공기 중의 산소를 들이마시고 질소, 이산화탄소 등 기타 요소들은 몸 밖으로 내보내기 위한 것이다. 그런데, 호흡을 오래 멈추어 중지하게 되면 사람이 들이마시는 공기의 성분 중에 포함된 산소(O_2, 20.95% 차지) 외의 다른 요소들 예컨대 질소(N_2, 78.08%), 이산화탄소(CO_2, 0.03%), 아르곤(A, 0.93%), 기타 수소(H_2), 네온(Ne), 크립톤(Kr), 헬륨(He), 크세논(X), 일산화탄소(CO) 등과 같은 요소들이 몸 밖으로 배출되지 못하고 몸속에 머물면서 이상(異狀) 작용을 일으켜 사람 몸의 기관에 해를 끼칠 수 있다.

이러한 변이과정에서 즉 산소가 부족하게 되고 무산소 환경이 인체 내의 세포조직에 형성되면 정상세포가 이러한 환경아래에서 암세포로 변이되는 현상이 일어나게 될 수 있다. 암세포는 무산소환경에서 잘 번식하기 때문에 정상혈관들을 파괴하면서 자신에게 유리한 환경으로 인체세포조직들을 파괴하면서 번식하게 된다. 그러므로 활기혈단에서는 숨을 중지하거나 참고 수행하는 수련은 금지시키고 있다.

그러므로 활기혈단에서는 숨을 오래 참거나 또는 숨을 멈추고 오래 견디는 것과 같은 방식은 허용하지 않는다. 자연스럽게 숨을 들이마시고 내쉬는 자연호흡법을 원칙으로 하여 수련하도록 하여야 한다.

따라서 호흡을 잠시 멈추어야 하는 특별한 상황, 예컨대, 필요한 동작을 수행하기 위해 호기에서 흡기로 호흡을 전환하여야 할 때라든가 또는 사람이 마시면 사람에게 해를 끼칠 수 있는 가스(gas)나 연기가 터졌을 때 등과 같은 특별한 상황에 처한 경우 외에는 호흡을 멈추거나 중단하는 것과 같은 방식은 활기혈단에서는 권장하지 않는다.

자연호흡법

활기혈단을 수련할 때, 호흡의 기본방식은 자연호흡법의 기본방식이다. 예컨대, 일반적으로 자연스러운 호흡을 유지하기 위해서는 운동이나 작업 등을 할 때 손이나 주먹 또는 팔로 무엇을 밀 때, 찌를 때, 칠 때, 짤 때, 누를 때, 모을 때, 앉을 때, 또는 들어 올릴 때 숨을 내쉬도록 한다.

이러한 숨쉬기의 기본원리는 일반적으로 힘을 쓸 때 근육이 수축할 때 숨을 내쉬고, 힘을 쓰지 않을 때 근육이 이완할 때 숨을 들이마신다.

이러한 자연호흡법에 대한 구체적인 내용은 "호흡의 기본원칙" 장에 제시되었으니 그곳을 참고하도록 한다.

조환(調環)

활기혈단에서 조환은 다음과 같은 중요한 의미와 실천을 가진다.

올바른 양생환경

조환(調環)은 올바른 양생환경을 가지는 것이다. 건강하고 행복한 삶을 누리기 위해서 인간의 심(心)·신(身)·정(精)의 양생환경(養生環境)에 영향을 미치는 환경고리상태를 올바르게 가져야 한다.

인간의 사망에 영향을 미치는 요인을 유전적 요인과 환경적 요인으로 구분할 때 유전적 요인에 의해서 사망하는 비율은 10~15%에 불과하다. 즉 유전적 요인보다 환경적 요인이 사람의 생사에 매우 큰 영향을 미치고 있는 것이다.

더구나 말단소체(末端小體), 말단소립(末端小粒) 등으로 불리는 텔로미어(telomere)가 인간의 수명에 영향을 미친다는 연구결과에 따르면 유전적 요인보다는 환경적 요인이 텔로미어에 절대적으로 영향을 미친다는 것이다. 즉, 염색체의 말단영역인 텔로미어의 꼬리가 길수록 장수한다는 연구결과에 따르면 텔로미어의 꼬리를 단축시키는 요소들에는 유전적 요인들은 10~15%에 불과하고 주로 환경적 요인들이라는 것이다. 즉, 가공식품, 탄산음료, 운동부족, 흡연, 음주, 우울증, 고독, 스트레스 등의 요인들은 텔로미어의 꼬리를 단축시켜 노화를 촉진시키고 수명을 단축시킨다는 것이다.

인간의 양생환경에는 자연환경, 사이버환경, 사회환경 등 인간에게 영향을 미치는 모든 환경이 포함된다. 즉, 인간이 매일 매일 일상생활에서 관계하고 있는 음식물, 공기, 물, 거주환경 등과 같은 물리적 환경을 올바르게 가져야 함은 물론이고 인터넷, 가상세계 등의 사이버환경, 사람들과의 관계인 인간관계의 사회환경과 같은 환경들도 올바르게 가져야 한다.

더구나 현대에 있어서 인터넷, 모바일, 가상세계 등의 환경들이 인간의 심(心)·신(身)·정(精)에 미치는 영향이 매우 크고 중대하다는 것을 부인할 수 없다. 그리고 이들로 인해 개인적으로는 물론이고 사회적으로도 큰 문제를 일으키고 있음을 볼 때 이러한 환경들에 대해서 잘 관리하도록 하여야 할 것이다.

아무리 운동을 열심히 하더라도 양생환경이 올바르지 못하면 사람의 심(心)·신(身)·정(精)에 타격을 주게 된다.

활기혈단은 암세포 번식 환경의 무산소, 산성체질, 저체온을 정상세포 증식 환경의 유산소, 알칼리성체질, 정상체온으로 변화시키는데 기여

예컨대, 암환자는 암세포(癌細胞)에 의해서 병을 얻은 사람이다. 그런데 암세포는 무산소, 산성체질, 저체온 환경에서 잘 번식한다. 이들 무산소, 산성체질, 저체온의 환경은 암세포번식의 환경이며 그 의미는 다음과 같다.

- **무산소(無酸素) :** 무산소란 특정 인체 조직에 산소가 없는 환경을 말한다. 암세포는 무산소호흡을 한다. 암세포는 무산소로 당(糖)만을 에너지로 사용하고, 젖산(피로물질)과 독성물질(예컨대, 수소)을 배출한다. 배출된 젖산은 다시 당(포도당)으로 전환되어 암세포의 에너지로 사용되게 된다. 악순환이 반복되고 암세포가 번식하게 되는 이유가 된다.

- **산성체질(酸性體質) :** 산성체질이란 인체가 산성화된 체질을 말한다. 산도(수소 이온 농도 지수) pH7.0(중성)보다 낮은 수치를 가지는 체질이다. 산도가 pH0에 가까울수록 강산성이다. 사람의 정상체질은 약알칼리성이다.

- **저체온(低體溫) :** 저체온이란 사람의 체온이 35℃ 이하로 떨어진 상태의 체온을 말한다. 암세포는 35℃ 이하 저체온환경에서 잘 번식한다.

그런데 암세포를 박멸할 수 있는 정상세포가 잘 증식하는 환경은 유산소, 알칼리성체질, 정상체온의 환경이다. 따라서 암환자가 암을 극복하기 위해서는 먼저 자신의 체질을 유산소, 알칼리성체질, 정상체온으로 변화시켜야 한다. 이들 유산소, 알칼리성체질, 정상체온 환경은 정상세포의 성장을 위한 정상세포의 성장환경이라고 할 수 있으며 그 의미는 다음과 같다.

● **유산소(有酸素) :** 유산소란 인체 조직에 산소가 있는 환경이다. 정상세포는 유산소호흡을 한다. 정상세포는 산소를 사용해서 단백질, 당(糖), 지방 등을 인체에 필요한 에너지로 전환시킨다.

● **알칼리성체질(alkali性 體質) :** 알칼리성체질이란 인체가 산도 pH7.0(중성)보다 높은 수치의 체질을 가지는 것을 말한다. 산도 pH10에 가까울수록 강알칼리성이다. 그러나 무조건 알칼리성 지수를 높인다고 좋은 것은 아니다. 일반적으로 인체의 산도 pH8.0 이상이 되면 오히려 인체에 위험할 수 있다.

인체의 몸은 산도 pH7.2 ~ pH7.4 정도의 약알칼리성 체질이다. 즉, 인체의 혈액의 산도를 측정하였을 때 그러하다. 그러므로 알칼리성체질로 하여야 한다는 것은 산성화된 체질을 산도 pH7.2 ~ pH7.4 정도의 약알칼리성 체질로 변화시키는 것을 의미한다.

【주의사항】 주의 할 것은 일부 광고매체를 보고 자신의 몸이 산성화되어 있다고 지레짐작하여 판단하고 이를 알칼리성화해야 한다고 하면서 광고매체에서 광고하고 있는 식품들을 마구잡이로 섭취하는 것은 바람직하지 않다는 것이다. 오히려 인체에 위험할 수 있다. 예컨대, 산성화된 몸을 알칼리성으로 만든다고 하면서 알칼리수니 알칼리보조식품이니 뭐니 하면서 마구잡이로 섭취하는데 이러한 행동을 오히려 인체에 위험할 수 있다는 것이다.

앞에서 언급했지만 인체의 몸은 산도 pH7.2 ~ pH7.4 정도의 약알칼리성 체질로 되어 있다. 이는 암을 이기며 일상생활을 영위하기에 적정한 상태의 산도라고 할 수 있다.

【참고사항】 참고할 것은 인체는 산성과 알칼리성이 조화를 이루어야 인간이 생존할 수 있다는 것이다. 인체의 몸이 산도 pH7.2 ~ pH7.4 정도의 약알칼리성이라는 것은 인체의 혈액의 산도를 측정하였을 때 인체 전체적인 산도를 말하는 것이지 특정 부분의 산도를 말하는 것은 아니다.

예컨대, 위장에서 분비하는 위산은 염산으로 pH1.5 ~ pH2.5 정도의 매우 강한 산성이다. 이는 음식물과 함께 섞여 들어온 나쁜 바이러스(여과성 병원체)나 박테리아(세균)와 같은 것들을 죽이기 위한 것이다.

이러한 사실을 놓고 볼 때, 인체에서 산성이 무조건 나쁘다고 할 수 없고 알칼리성이 무조건 좋다고 할 수는 없다. 예컨대, 인체의 산도 pH8.0 이상의 알칼리성이 되면 오히려 인체에 위험할 수 있다.

그리하여 인체는 산성과 알칼리성이 조화를 이루어 유지하도록 하고 있다. 인간의 인체는 그렇게 산성과 알칼리성이 조화를 이루도록 오장육부가 조화롭게 기능하여 자동으로 산도 pH7.2 ~ pH7.4 정도의 약알칼리성 체질의 산도로 조절한다.

문제는 음식을 편식하여 먹게 되면 그러한 바람직한 상태를 유지하기 어렵게 된다는 것이다. 대부분의 음식물에는 알칼리성과 산성 성분이 모두 들어 있다. 그러므로 음식물을 편식하지 말고 골고루 섭취하도록 해야 한다. 특히 녹황색채소, 과일, 밥(쌀밥, 보리밥, 조밥 등), 콩류, 견과류, 육류, 어류, 해조류 등의 음식물을 편식하지 않고 골고루 섭취하여 영양분을 골고루 흡수하게 되면 인체는 자동으로 약알칼리성 체질을 가지게 된다.

● **정상체온(正常體溫)** : 정상체온이란 성인의 경우 35.8~37.5℃ 정도의 체온을 말한다. 일반적으로 정상체온은 36.5℃로 알려져 있지만 연령 또는 체질에 따라 35.8~37.5℃ 사이에 와도 정상범위에 있다고 할 수 있다. 예컨대, 2세 이하의 유아인 경우에는 36.4~38℃ 사이도 정상범위의 체온이다.

암세포는 체온이 35℃ 이하의 저체온으로 떨어질 때 잘 번식하기 때문에 체온을 정상체온으로 유지하는 것은 매우 중요하다. 인체 심부(深部)체온이 39℃ 이상에서는 암세포가 자동으로 사멸한다.

【참고사항】 의학적인 저체온 상태는 35℃ 이하 상태를 말한다. 그러나 활기혈단에서는 36.5℃ 미만으로 체온이 떨어지는 상태를 저체온 상태로 본다. 따라서 활기혈단에서는 몸의 온도를 36.5℃ 정상체온을 유지하도록 수련한다. 정상체온을 유지한다는 것은 항체와 인터페론[interferon : 바이러스 증식을 억제하는 당(糖)단백질] 등의 생산이 지속되고 면역세포가 활성화되어 면역력이 유지된다는 것을 의미한다.

이러한 사실들을 고려할 때, 암환자가 암을 치료하기 위해서는 암환자의 양생환경을 암세포가 잘 번식하는 환경인 무산소, 산성체질, 저체온의 몸 상태를 정상세포가 잘 증식하는 환경인 유산소, 알칼리성체질, 정상체온의 몸 상태로 변화시켜야

만 한다. 이는 암환자가 아닌 사람들에게도 동일하게 적용된다. 즉 유산소, 알칼리성체질, 정상체온을 유지하여 면역력을 증진하며 암을 예방하도록 하여야 한다. 이는 앞에서도 언급했지만 심(心)·신(身)·정(精)의 올바른 양생에 의해서 가능하며 이를 위해 활기혈단이 기여하고 있다.

유전병과 식생활환경

또 다른 예를 보자. 가족력이 있는 유전병인 경우 대부분의 식생활환경에 비롯되어 자녀들에게 전이되는 경우가 많다. 즉, 부모가 자녀들에게 날마다 만들어 주는 식사의 식생활환경이 어릴 때부터 자녀들의 몸에 자연스럽게 배게 된다. 자녀들이 성장하여서도 자녀들은 그 몸에 밴 식생활환경을 자신들도 모르게 무의식적으로 받아들이게 된다. 이는 부모의 유전적 질병을 자녀들에게 이어가고 있게 된다는 것을 함축하고 있다.

부모와 자녀 사이의 유전(遺傳)이란 부모의 성격, 체질, 형상 등의 특성이 자녀에게 전해지는 현상을 말한다. 예컨대, 피부색깔, 머리카락색깔, 얼굴형태 등이 그러한 유전적인 특성이다. 오늘날 현대 과학적 지식에 의하면 유전은 주로 인체 내 세포에 존재하는 DNA(디엔에이, deoxyribonucleic acid, 디옥시리보핵산)상에 존재하는 유전자의 물리적인 특성에 의해서 결정된다는 것이 일반적인 관점이다. 이러한 유전적 형질은 하루아침에 형성된 것이 아니고 오랜 기간을 통해서 대대로 이어져오면서 형성된 것이다. 그러므로 어떤 이유로 DNA상의 유전형질에 갑작스런 돌연변이가 일어나지 않는 한 짧은 기간에 유전형질은 변화하기가 어렵다.

그러한 의미에서 의학적 개념으로 전적으로 100% 유전자 이상으로 인한 유전적인 요인에 의해서 발생하는 유전성 질환 (genetic disorder) 또는 유전병(hereditary disease, genetic disorder)은 선천성 질환(질병)에 해당하기 때문에 결혼하기 전의 부모의 건강상태가 매우 중요하며 또한 임신초기에 태아의 건강상태를 병원에서 검진 받아서 치료받아야 한다. 예컨대, 혈우병, 근이영양증(筋異營養症, 근디스트로피, 근이양증), 선천성 기형과 같은 질환이 이러한 100% 유전적 요인에 의한 유전성 질환에 해당한다고 의학계에선 보고 있다.

그런데 사람들이 일반적으로 말하고 있는 유전성 질환의 대부분은 실상은 100% 유전적 요인에 의해서 발생하는 유전성 질환이 아니라 환경적 요인과 유전적 요인이 결합하여 발생하는 일반적인 유전적 질환이다.

예컨대, 일반적인 기형, 고혈압, 당뇨병, 암, 간질, 정신질환 등이 그러한 질병이다. 이들 질환은 결혼 한 부부의 식습관이나 공해, 예컨대, 부부나 임신부의 흡연, 음주, 약물복용이나 환경적 공해(나쁜 물, 나쁜 공기, 간접흡연, 배기가스) 또는 불량 음식물의 섭취 등에 의해서 남자와 여자의 생식세포에 돌연변이가 발생하게 되면 유전되어 자녀에게 이어질 수 있다.

이러한 환경적 요인과 유전적 요인의 결합에 의해서 발생하는 유전적 질환의 대부분은 조기에 발견하고 꾸준하게 치료하면 치료될 수 있는 병이라고 의학계에선 보고되고 있다. 예컨대, 암, 고혈압, 당뇨병, 간질, 정신질환 등은 정확한 병원진료와 처방, 식습관의 변화, 운동 등을 꾸준하게 지속할 때 그러한 질병이 퇴치될 수 있다는 것이다.

그러므로 암, 고혈압, 당뇨병, 간질, 정신질환 등은 환경적 요인과 유전적 요인에 의해서 발생하는 것이 대부분이므로 그리고 이는 잘 관리하면 치료될 수 있는 것이므로 그러한 가족력의 유전적 질병이 있는 사람들에게는 다음 사항들이 특별히 요구된다고 할 것이다.

첫째, 건강관리에 특별히 유의하여야 할 것이다. 둘째, 무엇보다도 정확한 사실관계 병인진단의 병원진료가 선행 되어야 할 것이다. 셋째, 구체적인 사실관계 병인진단 조사 후 기존의 식생활환경, 식습관을 바람직한 방향으로 변경하여야 할 것이다. 넷째, 꾸준한 운동도 함께 이루어져야 할 것이다.

이러한 특별한 건강관리, 정확한 병원진단, 그리고 식생활환경과 식습관의 변화, 그리고 지속적인 운동이 이루어질 때 가족력의 암, 고혈압, 당뇨병, 간질, 정신질환 등의 질병이 치료될 수 있다고 할 것이다.

물과 공기 양생환경

또한 사람들이 가장 흔하다고 하는 물과 공기의 양생환경도 매우 중요하다. 예컨대, 과거 세계의 어떤 도시에선 자동차들이 검은 매연을 짙게 내 뿜으며 주행하고 있었는데, 그로인해 해가 뜬 아침에도 스모그(smog)처럼 보이는 자동차 매연 공해가 검은 안개처럼 도심에 짙게 드리우고 있었다. 그 지역 주민들이 천식이나 기관지염과 같은 호흡기 질환이 많이 발생할 것이라고 추정하는 것은 어렵지 않은 일이다.

이러한 환경문제는 현대 유럽국가 도시들에서 미세먼지, 초미세먼지의 주범으로 디젤자동차 배기가스 매연이 문제가 되어 디젤자동차 운행에 제동을 거는 법률을 통과시킨 것을 상기하면 환경이 얼마나 인체에 나쁜 영향을 미치고 있는지를 쉽게 이해할 수 있을 것이다.

양생환경으로서 생활환경과 자연환경

또한 양생환경으로서 생활환경도 매우 중요하다. 즉 앞에서 말한 물과 공기 같은 자연환경뿐만 아니라 사람이 생활하는 일상적인 생활환경도 양생환경으로서 중요한 영향을 미친다.

예컨대, 인공식품으로 인해 아토피(atopy)성 피부염에 시달리는 어린이들이 많다는 것은 주지의 사실이다. 또한 어린 자녀가 아토피성 피부염에 심하게 시달리면 그 부모는 안달이 나게 마련인데, 안달이 난 부모는, 여러 병·의원을 전전하여도 어린 자녀의 병에 차도가 없게 되자, 광고에 나오는 좋다고 하는 연고들을 어린 자녀에게 이것저것 마구 발라서 부작용이 발생하여 아토피성 피부염을 더욱 악화시키는 경우도 있다. 이렇게 되니 밤마다 어린이가 가렵고 아프다고 울어대니 그로 인해 그 자녀의 어머니가 우울증에 걸리고 고통을 시달리게 된 사례도 있다.

한편, 아토피성 피부염의 문제는 인스턴트식품(과자, 음료, 라면, 아이스크림, 햄버거 등), 술, 담배 등에도 문제가 있을 수 있지만 가장 큰 문제는 공기를 포함한 대기의 자연환경일 것이다. 그 예로서 공기가 오염되지 않은 농촌에 살고 있는 어린이들보다 공기가 오염된 도시에 살고 있는 어린이들이 악성 아토피성 피부염에 더 많이 시달리고 있다는 것이다.

뱃살, 비만과 양생환경

남자든 여자든 성인이든 청소년이든 뱃살 또는 비만도 마찬가지다. 뱃살이나 비만이 커지면 심장에 압박을 주게 되고 고혈압, 뇌질환 등을 유발할 수 있다. 뱃살이나 비만을 빼기 위해서는 운동도 중요하지만 양생환경을 올바르게 조절해야 한다는 것은 더욱 중요하다.

예컨대, 아무리 운동을 열심히 하더라도 음주하는 알코올의 주량이 많거나 또는 당류의 성분이 함유된 음식이나 음료나 인공식품을 지속적으로 과다 섭취할 경우 뱃살이나 비만은 해결되지 않는다는 것이다.

특히 젊은 학생층이건 성년이건 남자건 여자건 비만인 사람들의 대부분은 당분이 다량으로 함유된 가공식품, 예컨대, 아이스크림, 소다(콜라, 사이다, 주스 등), 과자, 설탕 등을 입에 달고 다니고 다니는 경우가 많다는 것이다. 이러한 사람들은 그러한 가공식품들 대신에 대두(메주 쓰는 콩)을 볶아서 주머니에 넣고 다니다가 그러한 가공식품들이 생각날 때마다 그 볶은 대두 콩을 조금씩 먹기를 권유하고자 한다. 이는 비만을 치료되는데 또 다이어트에도 도움이 되는 것은 물론이고 건강에 도움이 된다.

인터넷, 모바일, 가상세계 등 사이버환경

앞에서 언급했지만 양생환경에는 물리적 환경뿐만 아니라 사이버환경(cyber environment)도 인간에게 영향을 미친다. 특히 현대인들에게 어린이든 어른이든 인터넷, 모바일, 가상세계 (virtual world) 등과 같은 사이버환경에 중대한 영향을 받고 살아가고 있다.

예컨대, 게임중독은 마약중독과 같은 무서운 뇌질환 증상을 인간에게 초래한다는 연구결과가 있다. 즉 어린이든 어른이든 게임에 중독된 사람의 뇌는 마약에 중독된 사람의 뇌처럼 비정상의 정신질환에 처하여져 있다는 것이다. 그러므로 이의 치료를 위해선 특별한 지속적인 노력이 필요하고 치료 후에도 그 후유증이 남아 있을 수 있다는 것이다. 이는 결국 사전 예방이 매우 중요하다는 것과 만약 자녀가 중독이 되었을 땐 부모의 따뜻한 말과 사랑으로 치유할 수 있도록 노력하여야 한다는 것을 함축하고 있다.

이러한 사례들처럼 양생환경은 인간의 건강하고 행복한 삶을 누리는데 절대적으로 중요하다. 활기혈단은 음식물, 공기, 물, 주택, 자연환경 등과 같은 물리적 환경뿐만 아니라 인터넷, 모바일, 가상세계 등과 같은 사이버환경에 의해서 날마다 영향을 받고 있는 현대인들의 심(心)·신(身)·정(精)을 건강하고 행복하게 양생하도록 하는데 기여하고 있다.

조동(調動)

　활기혈단에서 조동은 다음과 같은 중요한 의미와 실천을 가진다.

심(心)운동, 신(身)운동, 정(精)운동의 삼위일체 운동

　활기혈단에서 조동(調動)은 올바르게 움직이는 것이다. 그 움직임은 운동으로 나타난다. 그 움직임은 신체적 운동뿐만 아니라 심(心)운동, 신(身)운동, 정(精)운동을 모두 포함한다. 즉, 마음운동, 신체운동, 정신운동이 활기혈단의 조동을 구성한다. 이들은 삼위일체로 인간의 삶을 구성하고 있다. 특히 나이가 들수록 더욱 그 중요성이 강조된다.

　신체적 움직임, 신체운동의 중요성은 누구나 알고 있다. 특히 활기혈단에서는 환자가 마음이 병들어 질병이라는 어둠에 갇혔을 때 신체운동을 통해서 치료할 수 있도록 한다.

　예컨대, 우울증, 조울증, 공황장애 등의 질환들은 마음과 신체와 정신 또는 신체와 정신과 마음의 조합에 의해서 악순환을 거듭하는 질환들이다. 이러한 질병의 사람에게는 햇볕을 쬐면서 적정한 땀을 흘리며 유산소운동을 하도록 권유하고자 한다. 왜냐하면 이러한 질환들을 치료하기 위한 약물들은 일반적으로 뇌의 신경세포와 화학적 반응을 조절하는 것인데 한 부분을 치료하려다가 다른 부분에 치명타를 입힐 수 있기 때문이다.

또한 활기혈단에서는 이러한 우울증, 조울증, 공황장애 등의 질환들을 가진 사람들에겐 일반적인 걷기운동보다는 햇볕을 받으며 유산소운동 수준을 유지하면서 조깅이나 달리운동으로 수련, 연마하도록 권유한다.

물론 그러한 우울증, 조울증, 공황장애 등의 질환들을 야기한 근본원인(예컨대, 그러한 질환들이 신체적인 원인에 의한 것인지, 정신적인 원인에 의한 것인지, 가족생활, 학교생활, 직장생활 때문인지 등의 근본원인)을 찾아서 해결하여야 한다. 그렇기 때문에 정확한 병원진료가 중요하다.

심적 움직임의 마음운동 역시 신체운동과 함께 떼려야 뗄 수 없는 관계이다. 왜냐하면 활기혈단에서 심신은 하나이기 때문이다. 마음이 병들면 육체도 병든다. 그리고 이는 또한 정신과도 연계된다.

신체적 장애가 모든 질병의 근원이 될 수 있듯이 마음의 병이 또한 모든 질병의 근원이 될 수 있다. 그러므로 마음을 건강하게 하면 육체적 질병도 고칠 수 있는 기회가 높아진다.

정신운동(精神運動) 역시 마음과 신체를 건강하게 하여 질병을 치료하고 건강하고 행복한 삶을 사는데 매우 중요하다. 활기혈단에서 마음운동은 주로 심장과 그에 관련된 오장육부와 관련된 운동이라면, 정신운동은 뇌와 그에 관련된 신체기관들에 관련된 운동이다. 즉, 뇌와 그 신경세포들을 강화하여 신체의 건강을 증진하는 것이다.

예컨대, 뇌단전, 뇌호흡 운동, 나이가 들어서도 새로운 것을 학습하는 것, 즐거운 게임을 하는 것, 책을 읽는 것, 노래를 부르는 것, 악기를 연주하는 것, 타인을 위해 봉사활동 하는 것, 가난한 자들을 구제하는 것, 나이가 들어서도 일을 계속하는 것 활기혈단의 기도, 노래(찬송), 빛 에너지 충전·치유 명상(묵상), 그리고 활기혈단의 각종 운동의 수련, 연마, 적정한 수면과 영양공급 등은 정신운동이며 사람을 건강하고 행복하게 한다.

그러므로 정신운동과 마음운동과 신체운동은 하나이다. 실제로 이러한 활동들을 나이가 들어서도 계속하는(예컨대, 90세 넘어서도 계속하는) 사람들에게 치매 등의 질환이 없거나 치매에 걸리더라도 그 정도가 미미하다는 것이 실제적, 경험적으로도 이미 밝혀졌다.

결국, 움직여야 살고, 활기혈단에서 움직임은 운동으로 나타난다. 활기혈단에서 그 운동은 심(心)운동, 신(身)운동, 정(精)운동의 총합체인 삼위일체 운동이다. 이러한 운동은 건강하고 행복한 삶의 근원이다.

올바른 움직임으로 건강하고 행복한 삶 증진

조동(調動)은 올바른 움직임으로 기혈순환을 원활하게 하여 건강하고 행복한 삶을 증진하는 것이다. 동(動)은 인간 생존의 기본이다. 즉, 움직인다(動)는 것은 인간이 건강하고 행복한 삶을 누리기 위한 기초이자 근본이다.

인간은 태초이래로 생존하기 위해서 끊임없이 움직이며 생활해 오지 않으면 안 되었던 존재이다. 그 결과로 태초 원시시대의 움직여야 산다는 유전자 DNA가 현대인들의 몸속에 그대로 녹아 있기 때문에 움직임은 현대문명의 이기(利器)를 누리는 현대인들에게도 생존의 기본이다.

동즉생 정즉사, 기혈취즉생 기혈산즉사

따라서 조동의 기본명제는 움직여야 산다는 것이다. 움직여야 산다는 것은 동즉생 정즉사, 동즉생 생즉동, 기혈취즉생 기혈산즉사를 의미한다.

• 동즉생 정즉사(動卽生 停卽死) : 움직이는 것은 사는 것이요, 움직이지 않는 것은 죽는 것이다. 활기혈단은 심(心)·신(身)·정(精)의 움직임을 통해 질병을 예방하고 치료하며 사람을 살린다.

• 동즉생 생즉동(動卽生 生卽動) : 움직이는 것은 사는 것이요, 사는 것은 움직이는 것이다. 살고자 하면 움직여라. 활기혈단은 심·신·정의 움직임을 통해 뇌, 오장육부, 뼈, 골수, 피부, 신경계 등 인체의 세포와 조직과 기관들을 움직여 살아 있게 한다.

• 기혈취즉생 기혈산즉사(氣血聚卽生 氣血散卽死) : 기혈이 모아지면 살고 기혈이 흩어지면 죽는다. 여기서 기혈이 모아진다는 것은 기가 혈을 주도하며 이끌고, 기혈의 순환이 원활하게 이루어지고, 기혈의 소통이 잘 되고 있다는 것을 의미한다. 반면에, 기혈이 흩어진다는 것은 기혈의 순환에 장애가 발생하여 그 순환이 원활하지 못하거나 불통하고 있다는 것을

의미한다. 활기혈단(活氣血丹)은 기혈을 모아서 에너지를 창출하고 심·신·정을 활기차게 하여 건강하고 행복한 삶을 누리는 데 기여하는 학(學)이요 운동(運動)이다.

활기혈단의 이러한 에너지 흐름의 원리는 물리학의 엔트로피(entropy) 증가의 법칙과 유사하다. 엔트로피 증가의 법칙이란 일정한 공간의 열에너지는 질서상태에서 시작하여 무질서한 상태를 증가하는 방향으로 움직이며 결국엔 죽는다(소멸한다)는 것이다. 인간의 기혈도 이와 유사하다. 인간의 기혈은 가만히 두게 되면 무질서한 방향으로 흘러 결국엔 쇠잔(衰殘)한다. 이를 방지하고 건강증진에 도움이 되도록 하기 위해서는 기혈을 모으는 노력이 필요하다. 활기혈단 조동과 관련하여 볼 때, 움직이면 기혈이 모이고 쇠잔을 방지할 수 있고 사람이 산다는 것이다. 움직임(운동)은 심(心)·신(身)·정(精)을 살리는 기혈을 모으고 사람을 살게 한다.

동중정 정중동

이러한 조동(調動)의 움직임은 기혈의 흐름을 올바르게 하여 심신에 동중정(動中靜) 정중동(靜中動) 흐름을 가지도록 한다. 동중정(動中靜)은 움직임의 중심에 조용함이 있는 것이다. 정중동(靜中動)은 조용함의 중심에 움직임이 있는 것이다. 따라서 동중정 정중동은 움직이는 것 같은데 조용히 있고 조용히 있는 것 같은데 움직이는 것이다.

예컨대, 수련을 함에 있어서 움직임의 동작이 원활하고 부드럽게 이루어져 그 움직임 가운데서도 그 내면은 항상 조용함이 흘러야 한다는 것이다. 그러한 상태에서 기혈의 순환이 원활하게 되는 것이다. 수련을 함에 있어서 호흡이 가쁘거나 몸이 가쁘거나 해서는 안 된다는 것이다.

따라서 기혈의 흐름을 올바르게 하여 심신이 화목하고 평안하고 행복하도록 하는 조동(調動)은 동중정 정중동의 흐름을 가지도록 하여야 한다. 조동은 올바른 움직임이고 올바른 흐름이고 인간의 생존을 위한 삶의 기본이다.

지금까지 언급한 조심, 조신, 조식, 조환, 조동은 수련자가 활기혈단(活氣血丹) 수련에서 또는 일상생활에서 지켜야 할 다섯 가지 기본준칙이다. 이 준칙을 잘 지키며 수련하고 또 일상을 잘 살면서 기혈을 올바르게 순환시키며 건강하고 행복한 삶을 누리도록 하여야 할 것이다.

제1.4장 활기혈단 십자다이아몬드 모형

활기혈단(活氣血丹)을 수련할 때 수련자가 따르며 준수해야 할 이동경로의 기본모형은 십자다이아몬드 모형이다. 즉, 활기혈단 수련자가 수행할 여러 가지 운동들은 십자다이아몬드 모형의 이동경로를 따라 움직이며 수련하도록 하여야 할 것이다.

십자다이아몬드 모형

<그림 1.4.1>은 십(十)자 모형이다. <그림 1.4.2>는 다이아몬드(diamond) 모형이다. <그림 1.4.3>은 이들이 결합된 십자다이아몬드 모형이다. 그리고 동서남북과 중앙의 방위가 이 모형에 함축되어 있다.

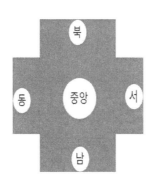

<그림 1.4.1> 십자 모형

이 십자다이아몬드 모형이 함축하고 있는 바는 다음과 같다.

● **십(十)자 :** 십자는 구원을 의미한다. 즉, 수련자(환자)가 자신의 질병을 예방하고 치유하여 건강하고 행복한 삶을 누리는 것을 의미한다.

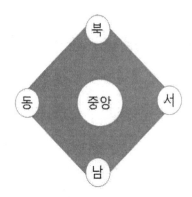

<그림 1.4.2> 다이아몬드 모형

● **다이아몬드 :** 다이아몬드는 순수하고 변치 않는 영원한 사랑을 의미한다. 즉, 수련자(환자)가 자신의 심(心), 신(身), 정(精)에 대한 순수하고 변치 않는 영원한 사랑을 의미한다.

● **동서남북과 중앙 방위:** 십자다이아몬드 모형의 동서남북과 중앙의 방위(方位)가 의미하는 바는 활기혈단은 이 모형에 따른 수련을 통하여 1년 12달, 봄·여름·가을·겨울 4계절 건강하고 행복한 삶을 누리는데 기여한다는 의미이다. 즉, 인체 내부의 기혈(氣血) 순환과 음양(陰陽) 조화는 물론이고 인체내부와 외부세계의 기혈(氣血), 음양(陰陽)이 잘 조화하여 1년 12달, 봄·여름·가을·겨울 4계절 즉 1년 내내 건강하고

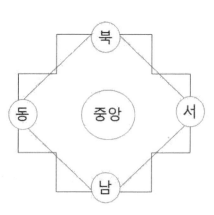

<그림 1.4.3> 십자다이아몬드 모형

행복한 삶을 누리는데 기여한다는 의미이다.

십자다이아몬드 모형 순차경로

활기혈단(活氣血丹) 수련 시 움직이며 운동하는 이동경로는 십자다이아몬드 모형에서 제시된 순차경로를 따른다.

〈그림 1.4.4〉는 십자 순차경로이다. 〈그림 1.4.5〉는 다이아몬드 순차경로이다. 〈그림 1.4.6〉은 이들이 결합된 십자다이아몬드 순차경로를 나태내고 있다.

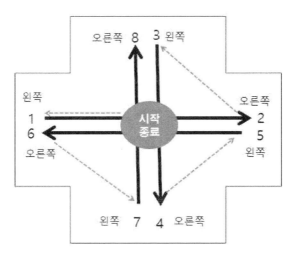

〈그림 1.4.4〉 십자 순차경로

중앙에서 시작하여 1번을 거쳐 12번까지 순차적으로 움직이며 운동한다. 이 순차적 경로를 밟으며 운동을 마칠 때는 처음의 시작점으로 돌아와서 종료한다. 시작하는 지점과 종료하는 지점은 십자다이아몬드 모형의 중앙지점이다.

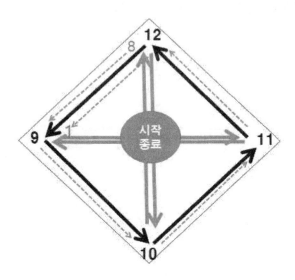

〈그림 1.4.5〉 다이아몬드 순차경로

순차경로 가운데 1번에서 8번까지는 십자 모형의 순차경로를 따르는 것이고 9번에서 12번까지는 다이아몬드 모형의 순차경로를 따른다.

움직이며 운동할 때 이동의 원칙은 좌측으로 먼저 이동하고, 다음 우측으로 이동한다는 것이다. 즉, 십자다이아몬드 각각의 방위를 따라 처음에는 중앙에서 좌측으로 이동한다. 그리고 좌측에서 우측으로 이동한다. 그 지점에서 다시 좌측으로 이동하고, 좌측에서 다시 우측으로 이동하는 방식과 같은 방식으로 1번에서 12번까지 순차적으로 이동하며 수련한다.

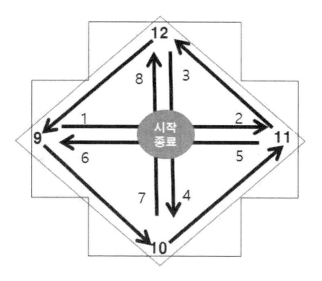

<그림 1.4.6> 십자다이아몬드 순차경로

십자다이아몬드 육장육부정신기혈신경계

활기혈단(活氣血丹) 이동경로 기본모형인 십자다이아몬드는 인체의 육장육부(六臟六腑)와 정신기혈신경계(精神氣血神經系)의 건강을 증진하여 건강하고 행복한 삶을 누리는데 기여하기 위해 움직이며 운동하는 모형이다.

<그림 1.4.7>은 십자모형에 포함되어 있는 육장육부(六臟六腑)를 보여주고 있다. 전통 동양의학에 의하면 육장(六臟)은 간장, 심장, 비장(췌장 포함), 폐장, 신장, 심포 등의 여섯 기관이다. 이들 중 심포는 실체는 없고 기능만 있는 무형의 기관이다. 그리고 육부(六腑)는 위장, 소장, 대장, 담낭(쓸개), 방광, 삼초 등의 여섯 기관이다. 이들 중 삼초는 실체는 없고 기능만 있는 무형의 기관이다.

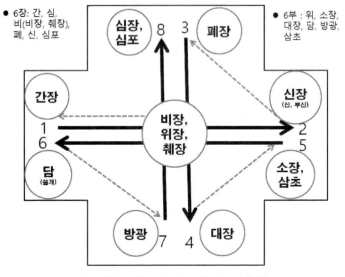

● 6장: 간, 심, 비(비장, 췌장), 폐, 신, 심포

● 6부 : 위, 소장, 대장, 담, 방광, 삼초

심장, 심포 8 3 폐장

간장 1

신장 (신, 부신)

비장, 위장, 췌장 2

6 담 (쓸개) 5

소장, 삼초

방광 7 4 대장

〈그림 1.4.7〉 십자모형 육장육부

〈그림 1.4.8〉은 다이아몬드 모형에 포함된 정신, 기혈(氣血), 중추신경계, 말초신경계 등을 보여주고 있다. 중추신경계(中樞神經系)는 뇌와 척수로 구성되어 있다. 말초신경계(末梢神經系)는 뇌신경, 척수신경, 체성신경계(뇌신경, 척수신경), 자율신경계(교감신경, 부교감신경), 장신경계 등으로 구성되어 있다. 장신경계를 자율신경계에 포함시키는 연구관점도 있고 독립적인 기능을 하는 것으로 보는 연구관점도 있다.

〈그림 1.4.9〉는 십자 모형과 다이아몬드 모형이 결합된 십자다이아몬드 모형과 이에 포함되어 있는 육장육부정신기혈신경계를 보여주고 있다.

이 십자다이아몬드 육장육부정신기혈신경계 모형이 함축하

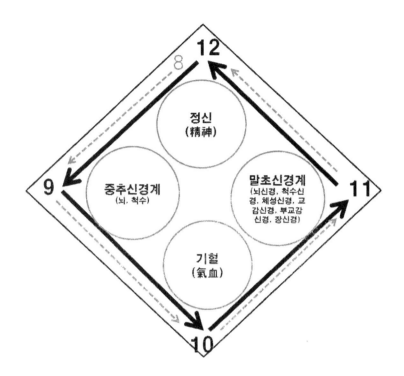

<그림 1.4.8> 다이아몬드 정신기혈신경계

고 있는 의미는 다음과 같다.

첫째, 활기혈단 수련 시에 십자다이아몬드 모형에 따라 순차적 경로를 따르며 수련하도록 하여야 한다. 즉, 중앙에서 시작하여, 1번부터 12번까지 차례로 이동하며, 그리고 중앙에서 마치는 순차적 경로를 따르며 수련하도록 하여야 한다.

둘째, 그러한 순차적 경로를 따르며 수련할 때 의념(意念), 믿음으로 육장육부정신기혈신경계의 각 기관, 조직, 세포, 뼈, 피부 등이 예방되고 치유되고 건강하다고 믿고 수련을 연마하여야 한다.

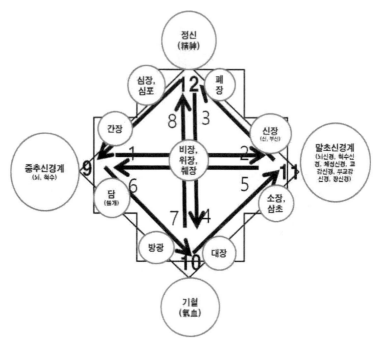

<그림 1.4.9> 십자다이아몬드 육장육부정신기혈신경계

셋째, 그리하여 십자다이아몬드 모형에 따라 수련하고 연마하여 수련자의 육장육부정신기혈신경계의 건강과 심·신·정의 건강을 증진시켜 건강하고 행복한 삶을 누리는데 기여하도록 하여야 한다.

【십자다이아몬드 실습】 십자다이아몬드 순차이동방법에 따라 궁보자세(弓步姿勢)로 1~12번까지 한 번 이동하는 것을 1회로 하여 총 12회 시행한다. 지금까지 학습한 호흡법과 동작을 일치시키며 천천히 부드럽게 시행하도록 한다.

제2부 활기혈단 기혈과 호흡

제2.1장 기혈과 태극
제2.2장 기상과 감사기도
제2.3장 호흡의 기본원칙
제2.4장 복식호흡과 횡격막호흡

제2.1장 기혈과 태극

지금까지 살펴본 바와 같이 기(氣)와 혈(血) 즉 기혈(氣血)은 사람의 생명과 직결된 것이고 건강하고 행복한 삶을 위한 기본적인 것이다. 본장에서는 기혈과 태극에 관해서 구체적으로 설명하고자 한다.

기혈(氣血)

기(氣)는 하나님이 인간에게 주신 것이다.

성경에 하나님이 사람을 지으시고 생기(生氣)를 불어 넣으시니 사람이 생령이 되었다(창세기 2:7)는 말씀에서 보는 바와 같이 기(氣)는 하나님이 인간에게 주신 것이며, 기는 인간의 생존의 문제와 직결되어 있다. 즉, 사람이 생명을 유지하기 위해서는 기가 그 사람에게 함께 있어야 한다. 기가 사람에게서 떠나가면 그 사람은 죽게 된다.

모세가 죽을 때 나이 백이십 세였으나 그의 눈이 흐리지 아니하였고 기력(氣力)이 쇠하지 아니하였더라(신명기 34:7)는 말씀엔 한편으론, 인간은 기력이 왕성하더라도 하나님이 부르시면 이 세상을 떠나야 한다는 것과 다른 한편으론, 그렇더라도 기력이 왕성하면 하나님이 부르실 때까지 건강한 삶을 누릴 수 있다는 것이 함축되어 있다.

혈(血) 역시 하나님이 인간에게 주신 것이다.

내가 반드시 너희의 피 곧 너희의 생명의 피를 찾으리니 (창세기 9:5)라는 성경말씀에서 보는 바와 같이 피(血, 혈)는 하나님이 주신 것이며 인간의 생명이다. 하나님의 이 말씀은 악한 생각과 행동으로 다른 사람에게 피를 흘리게 한 자는 하나님이 그러한 말과 행위를 한 사람에게도 피를 흘리게 하신다는 것이다. 그러므로 사람은 선(善)하게 살아야 한다.

피는 생명의 혈(血)이므로, 피 즉 혈(血)은 기(氣)와 마찬가지로 사람의 생명과 직결된 것이다. 피는 생명의 피다. 생명의 피는 생명의 혈(血), 즉 혈액(血液)이다.

결국, 생명의 에너지(energy)로서 기(氣)는 생명의 피인 혈(血) 즉 혈액(血液)과 함께 인간의 생존을 위해서 필수적인 것은 물론이고 생존의 차원을 넘어서 건강하고 행복한 삶을 누리기 위해 절대적인 것이다. 그러므로 기혈을 건강하고 행복하게 유지하게 되면 인간의 삶도 건강하고 행복하게 유지할 수 있다.

우주, 인간, 천지의 조화와 심, 신, 정의 조화

1996년에 타계한 세계적으로 유명한 미국의 천문학자 칼 세이건(Carl Sagan)은 우주는 넓고 넓으며 인간이 우주에 대해 알고 있는 지식은 어린아이가 저 광대하고 깊은 바닷가 해변에서 발을 바닷물에 살짝 담근 것과 같이 매우 얕고 불완전함을 언급한 적이 있다.

인간은 이처럼 거대한 우주와 천지에서 생활을 영위해 나가는 작고 미미한 존재에 불과하다. 그러나 인간은 그러한 것을 알고, 깨닫고, 지혜를 펼칠 줄 아는 생각하는 존재이기 때문에 위대한 존재이다.

즉, 성경말씀에도 있듯이 사람이 위대한 것은 사람이기 때문에 위대한 것이 아니라 가난한 자와 나그네와 과부와 고아와 같이 사회적으로 보호받아야 할 사람들을 보호하고 도울 수 있는 지혜를 가졌기 때문에 위대한 것이다.

또한 인간은 자연과 조화를 이룰 때 그 삶의 지속성이 가능하다는 것도 안다. 즉 인간에 의해서 자연이 파괴되면 그 피해가 결국엔 인간에게 더 큰 재앙으로 돌아온다는 것도 안다. 현대인들은 도시인들이라고 할 만큼 도시가 거대하게 커져가고 있고 그 가운데 각종 개발이 난무하고 있다. 그러나 그러한 개발이 자연과 조화를 이루지 못할 때 그 피해는 인간에게 재앙으로 돌아온다는 것을 명심하여야 할 것이다.

활기혈단 심·신·정의 수련은 이러한 자연과의 조화 속에서 이루어진다. 예컨대, 활기혈단 후천기(後天氣) 생산을 위해 사람이 호흡하며 들이마시는 공기는 천지자연에서 오는 것이다. 사람은 호흡하지 않으면 죽는다. 이는 너무나 당연한 것이기에 사람은 종종 이를 잊고 산다. 그 호흡은 산소를 몸속으로 들이마시고 이산화탄소와 같은 것을 몸 밖으로 내 뱉는 활동이다. 그런데 이러한 활동은 그러한 산소를 풍부하게 생산하는 천지자연을 전제로 하는 것이고 또한 사람이 내 뱉는 그러한 이산화탄소와 같은 것을 받아들이는 천지자연을 전제로 하는 것이다.

결국, 인간은 우주와 인간과 천지의 조화 가운데서 살아간 다. 인간은 이러한 우주와 인간과 천지의 조화로운 생태시스 템에서 벗어나서는 그 생명을 유지할 수 없다. 인간의 과욕 (過慾)으로 인해 이러한 생태시스템의 조화로운 질서가 깨어 질 때 그것은 곧 인간에게 큰 재앙으로 돌아온다는 것을 의 미한다.

기혈생즉생 기혈사즉사

사람에게 있어서 기혈(氣血)은 사람의 생사를 좌우하는 생 명의 근원임을 앞에서 보았다. 그것은 사람에게 있어서 기 (氣)는 생명의 에너지(energy)이고, 혈(血)은 생명의 피 즉 혈 액(blood)이기 때문이다. 생명의 에너지가 끊어지면 사람은 죽 는다. 생명의 피가 끊어지면 사람은 죽는다. 기혈생즉생 기혈 사즉사(氣血生卽生 氣血死卽死)인 것이다. 즉, 기혈(氣血)이 살면 사람은 살고, 기혈이 죽으면 사람은 죽는다.

생명의 에너지로서 기, 생명의 피로서 혈

생명의 에너지로서 기(氣)는 인간이 매일매일 일상생활을 영위하는데 필요한 심신의 힘이다. 따라서 기의 에너지가 약 해지면 심신의 힘은 약해지지만, 에너지가 충만하면 심신의 힘은 강해진다.

생명의 피로서 혈(血) 즉 혈액(血液)은 몸 안의 동맥, 모세혈관, 정맥의 혈관을 끊임없이 흐른다. 생명의 피로서 혈(血)은 사람의 생존에 필요한 산소와 영양분을 공급하고 **나쁜 물질**을 정화한다.

이러한 기능을 잘 수행하기 위해서는 피가 탁하거나 응고되어서는 안 된다. 피가 탁(濁)하거나 응고(凝固)하면 여러 가지 질병이 몸 안에 발생할 수 있고 그 정도가 심하면 사람이 사망에 이르게 될 수 있다. 그러나 피가 맑고 깨끗하면 질병을 예방하거나 치료할 수 있다. 이를 위해 심장과 폐는 상부상조하며 탁하고 문제가 발생한 피를 맑고 깨끗하게 정화하여 온 몸 구석구석에까지 공급하는 것이다.

그러므로 마음과 몸에 에너지가 잘 공급되어야함은 물론이고 사람의 체내에 맑고 깨끗한 피, 혈액이 잘 흘러야 사람은 생명을 잘 보존할 수 있다. 따라서 인간에게 있어서 기혈(氣血)은 생명의 근원이다. 기혈이 죽으면 사람은 죽고, 기혈이 살면 사람은 산다.

선천적 기혈과 후천적 기혈

인간이 인간 자신의 기혈을 잘 유지하여 생명을 보존하고 삶을 건강하고 행복하게 꾸려나가기 위해서는 그 자신의 심신은 물론이고 자신이 살고 있는 환경과 자신이 먹고 마시는 음식물이 제대로 공급되어야 한다.

이는 인간 생존의 근원이 선천적 기혈과 후천적 기혈로 구성되어 있음을 의미한다. 선천적 기혈(先天的 氣血)은 사람이 태어나면서 본래부터 가지고 태어난 것이다. 즉 사람이 태어날 때 자신의 부모로부터 이어 받은 것이다.

선천적 기혈은 자신의 부모로부터 물려받은 것이기에 사람마다 서로 다른 기혈을 가지고 출생한다. 예컨대, 부모의 한쪽이 높은 혈압의 유전자를 가지고 있었다면 그 자녀 또한 그러한 유전인자를 이어 받았을 가능성은 매우 높다.

그래서 일반적으로 선진국에선 건강한 아이를 출산하도록 돕기 위해서 신혼부부나 아이를 낳게 될 부부 또는 미래의 부부에 대한 부부교육, 임신부교육, 태아교육, 질병예방교육, 산모의료혜택 등의 교육이 체계적으로 이루어지고 있다.

후천적 기혈(後天的 氣血)은 사람이 태어 난 후 살아가면서 음식물, 공기, 물, 자연 등을 통해서 생성되는 것이다. 쉽게 말하면 사람이 태어나서 그리고 살아가면서 섭취하고 호흡하고 하는 것들에서 후천적 기혈이 공급된다. 선천적 기혈에 못지않게 후천적 기혈 역시 매우 중요하다. 어쩌면 건강과 기혈의 관리 측면에서 볼 때 후천적 기혈이 더욱 중요할 수 있다.

예컨대, 어떤 사람의 선천적 기혈이 다른 사람들의 것에 비해서 조금 부족한 상태로 태어났다고 하더라도 그 부족한 선천적 기혈을 잘 관리하고 또한 후천적 기혈을 잘 조절하고 관리함으로써 건강하고 행복한 삶을 평생 동안 누릴 수 있다. 그 반대로 선천적 기혈을 건강하게 잘 가지고 태어났다고 하더라도 그 선천적 기혈을 잘 관리하지 못하거나 후천적 기혈을 잘 관리하지 못할 때 그 사람의 건강을 담보할 수 없으며 궁극에는 생명 자체도 보존할 수 없게 될 수 있다.

그러므로 인간에게 있어서 선천적 기혈과 후천적 기혈은 모두 중요한 것이며 이들을 항상 잘 관리해야 한다. 다음은 태극(太極)에 관해서 지면을 할애하고자 한다.

태극(太極)

태극(太極)이라는 용어는 우리나라와 중국에서 고대역사시기부터 사용되어온 철학(哲學) 용어이다.

점이나 굿 따위의 미신(迷信) 용어가 아니라 우주와 인간에 관해 궁극적인 근본 원리를 추구하는 학문(學問) 용어이다.

그러한 철학으로서의 태극(太極)은 인간과 우주와의 관계에서 우주만물(宇宙萬物)의 생성과 소멸의 궁극적 근원(根源)이자 실체(實體)라는 의미로 사용되어 왔다.

이태극과 삼태극

일반적으로 태극(太極)하면 이태극(二太極) 즉 음(陰)과 양(陽)으로 구성된 이태극을 의미하는 것으로 사용되고 있다. 그러나 태극의 시발점은 고대로부터 삼태극(三太極)이라고 보는 것이 일반적이다.

삼태극(三太極)이라고 하면 천(天), 지(地), 인(人)의 3재(三才)로 알려져 있는 경우가 일반적이다. 그러나 이러한 천·지·인 삼태극 이전의 고대에서는 음(陰), 양(陽), 덕(德)의 삼태극 또는 음(陰), 양(陽), 생기(生氣)의 삼태극을 의미하곤 했다.

즉, 천·지·인은 음양덕, 음양생기와 통한다. 따라서 천(天)

이 양(陽)이라면 지(地)는 음(陰)이고 인(人)은 덕(德) 또는 생기(生氣)에 해당한다.

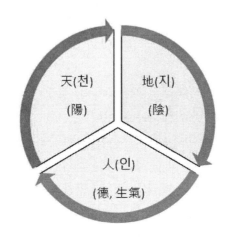

〈그림 2.1.1〉 삼태극 : 천·지·인(양음덕)

그리고 이 셋은 분리되어 개별적으로 움직이는 것이 아니라 서로 조화되고 융합되어 움직인다. 이렇게 조화되고 융합되어 움직일 때 온전한 태극(太極)이 이루어진다는 것이다. 따라서 인간은 하늘과 땅으로부터 자유로울 수 없으며 이들과 공생관계에 있는 것이다.

이러한 삼태극 철학은 고대뿐만 아니라 우리나라 조선시대에도 전승되어 왕족이나 평민의 일상생활에서 융성하였다고 할 수 있다.

예컨대, 학문적으로는 조선시대 성리학 유학자들은 음양이태극과 그 문양을 철학적 논의의 기반으로 주로 사용하였다. 즉, 학문적 철학적 논의의 기반으로 음양 이태극과 이태극 문양을 주로 사용하였다.

그러나 일상생활에서는 삼태극 문양을 주로 사용하였다. 즉, 능묘(陵墓), 궁궐(宮闕), 서원(書院), 향교(鄕校) 등에서 활용한 문양에는 삼태극 문양을 많이 사용하였다.

이러한 조선시대의 일상생활문화는 학문적 연구의 이태극 철학과는 달리 삼태극 철학과 문양의 활용이 융성되었음을 입증해 주고 있는 것이다.

태극철학과 인간과 활기혈단

그런데 활기혈단(活氣血丹)에서 태극(太極)은 우주측면에서는 천·지·인을 의미하지만 사람측면에서는 인간 자신을 의미하기도 한다. 즉, 사람 자신이 음양덕을 갖춘 태극(太極)인 것이고 사람의 심·신·정이 태극(太極)인 것이다.

예컨대, 활기혈단에서 인간의 육장(六臟 : 간, 심, 비, 폐, 신, 심포)은 태극의 음이고, 육부(六腑 : 담, 위, 소장, 대장. 방광, 삼초)는 태극의 양이며, 기혈(氣血)은 태극의 덕인 것이다. 그리고 활기혈단의 심·신·정에서 심(心, 마음)은 태극의 음이고, 신(身, 몸)은 태극의 양이며, 정(精, 정신, 영혼)은 태극의 덕인 것이다. 〈표 2.1.1〉 참조.

따라서 활기혈단에 있어서 태극(太極)은 우주만물의 근원이며 본체이자 인간의 마음과 몸과 정신의 근원이며 본체이다. 그리고 활기혈단에서 태극은 양(陽), 음(陰), 덕(德)이 분리되지 않고 하나로 융합되어 있는 삼위일체이다.

그리하여 활기혈단은 결국 천·지·인의 조화 속에서 사람 자신의 음양덕과 심·신·정을 수련하고 연마하며, 건강하고 행복한 삶의 증진에 기여하는 학(學)이요 운동(運動)인 것이다.

<표 2.1.1> 활기혈단 태극

활기혈단태극	철학	음(陰)	양(陽)	덕(德)
	우주	지(地)	천(天)	인(人)
	동중정 정중동	정(靜)	동(動)	사랑
	육장육부기혈	육장	육부	기혈
	심신정	심(마음)	신(몸)	정(정신)

천기 지기 인기

또한 양(陽)은 천(天), 음(陰)은 지(地), 덕(德)은 인(人)이라도 할 때, 천, 지, 인은 모두 기(氣)를 갖고 있다. 즉, 천(天) 즉 하늘에는 천기(天氣), 지(地) 즉 땅에는 지기(地氣), 인(人) 즉 사람에게는 인기(人氣)가 있는 것이다.

예컨대, 인간이 호흡하며 마시는 공기(空氣)는 천기에서 나오며, 인간이 먹는 음식물에서 생성되는 곡기(穀氣)는 지기를 통해 나오며, 양생을 위한 내기(內氣)나 타인의 치료를 위한 외기(外氣)는 인기에서 나온다.

　여기서 내기(內氣)란 수련자가 자신의 심신 치유나 양생을 위해 수련자 스스로 자신의 심신 내부에서 운용하는 기를 의미한다. 그리고 외기(外氣)란 치료를 위해 또는 양생을 위해

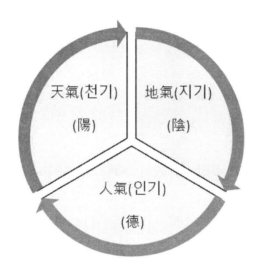

〈그림 2.1.2〉 태극의 천기, 지기, 인기

치료자가 자신의 내기를 심신 밖으로 내보내어 타인(예컨대, 환자)에게 방사하는 기를 의미한다.

　따라서 이러한 천기, 지기, 인기는 인간의 기혈을 순환시키는데 매우 중요한 역할을 한다. 어느 하나가 잘못되면 태극(太極)은 올바르게 완성될 수 없다.

　예컨대, 호흡이나 공기나 대기가 잘못되거나(천기), 음식물이나 물이 잘못되거나(지기), 심신의 양생이 잘못되면(인기) 사람은 질병에 걸리게 될 수 있고 그 질병이 악화될 경우엔

사망에 이르게 될 수 있다.

그러므로 천기, 지기, 인기가 조화되고 소통되고 융합되어 태극을 온전히 이루어 흐르게 하는 것은 인간의 생존은 물론이고 건강하고 행복한 삶을 누리는데 있어서 매우 중요하다.

지금까지 태극(太極) 논의에서 보았듯이 양음덕의 조화가 태극을 온전히 이루기 위해서 필수적인 것이다. 우주(宇宙)와 인간(人間)과 천지(天地)의 조화를 통해서 인간의 심(心), 신(身), 정(精)을 조화롭게 닦으며 인간이 건강하고 행복한 삶을 누리기 위해서 절대적으로 필요한 것이다.

동적 양(陽), 정적 음(陰), 사랑 덕(德)

한편, 태극(太極)으로부터 양(陽)은 활발하고 동적인 흐름의 성질의 것에서 생성되고 또한 생성한다. 그리고 음(陰)은 고요하고 정적인 흐름의 성질의 것에서 생성되고 또한 생성한다. 그리하여 이러한 성질의 음양은 서로 반대되는 성질의 것이 아니라 온전한 하나를 이루기 위해 서로 조화되어야 할 성질의 것이다. 그 조화가 깨어질 때, 즉 동적 양이 지나치게 강하거나 또는 정적 음이 지나치게 강하게 되어 그 음양의 조화가 깨어질 때 문제가 발생하게 되는 것이다.

또한 덕(德)은 참된 태극을 형성하는 사랑의 흐름의 성질의 것에서 생성되고 또한 생성한다. 즉, 활기혈단에서 덕은 분노나 화나 비애가 없고 화평과 희락이 있는 사랑이 흘러가는 곳에서 생성되고 또한 생성한다.

그러므로 활기혈단 수련자는 어떠한 경우에서도, 직장이나 사업장이나 가정이나 사회에서 어떠한 상황에 처했었든 간에,

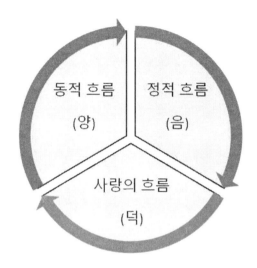

<그림 2.1.3> 태극의 동적 양, 정적 음, 사랑 덕

활기혈단 수련과정에서는 분노, 화, 울화, 스트레스 등과 같은 사기(邪氣)을 모두 떨쳐 버리고 화평, 희락, 온유, 사랑의 마음과 몸 상태를 항상 유지해야 한다.

활기혈단에서는 분노, 화, 울분, 울화, 스트레스, 우울증, 공황장애 등과 같은 것들을 사기(邪氣) 또는 "어둠"으로 다루어 관리하며 수련으로 치유하도록 한다.

분노와 울분 대신에 사랑과 온유

물론 처음 수련할 때에는 그러한 것이 잘 되지 않는다. 그러나 수련을 꾸준히 하다가 보면 어느 날 갑자기 자신도 모르는 사이에 자신의 심신에 평화가 찾아오고 따뜻함과 온유가 찾아오고 사랑이 넘치는 것을 느낄 때가 온다.

또한 미간의 찌그러진 인상에서 그 인상이 펴지고 얼굴엔 미소가 자신도 모르게 수련 중에 뜨는 것을 느낄 수 있게 될 것이다. 즉, 나이가 들어 미간의 주름과 이마의 주름이 미간과 아마에 생기더라도 그 주름들이 아름답게 미소로 영글어 간다. 참으로 신기하다는 것을 수련자 본인이 스스로 느끼게 되는 것이다.

활기혈단 수련에서의 이러한 현상은 현대 과학의 생물학적 사실로도 증명이 되고 있다. 즉, 일상생활에서 사랑, 온유, 화평, 감사 등의 마음을 품게 되면 엔돌핀(endorphin), 다이놀핀(dynorphin) 등과 같은 면역, 진통, 사랑 호르몬이 인체에 분비되어 건강증진은 물론이고 치료에도 도움이 된다.

인상과 손금의 변화

그렇기 때문에 활기혈단에서는 나이가 들어 이마, 눈, 입 등의 부위에 생기는 얼굴주름을 없애기 위해 보톡스(Botox) 처방과 같은 인위적인 약물치료나 수술을 금지한다. 자연적인 상태로 활기혈단 수련으로 주름을 인생의 아름다움으로 영글어 가게 하는 것이 바람직하기 때문이다.

그러므로 사람이 나이가 들어가면서 자연적으로 생기는 얼굴 주름에 대해서 고민이나 집착하지 말고 그냥 주름이 생긴 대로 놔두어도 된다. 남자든 여자든 사람은 나이가 들면 지방질이 피부에서 빠지고 주름이 생기게 마련이다. 그러므로 나이가 들어 얼굴에 주름이 생기는 것은 자연적인 현상이고 아름다운 현상인 것이다.

손금이니 얼굴인상이니 체질이니 이런 것들은 활기혈단의 태극의 관점에서 볼 때 모두 천기, 지기, 인기의 소산물이다. 다시 말해서 그러한 손금이니 인상이니 하는 것들은 수련자의 수련에 의해서 얼마든지 변화될 수 있는 것이다.

물론 어떤 사람의 인상이니 손금이니 하는 것들이 하루아침에 형성된 것이 아니듯이 수련에 의한 손금이나 인상의 좋은 방향으로의 변화하는 것 역시 하루아침에 일어나는 것이 아니기 때문에 꾸준하고 지속적인 수련이 필요하다.

인상도 손금도 활기혈단 수련으로 변화시킬 수 있으니 점을 치거나 굿을 하거나 하면서 자신의 운명을 탓하여서는 안 될 것이다. 활기혈단 수련으로 자신의 심·신·정을 다스리게 되면 인상도 손금도 좋은 방향으로 바뀌게 된다.

분노나 화나 울분을 품게 되면 인상이나 손금은 그러한 쪽으로 변하게 되고 사랑과 평안과 온화를 품게 되면 인상이나 손금 역시 그러한 방향으로 변하게 되게 되는데, 이러한 사실은 활기혈단 수련에서 이미 입증된 사례에 해당한다.

그러므로 분노나 화를 품고 활기혈단을 수련하는 것은 삼가야 할 것이다. 화평과 희락과 사랑으로 덕을 쌓으며 수련해야 할 것이다. 이를 통해 기혈을 바람직한 방향으로 흐르게 하여 수련자의 마음, 몸, 정신의 건강과 행복을 지속적으로 이루어 나가야 한다.

고차적 태극으로 승화

결국, 태극에서 양과 음과 덕이 생성되어 나오기도 하지만 양과 음과 덕 역시 하나로 조화롭게 융합되어 태극을 형성한 다. 즉, 태극이 음양덕을 생성하고 음양덕 역시 태극을 생성 한다.

그리고 이러한 과정이 반복되는 변증법적 순환과정에서 더 나은 고차적인 태극으로 승화하고 발전하는 것이다.

그리하여 활기혈단을 날마다 지속적으로 수련할 때 수련자 자신도 의식하지 못하는 사이에 수련자의 심·신·정(心·身·精)은 나날이 더 나은 방향으로 승화하고 발전하는 것을 자신도 모 르게 어느 날 경험하게 되는 것에 놀랄 것이다. 참으로 신기 하다.

하나가 셋, 셋이 하나 삼위일체

활기혈단(活氣血丹)에서 태극의 양, 음, 덕은 셋이지만 하나 인 태극을 형성한다. 태극 역시 하나이지만 양, 음, 덕 셋을 형성한다. 따라서 하나가 셋이요 셋이 하나인 것이다. 삼위일 체로서 태극인 것이다.

태극은 양과 음과 덕을, 양과 음과 덕은 태극을 서로서로 생성하고 형성하며 끊임없이 흐르며 변화하는 것이다. 우주만 물은 물론이고 우리의 마음과 몸도 끊임없이 흐르며 변화한 다. 인간의 태어나고, 성장하고, 그리고 죽음에 이르는 과정 도 이러한 흐름과 변화의 과정에서 발생하는 현상에 속한 것 이다.

태극의 역동적 승화

우주만물이 언제나 동적, 정적으로 끊임없이 움직이듯이 인

간의 마음과 몸도 동적, 정적으로 끊임없이 움직인다. 잠을
잘 때든, 휴식을 취할 때든, 일을 할 때든 인간은 이처럼 끊
임없는 움직임의 흐름으로써 생명력을 이어가고 있다.

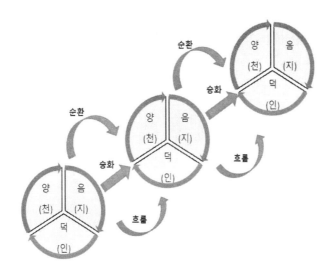

〈그림 2.1.4〉 역동적 승화의 과정으로서 태극

앞에서 언급했듯이 활기혈단에 있어서 태극의 양(陽)이란
동적인 흐름이고, 음(陰)이란 정적인 흐름이고, 덕(德)은 사랑
의 흐름이다. 양음덕은 천(天), 지(地), 인(人)의 흐름이다.

그리하여 하늘은 동적인 양의 천기를 흐르게 하고, 땅은 정
적인 음의 지기를 흐르게 하고, 사람은 사랑의 덕의 인기를
흐르게 하여야 한다.

따라서 활기혈단은 천·지·인이 함께 하는 것이고 양음덕이
함께하는 것이다. 그리고 그 실체는 움직임의 흐름이다. 그
움직임은 역동적인 흐름이다. 정체되어 있지 않고 흐르면서

끊임없이 새롭게 생성한다.

그리하여 태극(太極)은 끊임없이 순환하며 흘러 더 높은 차원의 양음덕을 지닌 태극으로 발전하는 역동적 승화(昇華)의 과정인 것이다.

위계적 서열이 아닌 사랑의 덕으로 조화

태극의 세 구성요소 양음덕 중에서 어느 것이 가장 높으냐의 피라미드식 계층적인 위계적인 서열은 없다. 즉, 양이 음보다 더 높으냐, 음이 양보다 더 높으냐, 또는 덕이 더 높으냐 등의 피라미드식 계층적인 위계적인 서열은 없다. 단지 기능상의 활동이 서로 다를 뿐이다. 이들은 서로 조화와 균형과 융합의 관계에 있다.

예컨대, 가정에서 남편이 양이고 아내가 음이라고 할 때 이들 가운데 피라미드식 계층적인 위계적인 서열은 없다. 사랑이라는 덕으로 남편과 아내가 조화되고 융합되어야 가정이 승화하고 발전한다.

또한 예컨대, 가정에서 부모가 양이고 자녀가 음이라고 할 때 이들 가운데 피라미드식 계층적인 위계적인 서열은 없다. 사랑의 덕으로 부모와 자녀가 조화되고 융합되어질 때 가족이 승화하고 발전하는 것이다.

또한 예컨대, 전통적인 동양의학에선 인체의 장부(臟腑)를 음양(陰陽)으로 구분할 때 육장(六臟 : 간, 심, 비, 폐, 신, 심포)은 음으로 취급하고, 육부(六腑 : 담, 위, 대장, 소장, 방광, 삼초)는 양으로 취급한다. 이들에게 피라미드식 위계적인 서열은 없다. 이들 기관들이 각자의 기능을 수행하되 사랑의 덕으로 서로 잘 조화되고 융합되어 발휘함으로써 사람의 생명이 유지되고 사람이 활동할 수 있는 것이다.

이들 육장육부 조직과 기관들에도 사랑이라는 덕이 필요한가? 그렇다. 분노, 화, 우울, 비애 이런 것들을 품게 되면 이들 장부의 조직과 기관들에 질병이 발생하고 결국엔 뼈와 골수까지도 병들게 된다. 그러나 사랑과 화평과 희락을 품게 되면 이들 장부의 조직과 기관들이 건강해지고 그 기능들이 조화를 이루게 되고 인간의 건강하고 행복한 삶을 누리는데 기여하게 된다.

조화와 균형과 융합의 삼위일체 태극

따라서 태극이 온전히 이루어지기 위해서는 양·음·덕 또는 천·지·인 모두가 각자의 기능을 잘 수행하되 서로 조화되고, 균형이 이루어지고, 융합되어져야 한다. 어느 하나라도 극대화 되거나 극소화 되거나 하여 극히 비대하게 되거나 극히 부족하게 되면 태극이 온전히 형성될 수 없기 때문이다.

어느 하나가 극대화되고 어느 하나가 극소화된 상태가 오랜 기간 동안 지속하게 되면 부조화, 불균형이 일어나서 인간의 몸에 이상이 발생하고 질병이 발생하게 된다. 따라서 그러한 부조화, 불균형상태가 발생하지 않도록 지속적으로 노력하여야 한다.

즉, 일상생활, 식생활, 영양, 운동, 수면 등에서 그러한 부조화와 불균형이 발생하지 않도록 그리고 조화와 균형이 이루어지도록 노력하여야 한다는 것이다.

결국, 인간이 건강하고 행복한 삶을 누리기 위해서는 태극은 승화되어야 한다. 천·지·인이 조화롭게 함께 흘러야 하며, 양·음·덕이 함께 조화롭고, 균형을 이루고, 융합되어 순환하여야 한다. 하나가 셋이요 셋이 하나인 삼위일체의 상태로 잘 기능하고 순환하고 흐르며 승화될 때 건강하고 행복한 삶을 누리는데 기여하게 된다.

제2.2장 기상과 감사기도

사람은 일상(日常)을 잠자리에서 기상(起床)함으로써 시작한다. 하루를 잘 보내기 위해서 기상을 잘하여야 한다. 본장에서는 하루를 여는 기상과 감사기도에 관해서 살펴보고자 한다.

하루를 여는 즐겁고 행복한 기상

사람의 하루를 여는 것은 기상에서 시작된다. 그런데 잠자리에서 기상(起床)할 때, 잠자리에서 눈을 뜨고 일어 날 때, 이런저런 이유로 많은 심신을 손상시키는 일들이 많이 일어나고 있다고 해도 과언이 아닐 것이다.

잠자리 기상 시 안전사고

예컨대, 잠자리에서 일어나자마자 화장실로 달려가 전등 스위치를 올려 전등을 켤 때 전등의 밝은 빛으로 인해 갑자기 현기증을 느끼면서 의식을 잃고 화장실 바닥에 쓰러져 머리를 바닥에 부딪치거나, 신체 부분에 골절상을 입거나, 심하면 목숨을 잃는 경우들이 그러한 사례에 해당한다.

또한 예컨대, 잠자리에서 일어나자마자 잠자는 동안 움츠려들었던 몸을 푼다고 팔다리와 목과 몸을 이리저리 돌리며 움직이다가 목(뼈, 신경)을 다치거나 어깻죽지나 어깨관절이나 무릎관절을 상하게 하거나 허리(신경, 뼈)를 삐끗하는 사건들이 그러한 사례들에 해당한다.

잠 잘 때의 신체상태와 활동할 때의 신체상태

이런 사례들에서 보는 상해들은 사람 신체가 잠을 잘 때의 신체 상태와 일어나서 움직이며 활동할 때의 신체 상태가 서로 다르다는 것을 알려주고 있다. 즉, 잠을 잘 때는 사람의 각 기관과 조직들이 휴식 내지는 휴면 상태에 들어간다는 것을 의미하고 일어나서 움직일 때는 이들이 활동한다는 것을 의미하는데 기상 시기의 활동에는 이들 사이에 부조화가 발생한다는 것이다.

예컨대, 가장 대표적인 변화는 잠을 자는 동안에는 심장과 폐의 활동이 잠을 자기에 필요한 최소한의 에너지 소비 방향으로의 활동만 하게 된다. 즉, 심장박동수(맥박수)와 호흡수가 줄어든다.

또한 예컨대, 뇌도 역시 낮에 활동하면서 학습했던 것들을 밤에 잠을 자면서 기억장치에 저장하기에 필요한 만큼만 기능한다. 그러므로 어린이나 학생들이나 성인들이나 기억력을 좋게 하려면 수면을 충분히 취해야 한다.

이러한 신체 기관들의 기능으로 밤에 잠을 잘 때는 맥박수가 느려지는 것은 물론이고 인체의 체온이나 뇌의 온도가 낮에 활동할 때보다 1℃ 정도 떨어진다.

따라서 잠자리에서 일어나자마자 갑자기 어떤 활동을 급작스럽게 개시하게 되면 인체의 각 기관들이 거기에 적응하지 못해서 기관들 사이에 부조화가 발생하여 크고 작은 손상을 입게 될 수 있다.

그러므로 아무리 급하더라도 잠자리에서 일어나서 곧바로 화장실로 달려가서 화장실 전등을 켜거나 또는 몸을 푼다고 급격하게 팔다리와 목과 몸을 움직이는 활동들을 삼가고 그 대신에 간단한 기혈지압마사지를 실시한 후에 활동하는 것이 인체손상이나 안전사고를 예방하는데 도움이 될 것이다.

안전사고나 상해 예방의 기도와 기혈지압마사지

예컨대, 잠자리에서 일어나서 최소한이라도, 아주 짧은 시간이라도, 기도를 하고, 양손 손바닥으로 얼굴 안면 기혈지압마사지와 복부 기혈지압마사지를 간단하게 한 후 화장실에 가거나 신체적 활동을 하도록 하는 것이 안전사고나 상해를 예방하는데 도움이 될 것이다.

여기서 간단한 얼굴 안면 기혈지압마사지 방법은 다음과 같다. 즉, 양손의 손바닥을 24회 정도 가볍게 비벼서 양손 손바닥에 열을 낸다. 열이 나는 양손 손바닥을 얼굴 안면에 댄다. 양손 손바닥을 안쪽에서 바깥쪽방향으로 귀 뒷부분까지 부드럽고 가볍게 원을 그리며 회전시키면서 기혈지압마사지 한다. 그런 다음, 이번에는 바깥쪽에서 안쪽방향으로 같은 방법으로 기혈지압마사지 하면 된다.

복부 기혈지압마사지도 얼굴 안면 기혈지압마사지 방법과 동일한 방식으로 실시한다. 즉, 양손 손바닥을 24회 정도 비벼서 양손 손바닥에 열을 낸다. 열이 나는 양손 손바닥을 바깥쪽 옆구리 부위에 댄다. 양손 손바닥을 복부 안쪽 방향으로 부드럽고 가볍게 원을 그리며 회전시키면서 복부를 기혈지압마사지 한다. 그런 다음, 이번에는 반대로 안쪽에서 바깥쪽 방향으로 옆구리 부위까지 기혈지압마사지 하도록 한다.

몇 번을 회전시키며 기혈지압마사지를 하여야 하는가는 주어진 상황 시간에 따라 다르다. 예컨대, 잠자리에서 기상하여 화장실이 급하면 짧게(예컨대, 12회 이내) 기혈지압마사지 할 것이며, 화장실이 급하지 않고 시간이 느긋하다면 길게(예컨대, 12회 이상) 기혈지압마사지 하면 될 것이다.

한편, 잠자리에서 기상할 때 또는 하루의 일과를 시작할 때 다음과 같이 감사기도로 시작할 것을 활기혈단(活氣血丹)에서는 권장하고 있다.

감사기도로 시작하는 하루

잠자리에서 기상할 때 제일 먼저 할 일은 감사기도를 드리는 것이다. 즉, 하루의 첫발을 감사하는 기도를 드림으로써 시작하는 것이다.

심신방송과 편안한 자세

잠자리에서 기상할 때 드리는 감사기도에서는 누웠던 잠자리에서 일어나서 실시하도록 한다. 그 자리에서 일어나 앉도록 한다. 앉는 자세는 머리와 목과 등의 자세가 앞뒤로 또는 좌우로 구부러지거나 젖혀지지 않고 허리를 쭉 펴고 심신방송(心身放鬆)의 편안하고 자연스러운 상태의 자세를 취하면 된다. 즉, 요가나 불교 수련 등에서 취하는 자세인 가부좌(跏趺

坐)나 반가부좌(半跏趺坐)와 같은 자세들은 활기혈단(活氣血丹)에서는 요구하지 않는다.

가부좌와 반가부좌

일반적으로 요가나 불교 등에서 좌선(坐禪 : 고요히 정숙하며 앉아서 참선을 수행하는 것) 수련을 위해 앉는 방식에 가부좌와 반가부좌가 있다.

가부좌(跏趺坐)란 결가부좌(結跏趺坐)를 의미하는데, 좌선 수행을 위해 완전한 책상다리로 앉는 자세를 말한다. 즉, 오른쪽 발 또는 오른쪽 발등을 왼쪽 다리 허벅지 위에 얹고 왼쪽 발 또는 왼쪽 발등을 오른쪽 다리 허벅지 위에 얹어서 앉는 자세가 가부좌이다.

반가부좌(半跏趺坐)는 좌선 수행을 위해 한 쪽 발을 다른 쪽 다리의 허벅지다리에 얹고 다른 쪽 발은 한 쪽 다리의 무릎 밑에 넣어 앉는 자세를 말한다.

이러한 가부좌나 반가부좌 자세는 활기혈단(活氣血丹)에서는 요구하지 않는다. 왜냐하면 각 사람마다 다리나 하반신의 길이나 굵기 또는 체형이 서로 다르기 때문에 수련 시에 가부좌나 반가부좌 자세를 일률적으로 강요하는 것은 수련자의 신체 구조에 변형을 초래 할 수 있기 때문에 바람직하지 않을 수 있기 때문이다.

허령정경, 기침단전 편안한 자세

따라서 활기혈단에서는 그러한 가부좌나 반가부좌 자세를

강요하지도 권유하지도 않는다. 자연적인 심신방송(心身放鬆)의 상태에서 자연스럽게 머리가 천장에 보이지 않는 끈으로 매달려 있듯이 머리와 목과 등의 자세가 앞뒤로나 좌우로 구부러지거나 젖혀지지 않고 허리를 쭉 편 자세를 취한다. 이러한 자세를 허령정경(虛靈頂勁) 자세라고 한다. 그리고 호흡을 통해서 나가고 들어오는 기(氣)는 십이단전의 장단전(腸丹田)에 자연스럽게 모으는 기침단전(氣沈丹田)의 편안하고 자연스러운 상태의 자세를 취하면 된다.

자신의 심신에 적합하고 편안한 자세

그리하여 다리를 펴고 해도 좋고, 책상다리로 앉아도 좋고, 무릎을 꿇고 해도 좋고, 꿇지 않고 해도 좋다. 다만, 주의할 것은 자세가 좌우 대칭이 되고 균형이 되고 바른 자세를 유지하도록 하여야 한다. 즉 몸이 한쪽으로 기울어진 자세는 안 된다. 왜냐하면 몸이 한쪽으로 기울어진 자세를 습관적으로 유지하게 되면 척추나 몸에 이상이 발생하게 되기 때문이다. 또한 무릎이 아프거나 무릎관절염이 있거나 노령인 사람들은 무릎을 꿇어서는 안 된다.

심신방송(心身放鬆) 상태로 자신의 체질이나 체형에 적합하게 편안한 자세를 취하되, 허리를 펴고, 몸이 균형을 이루도록 하며, 허령정경, 기침단전, 몸과 마음이 편안한 자세를 취하도록 해야 한다. 활기혈단 수련에서는 마음과 몸에 불편, 고난, 고통 등을 수반하는 자세를 요구하지 않으며 또 그러한 자세를 취해서도 안 된다.

그리고 설령 피치 못할 사정으로 잠자리에서 일어나지 못할 상황이라면 누워서 해도 상관없다. 예컨대, 특히 병상에 누워 있어서 몸을 가눌 수 없는 상태의 환자라면 더욱 그러할 것이다.

따라서 감사기도의 자세는 심신방송(心身放鬆), 허령정경(虛靈頂勁), 기침단전(氣沈丹田) 등의 자세를 기본자세로 하되, 수련할 당시의 그 때의 상황에 적응하며 가장 적합하고 편안한 자세를 취하면 된다.

감사해야 할 사항들

감사기도 드릴 때에 감사할 것들은 각 개인 각자에 속한 각 사람에 고유한 것이다. 그 감사할 것들엔 일상의 모든 것이 포함될 수 있다. 예컨대, 다음처럼 매우 다양할 수 있다.

- 오늘을 주셔서 감사합니다.
- 일용할 양식을 주셔서 감사합니다.
- 즐겁고 행복한 날을 주셔서 감사합니다.
- 사랑과 화평을 주셔서 감사합니다.
- 일상을 영위할 힘을 주셔서 감사합니다.
- 혈관과 림프관이 제 기능을 발휘해 주어서 감사합니다.
- 오장육부가 제 기능을 발휘해 주어서 감사합니다.
- 뇌가 제 기능을 발휘해 주어서 감사합니다.
- 기억력이 제 기능을 발휘해 주어서 감사합니다.
- 시력이 제 기능을 발휘해 주어서 감사합니다.
- 청력이 제 기능을 발휘해 주어서 감사합니다.

- 중추말초신경들이 제 기능을 발휘해 주어서 감사합니다.
- 팔다리, 무릎관절이 제 기능을 발휘해 주어서 감사합니다.
- 대변과 소변이 제 때 가리게 해 주어서 감사합니다.
- 뼈, 골수, 근육, 피부 등이 잘 기능해 주어서 감사합니다.
- 가족이 건강하고 행복하도록 해 주셔서 감사합니다.
- 사업이 유지되고 발전되게 해 주셔서 감사합니다.
- 이웃이 건강하고 생업을 유지하게 해 주셔서 감사합니다.
- 나라가 안정되고 평화가 유지되게 해 주셔서 감사합니다.

..... 등등 감사할 사항은 끝이 없다.

기도하는 본인의 감사기도에 이용가능한 시간의 길이에 맞추어서 감사기도 시간을 갖고 감사기도를 드리면 된다.

의념감사기도

감사기도 드릴 때 주의할 것은 설령 현실은 감사할 만큼 그렇지 못하더라도 그렇게 된 것처럼 믿고 감사기도를 드려야 한다는 것이다. 이러한 믿음의 감사기도는 활기혈단(活氣血丹)에서 필수적 사항이다.

왜냐하면 사람에게 있어서 행복(幸福)이란 현실이 행복하기 때문에 행복한 것이 아니라 자신이 행복하다고 느끼고 그 행복에 감사하는 마음을 가질 때 행복한 것이 되기 때문이다.

이러한 감사기도를 활기혈단에서는 의념감사기도(意念感謝祈禱)라고 한다. 즉, 심신을 한 곳으로 모아 그렇게 감사하는 생각과 믿음으로, 행복한 생각과 믿음으로 감사기도를 드리는 것이다. 이루어진다는 믿음과 기도가 있어야 이루어지기 때문이다.

불(전등)을 켜지 말고 기도할 것

또한 주의 할 것은 밤에 수면을 취하고 잠자리에서 막 기상하여 기도할 때 불(전등)을 켜지 말고 불빛이 없는 캄캄한 상태에서 기도하여야 한다는 것이다.

왜냐하면 밤에 수면을 취하고 잠자리에서 막 기상할 때는 아직 뇌와 오장육부가 잠에서 완전히 깨어나지 않은 상태이기 때문에 이때 갑자기 불(전등)을 켜게 되면 뇌와 오장육부와 팔다리의 기능들 사이에 부조화가 발생하여 심신에 손상을 입힐 수 있기 때문이다.

예컨대, 사람이 밤에 수면을 취하고 잠자리에서 방금 깨어난 때에는 뇌는 아직 깊은 밤으로 인식하고 깊은 수면상태 때의 무의식 상태의 느린 시간으로 움직이게 된다. 그리고 심장 역시 깊은 수면상태의 느린 상태로 혈압을 내보내고 있다. 근육활동도 느리다.

그런데 이때 갑자기 불(전등)을 켜게 되면 환한 불빛을 눈과 뇌와 심장이 받게 되고 이로 인해 뇌와 심장이 낮과 밤에 대해 혼동을 일으키게 된다. 혈압이 급상승하고 근육이 제대로 기능하지 못한다. 현기증과 같은 것도 일으킬 수 있다. 그리하여 신체를 바로 가누지 못하고 넘어져 손상을 입을 수 있다. 특히 화장실과 같은 사면이 단단한 시멘트나 타일로 된 곳에서 넘어지게 되면 골절상이나 생명에 지장을 받을 정도의 치명상을 입을 수 있다.

수면중추, 각성중추, 호르몬

일상의 하루하루는 낮고 밤으로 구성되어 있다. 낮에는 일
(운동)을 하고 밤에는 수면(휴식)을 취하도록 되어 있다. 그러
므로 사람의 일상은 일(운동)과 수면(휴식)으로 구성되어 있다
고 해도 과언이 아니다. 따라서 하루 24시간 내에서 수면 시
간이 길어지면 일하는 시간이 줄어들고, 일하는 시간이 길어
지면 수면 시간이 줄어든다는 것은 자명한 것이다.

사람마다 체질이 다르기 때문에 이들 일(운동)과 수면(휴식)
시간도 서로 다르다. 예컨대, 나폴레옹은 하루에 4~5시간만 수
면을 취하고 일을 했다고 한다. 그러나 일반적으로 성인은 하
루 7~8시간의 수면을 취하는 경우가 많다.

이러한 일(운동)과 수면(휴식)의 일상은 하루아침에 형성된
것이 아니고 인류의 역사를 통해서 이루어진 것이며 인간에게
유전적인 성질의 것으로 굳어져 있다.

수면중추와 각성중추, 수면호르몬과 활동호르몬

사람이 밤에 수면을 취하고 낮에 활동하게 하는 기능을 담
당하는 인체의 수면(睡眠)과 각성(覺醒) 조절시스템은 다소 복
잡하다. 중추신경(中樞神經), 특히 뇌간(腦幹)과 대뇌(大腦)시스
템의 신경세포조직들이 수면활동에 관여하고 있는 것으로 현
대의학은 밝히고 있다. 만약 이 기능들에 장애가 발생하게 되
면 불면증이나 각종 질병에 시달리게 된다.

또한 사람이 잠을 잘 때 수면상태에서 뇌에서 분비하는 호
르몬(예컨대, 멜라토닌)과 잠에서 깨어나서 활동하는 상태에서

분비하는 호르몬(예컨대, 히스타민)의 성질이 서로 다르다.

예컨대, 사람이 수면상태에 들어가면 수면중추(睡眠中樞)가 작동하여 뇌(뇌하수체 송과선)에서 멜라토닌(melatonin)과 같은 호르몬 분비가 증가한다. 즉, 인체면역력을 증진시켜 주는 수면 호르몬이 분비된다. 따라서 사람은 어린이든 성인이든 밤에 숙면을 취하며 잠을 잘 자야 건강할 수 있다.

하지만 빛이 눈으로 들어가게 되면 뇌의 각성중추(覺醒中樞)를 자극하여 멜라토닌 분비가 감소하고 히스타민(histamine)과 같은 호르몬 분비가 증가하여 각성을 조장한다. 즉, 수면호르몬 대신에 활동호르몬이 분비된다. 그리하여 잠이 오지 않게 되거나 불완전한 잠을 자게 된다.

또한 빛이 눈으로 들어가서 뇌의 각성중추를 자극한다는 것은 부신수질(副腎髓質)에서 아드레날린(adrenalin)과 같은 호르몬 분비를 촉진하게 하는 결과를 초래한다. 아드레날린은 에피네프린(epinephrine)이라고도 하는데, 산소와 포도당을 뇌에 공급하고 심장박동수와 혈압을 증가시킨다. 이는 사람이 어떤 위험에 직면하게 될 때 이에 대처하기 위해서 심장박동수와 호흡수가 증가하고 근육이 긴장하고 혈압이 높아지는 이유가 된다.

수면과 성장호르몬과 면역호르몬

그런데 밤 10시에서 새벽 2시 사이에 가장 많이 분비된다는 멜라토닌의 영향으로 분비되는 면역호르몬과 성장호르몬은 밤에 깊은 단잠(숙면)을 취할 때 많이 분비된다. 즉, 숙면을 취하면서 잠을 잘 자는 것은 성장과 질병예방과 치료에 큰 도움이 된다.

이러한 사실들을 놓고 볼 때, 밤에 잠을 잘 때는 숙면을 취할 수 있도록 불(전등)을 완전히 *끄고* 자야 한다. 그래야 깊은 단잠을 잘 수 있어 면역력증진과 성장호르몬 분비를 좋게 한다. 이는 어린이들에게 있어서도 그렇지만 성인들에게 있어서도 동일하게 적용된다. 잠잘 때의 호르몬은 안정과 휴식과 성장과 면역력 증진에 필요한 호르몬이 많이 분비되는데 이때 불(전등)이 켜져 있으면 그 불빛 때문에 그 호르몬분비에 나쁜 영향을 미쳐서 분비가 제대로 안 될 수 있다.

따라서 가정에서 아이들이 잠잘 때 텔레비전이나 불(전등)을 *끄지* 않고 잠을 잘 때는 부모가 대신 꺼주는 것이 아이들의 성장과 면역력 증진에 좋다. 부모도 역시 동일하다. 잠을 잘 때는 텔레비전과 전등을 *끄고* 자야 숙면과 건강에 좋다.

밤의 수면과 낮의 운동은 24시간 주기 음양 관계

그리고 밤의 수면(휴식)과 낮의 일(운동)은 24시간 주기 내에서 음양(陰陽)의 조화관계에 있다. 따라서 아이들이나 청소년들로 하여금 낮에 햇볕이 있는 곳에서 운동을 잘 하게 하는 것이 밤에 숙면을 취하게 하는데 도움이 된다. 그리고 성장과 면역력증진에 도움이 되는 호르몬은 밤 10시 경부터 새벽 2시 사이에 가장 많이 분비되기 때문에 어린이와 청소년들은 밤 10시경에는 잠자리에 드는 것이 바람직할 것이다.

잠이 보약이다
잠이 약보다 낫다

물론 성인들도 마찬가지다. 밤의 수면(휴식)과 낮의 일(운동)은 24시간 주기 내에서 음양(陰陽)의 조화관계에 있다는 것은 성인들에게도 동일하게 적용된다.

따라서 성인 특히 노인들이라고 해서 실내에서만 생활하게 하는 것은 바람직하지 않다. 노인들도 낮에 햇볕이 있는 곳에서 운동을 하게 되면 건강에 도움이 된다. 그리고 밤 10시경에 잠자리에 들어가서 단잠을 취하면 면역력을 키우고 질병을 예방하는데 도움이 된다.

우리나라 속담에 잠이 보약이라고 했다. 서양속담에도 잠이 약보다 낫다(Sleep is better than medicine.)고 했다. 잠은 하나님이 인간에게 주신 약보다 나은 보약이다.

빛 에너지 충전·치유 명상(묵상)과 기도합장자세

활기혈단(活氣血丹) 수련과정에서 기도와 빛 에너지 충전·치유 명상(묵상) 수련과정이 있다.

빛 에너지 충전치유 명상(묵상)

잠자리에서 기상해서 기도할 땐 빛 에너지 충전·치유 명상(묵상)으로 기도하도록 함을 원칙으로 한다. 만약 소리를 내서 기도하고자 한다면 조용하고 낮은 목소리로 기도하도록 한다.

왜냐하면 잠자리에서 막 일어난 그 때는 아직 목과 성대가 제대로 활성화되어 있지 않은 상태이기 때문에 소리를 크게 내게 되면 목과 성대에 무리가 갈 수 있고 그것이 지속될 경우 악화되어 성대결절(聲帶結節)이 올 수도 있기 때문이다.

또한 집에 방음장치가 안 되어 있다면 큰 소리 내어 기도하게 된다면 그 기도 소리에 가족들이 잠을 설치게 될 것이고 또한 큰 소음이 난다고 옆집에서 항의하러 달려 올 것이기 때문이다.

기도할 때의 손의 자세

기도(祈禱)할 때 자세 특히 두 손은 어떤 모양, 어떤 자세로 하여 기도하여야 할 것인가는 기도하는 본인 각자의 자유이다. 어떤 규정된 틀은 없다. 즉, 두 손을 깍지 끼거나, 합장하거나, 두 손을 맞잡거나, 두 손을 포개어 복부 위나 무릎 위에 놓거나, 두 손을 들고 하거나, 또는 그 어떤 형태로든 각자의 자유이다. 〈그림 2.2.1〉 참조.

현실에서 각 종교의식에서는 기도할 때 특정한 자세를 취하는 경우가 있다. 예컨대, 불교에서는 손가락이 벌어지지 않게 하여 두 손을 합장하여 모아서 기도하는 것이 일반적이다. 가톨릭교회에서는 두 손을 합장하여 모으고 오른쪽 엄지손가락을 왼쪽 엄지손가락 위에 포개어 십자가모양을 하여 기도하는 것이 일반적이다. 전통 유대교에서는 서서 두 손을 하늘을 향해 들고 기도하는 것이 일반적이었다고 한다.

성경에는 기도자세가 여럿 나온다. 예컨대, 서서 기도하는 자세(마태복음 6:5, 마가복음 11:25), 무릎을 꿇고 기도하는 자

세(사도행전 21:5, 다니엘 6:10), 손을 펴서 기도하는 자세(열왕
기상 8:38), 무릎을 꿇고 손을 펴서 하늘을 향하여 기도하는
자세(열왕기상 8:54), 낯을 벽으로 향하여 기도하는 자세(열왕
기상 20:2), 엎드려 울며 기도하는 자세(에스라 10:1) 등이 기록
되어 있는 것이 그러한 예이다.

특히 두 손과 관련하여 볼 때, 고대 솔로몬 왕이 여호와의
제단 앞에서 무릎을 꿇고 손을 펴서 하늘을 향하여 두 손을
펼치고 기도하고 간구했다는 내용이 돋보인다.

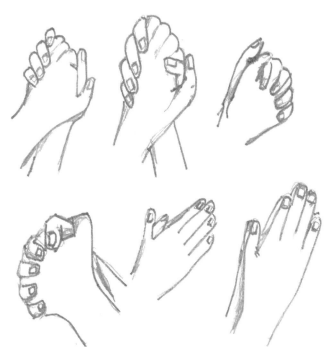

〈그림 2.2.1〉 기도할 때 다양한 손 모양들

활기혈단 기도합장자세

활기혈단에서는 활기혈단 기도합장자세(活氣血丹 祈禱合掌姿勢)를 많이 활용하고 있다. 왜냐하면 이 자세가 기혈순환과 건강증진에 도움을 주고 있기 때문이다. 활기혈단 기도합장자세의 의미와 절차와 방법은 다음과 같다.

기도(祈禱)할 때 양손은 가슴 앞에서 양손 손바닥과 열 손가락을 가지런히 붙여 모아 가볍게 합장(合掌)하도록 하는데 이는 마음과 뜻과 힘을 모아서 기도한다는 의미의 자세이다. 활기혈단 기도합장자세에서 기도나 명상(묵상)은 마음과 뜻과 힘을 모으는 것이지 비우는 것이 아니다.

기도할 때 호흡방식은 복식호흡이다. 그리고 다음과 같이 숨쉬기를 한다. 먼저, 가볍고 부드럽게 숨을 크게 천천히 조용하게 들이마신다. 코로 부드럽고 조용하게 천천히 들이마시면서 십이단전의 장단전(腸丹田)까지에 이르도록 한다.
그런 다음, 숨을 천천히 조용하게 코로 내쉬는데, 숨을 내쉴 때 들이마신 숨을 70%만 몸 밖으로 내보내고 나머지 30%는 진기(眞氣)로 하여 장단전에 저장한다.

합장할 때 양쪽 팔을 구부리되 양쪽 팔꿈치와 손에 힘을 주지 말고 자연스럽게 구부린다. 양손을 자연스럽고 부드럽게 모아 열손가락이 위쪽으로 향하도록 하여 합장하도록 한다.

천주교에서는 이와 유사한 손 모양으로 기도드리는 것을 합장기도(合掌祈禱)라고 하고, 불교에서는 합장배례(合掌拜禮)라고 하는 것 같다. 또한 천주교에서는 합장기도를 할 때 왼손 엄지손가락 위에 오른손엄지손가락을 올려 포개서 엄지손가락 들이 십자모양 자세를 취하도록 하는 것 같다.

활기혈단 기도합장자세를 취하며 양손의 손바닥을 붙일 때 손바닥 중심인 장심(掌心)은 너무 세게 붙이지 말고 약간의 공 간을 두고서 가볍게 붙이도록 한다. 열 손가락도 힘을 세게 주지 말고 가볍게 붙이도록 한다. 손가락 사이는 띄지 말고 가볍게 붙이도록 하는 것이 좋다. 물론 합장한 손가락 사이가 가볍게 띄어져도 문제는 없지만 가능하면 편안한 자세로 가볍 게 붙이도록 한다.

이러한 기도합장자세를 취함으로써 한편으로는 마음과 뜻과 힘을 모을 수 있고, 다른 한편으로는 양손과 양팔과 양다리와 양발 그리고 좌우 몸으로 흐르는 기혈의 순환을 자연스럽게 흐르게 할 수 있다.

활기혈단에서 감사기도를 드릴 때, 기도합장자세를 한 양팔 의 양쪽 어깨와 팔꿈치에 힘이 들어가지 않도록 하여야 한다. 또한 목과 머리에 힘이 들어가서 경직되게 해서도 안 된다. 자연스럽게 해야 한다. 왜냐하면 이곳에 힘이 들어가게 되면 기혈 순환이 잘 안 되고 목과 팔꿈치 신경에 무리가 갈 수 있 기 때문이다. 그러므로 자연스럽고 부드럽고 평안하도록 심신 을 유지해야 한다.

호흡은 코로 한다. 즉, 호흡은 입으로 하지 않고 코로 하도 록 하여야 한다. 입으로 호흡하는 것을 오랜 기간 지속하게 되면 아래턱뼈가 아래로 쳐져 얼굴안면 턱이 밑으로 늘어날 수 있다. 또한 위생상으로도 입으로 호흡하는 것은 바람직하지 않고 코로 호흡하는 것이 바람직하다. 특히 활기혈단에서는 특별한 예외를 인정하는 경우를 제외하고는 호흡은 코로 함을 원칙으로 한다. 활기혈단에서는 활기혈단 수련에서뿐만 아니라 일상생활에서도 코로 호흡하는 것을 원칙으로 한다.

입은 윗입술과 아랫입술이 가볍게 닿도록 하여 다문다. 입안의 윗니와 아랫니도 가볍게 닿게 하여 다물고 코로 숨을 들이 마시고 내쉬도록 한다. 숨을 들이마실 때는 입안의 혀끝을 앞 이빨 윗잇몸 쪽에 가볍게 붙이고, 숨을 내쉴 때는 혀끝을 윗잇몸에서 가볍게 떼도록 한다.

【주의사항】 주의할 것은 고혈압, 뇌질환, 당뇨병, 심장질환 등 만성질환자는 혀끝을 윗잇몸에 붙이지 말고 입안의 중간지점에 자연스럽게 위치시키도록 한다.

활기혈단 기도합장자세를 하는 양손을 모은 양쪽 팔목은 중앙 가슴뼈 하단의 검상돌기(劍狀突起) 또는 명치를 기준점으로 하여 위쪽으로 약간 이동하여 남자의 경우 양쪽 유두(乳頭: 젖꼭지) 중간지점 부위에 오도록 위치시키면 무난할 것이다.

그러나 합장한 손(목)을 가슴에 붙이지는 않는다. 가슴과 주먹 하나 정도의 거리를 두어 공간을 유지하도록 한다.

여자의 경우도 유두 중간지점 부위이다. 그러나 남자와 달리 여자의 유두 위치 체형이 사람마다 서로 다를 수 있기 때문에 유두의 위치 지점이 사람마다 차이가 날 수 있다. 따라서 여자는 양쪽 제4~5번째 가슴갈비뼈 사이 중간지점 부위에

기도합장자세를 취하는 두 손을 모은 팔목을 위치시키면 무난
할 것이다.

심장과 심포와 폐

남자와 여자 모두 이 부위는 전중혈(膻中穴)과 옥당혈(玉堂
穴) 부위가 된다. 옥당혈은 양쪽 제3~4번째 가슴갈비뼈 사이의
중앙 부위에 있다. 전중혈은 양쪽 제4~5번째 가슴갈비뼈 사이
높이의 중앙지점인데 남자의 경우 양쪽 유두(젖꼭지) 중앙지점
이 된다. 옥당혈은 전중혈 위로 본인의 손가락으로 측정하여
약 1.6촌(둘째와 셋째손가락을 합친 손가락의 가운데마디너비
(1.5촌)보다 약간 넓은) 거리에 있다. 〈그림 2.2.2〉 참조.

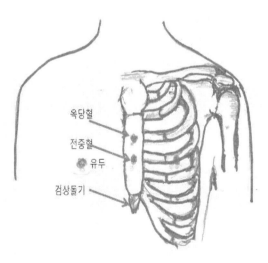

〈그림 2.2.2〉 검상돌기, 전중혈, 옥당혈

이곳 전중혈과 옥당혈이 위치하고 있는 가슴부위는 전통 동
양의학에서 중요하게 취급하는 심장과 심장을 둘러싸고 있는

심포(心包)가 있는 위치이다. 전통 동양의학에서 심포는 심장을 둘러싸고 있으며 심장을 보호하는 기능을 수행하는 무형의 기관이다. 전통 동양의학에서는 심장을 보호하며 피의 순환을 원활하게 하는 기능을 수행하는 심포를 심장(마음)이 거주하는 집과 같다고 보았다.

가슴 양쪽에서 심장의 좌우에 위치하여 심장과 상부상조하고 있는 폐(肺, 허파)가 위치하고 있다. 폐는 심장과 교류하여 혈액속의 이산화탄소를 산소로 교환해 주는 중요한 역할을 하는 기관이다. 따라서 심장과 폐는 떼어 놓으려고 해도 뗄 수 없는 필수적 관계의 상부상조 기관이다. 또한 이 부위는 삼초(三焦)의 상초(上焦)가 위치하여 기능하는 곳이다. 그리하여 활기혈단 십이단전의 심단전은 심장과 폐가 함께 작용하는 곳이며 상초를 다스리는 곳이다.

그러므로 활기혈단 기도합장자세로 수련 시에 심장과 폐가 위치하고 있는 부위에 합장하는 것은 기혈을 순환시켜 가슴에 맺힌 응어리진 것을 풀어주고 심장과 폐의 기운을 북돋우어 주고 이를 기반으로 상초, 중초, 하초의 삼초 기능과 전신에 기혈의 순환을 순조롭게 하는데 기여하기 위한 것이다.

손톱과 손의 청결

활기혈단 기도합장자세를 취하여 기도하기 위해서 손은 항상 손톱을 깨끗이 깎고 청결하게 유지해야 한다.
손톱이 길면 기도합장자세로 기도 할 때 얼굴이나 눈 또는 목 부위에 상처를 낼 수 있고 나쁜 병균이 옮아질 수 있다.

또한 손이 청결하지 않고 불결하면 손으로 얼굴 기혈지압마사지나 눈 기혈지압마사지 할 때 병균에 감염될 수 있다.

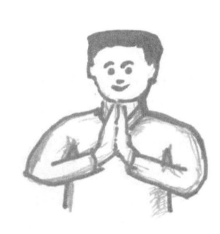

〈그림 2.2.3〉 활기혈단
기도합장자세

활기혈단 기도합장자세 두 손의 가운데 손가락 끝은 아래턱 하단 부위 아래에 위치하도록 하여 그 중심이 목 부위에 위치하도록 한다. 즉, 합장한 두 손이 얼굴 위쪽이나 머리 쪽 위로 올라가거나 가슴 아래나 배 아래로 내려가지 않도록 한다. 〈그림 2.2.3〉 참조.

양발은 어깨너비만큼

만약 의자에 앉아서 기도합장자세의 기도 수련을 수행할 경우엔, 두 다리는 자신의 어깨너비만큼 벌려서 편안하게 의자에 앉도록 한다. 등은 쭉 펴도록 하되 의자의 등받이에 등을 붙이지 말고 떼도록 한다. 기혈의 순환을 원활하게 하기 위한 것이다. 그러나 몸이 불편한 사람은 의자등받이에 등을 붙여도 상관없다.

의자에 앉을 때 회음부위(會陰部位, 음부와 항문 사이에 있는 부위)를 의자바닥 끝 가장자리에 붙이느니 떼느니 하는 방식은 활기혈단에서는 문제가 될 수 없다. 앞에서 언급한 심신방송, 허령정경, 기침단전을 지키면서 심신이 편안한 자세로 앉도록 하면 한다.

갑상선, 흉선, 심장, 폐장, 위장, 소화기, 간장

활기혈단 기도합장자세에서 양손을 앞에서 언급한 자세와 같은 자세로 취하는 이유는 한편으로는 마음과 뜻과 힘을 한 곳으로 모으는 것이고, 다른 한편으로는 기혈의 순환을 원활하게 하기 위한 것이다.

그리하여 합장한 두 손에서 기혈의 순환에 의한 뜨거운 열기로 방사되는 기(氣)를 목 부위에 있는 갑상선(甲狀腺)과 가슴 부위에 있는 흉선(胸腺)을 치유하고 회복시키는데 기여한다. 갑상선(甲狀腺)은 목 앞 중앙 물렁뼈(갑상연골) 아래쪽 기도 주위에 위치하고 있다. 흉선(胸腺)은 가슴샘이다. 흉선은 흉골(가슴뼈) 뒤쪽 종격동(縱隔洞) 앞에 위치하고 있다. 종격동이란 좌우 양쪽 폐를 분리하고 있는 공간인데 심장, 심막, 대동맥, 흉선, 기도, 식도, 미주신경, 림프관 등의 장기들이 위치하고 있는 곳이다.

또한 활기혈단 기도합장자세의 기도는 흉부에 있는 심장(心臟)과 폐장(肺臟)을 치유하거나 회복시키는데 기여한다.

그리고 가슴에 응어리진 것을 풀어주고, 면역력을 강화하고, 전신에 기혈의 순환을 원활하게 하기 위한 것이다.

또한 심포와 삼초의 상초 기능을 원활하게 하여 중초와 하초의 기능도 원활하게 하는데 기여한다. 그리하여 위장(胃臟) 부위와 소화기(消化器) 부위는 물론이고 간장(肝臟) 부위, 소장과 대장 부위, 그리고 신장(腎臟)과 방광(膀胱) 부위 등의 기관들의 기혈순환을 원활하고 평화롭게 하며 인체 조직과 기관들의 면역력을 증진하는데 기여한다.

특히 여성들의 유방암 예방과 치료에 도움이 되는 것은 물론이고 남성들의 유방암 예방과 치료에도 도움이 된다.

가슴과 등이 열리고 얼굴에 화평과 미소

또한 이러한 활기혈단 기도합장자세와 동작을 부드럽게 취하게 되면 자연스럽게 가슴과 등의 기혈순환이 열리게 되어 평안하고, 얼굴에 화평함과 미소가 나타나게 되고, 기혈순환이 잘 되게 된다. 만약 이러한 평안함과 화평함과 미소가 나타나지 않는 수련자가 있다면 그렇게 되도록 꾸준히 노력하여야 할 것이다.

열손가락 합장, 분장 순서

활기혈단 기도합장자세를 위해 양손 손바닥을 붙일 때는 엄지손가락부터 먼저 붙이도록 하고, 새끼손가락은 가장 나중에 붙여지도록 한다.

기도가 끝나고 합장한 양손 손바닥을 풀 때는 합장할 때와 반대로 새끼손가락부터 먼저 떼도록 하고, 엄지손가락은 가장 나중에 떼도록 한다.

그리고 열 손가락을 다 뗀 다음에는 열 손가락을 동시에 부드럽고 가볍게 말아 쥐었다가 풀어 폈다하는 동작을 12회 정도 반복하면서 손가락과 손바닥의 관절과 근육을 부드럽게 이완시켜주도록 한다.

팔과 겨드랑이, 팔목과 가슴

활기혈단 기도합장자세를 취할 때 양쪽 팔의 겨드랑이는 몸통에서 떼도록 한다. 활기혈단 기도합장자세를 취할 시에 두 팔의 겨드랑이는 주먹 하나 정도의 사이의 공간을 두어서 옆구리 몸통과 팔 사이를 띄워서 합장 자세를 취하도록 한다.

또한 합장한 손도 가슴에 붙이지 말고 떼도록 한다. 주먹 하나 정도 사이의 공간을 두어서 가슴과 손 사이를 띄우도록 한다. 이런 자세를 취함으로써 기혈을 자연스럽고 부드럽고 원활하게 흐르게 할 수 있기 때문이다.

활기혈단 기도합장방식과 기혈순환

활기혈단 기도합장자세를 취하기 위해 양손을 합장(合掌)한다는 관점의 타당성에 관해서 논의하고자 한다.

합장과 종교와 생활

합장하는 방식은 고대로부터 현대에 이르기까지 동양에서도 있었고 서양에서도 있었다. 그리하여 성경관련 그림이나 조각에도 합장하며 기도하는 모습도 있다.

예컨대, 독일 르네상스 시대의 화가이자 수학자였던 알브레히트 뒤러(Albrecht Dürer, 1471~1528)의 작품 "기도하는 손"

그리고 영국 초상화가였던 죠수아 레이놀즈(Joshua Reynolds, 1723~1793)의 작품 "어린 사무엘"은 세계적으로 너무나 잘 알려진 하나님께 기도드리는 합장기도 손을 묘사하고 있다.

고대로부터 합장은 일상생활에서, 종교의식에서, 또는 그 어떤 운동에서 다양한 의미와 형태를 가지고 지켜져 왔다. 즉, 어떤 곳에서는 사람들과의 인사의 방식(예컨대, 인도)으로 합장이 행하여졌다. 또 어떤 곳에서는 기도의 방식(예컨대, 기독교, 불교)으로 행하여져 왔다. 또 어떤 곳에서는 기공무술(예컨대, 중국)의 방식으로 행하여져 왔다.

또한 한국과 같은 동양국가이든 영국과 같은 서양국가이든 어느 나라 어린이든 불문하고 하나님께 기도하는 자세를 취할 때 가장 자연스러운 자세가 두 손을 모은 합장자세일 것이고 실제로 그렇게 나타나고 있다고 해도 과언이 아닐 것이다. 왜냐하면 두 손을 강하게 깍지 낄 때는 심장이 압박을 받아 가슴이 답답함을 느끼지만 두 손을 부드럽게 합장할 때는 심장이 압박을 받지 않아 가슴이 편안함을 느끼기 때문이다.

따라서 활기혈단 기도합장자세로 활용되고 있는 합장방식을 그 어떤 특정종교나 종교의식과 연관시키는 것은 바람직하지 않다.

【참고사항】 예수님은 외식(外飾)하는 서기관들과 바리새인들처럼 그렇게 교만하게 기도하지 말고 겸손하게 기도하라고 가르치셨다. 아마도 이들 외식하는 자들은 사람들에게 보이려고 회당과 큰 거리 어귀에 서서 두 손을 하늘을 향해 들고서 큰 소리로 기도했던 것 같다. 그래서 예수님은 이처럼 외식하는

자들처럼 사람들에게 잘 보이려고 교만하게 기도하지 말고, 골방에 들어가 문을 닫고 은밀하게 보고 계시는 하나님께 기도하라고 가르치셨던 것이다.

이러한 예수님 말씀의 관점에서 본다면 무릎 꿇고 두 손 모아 합장하여 기도하는 자세를 담은 "어린 사무엘" 명화에서 표현된 것처럼 무릎을 꿇고 합장기도를 하는 자세가 서서 두 손을 하늘을 향해 펼치고 기도하는 자세보다 더 겸손한 기도 자세가 된다고 할 수 있다. 기도하는 손 작품과 어린 사무엘 명화에서 표현된 두 손은 합장기도 자세이다. 그러므로 예수님 말씀의 관점에서 보더라도 기도할 때 합장하는 자세를 이교도의 것이니 우상숭배의 것이니 하면서 비방하는 것은 바람직하지 않다고 하여야 할 것이다.

합장과 음양 기혈순환

앞에서 언급한 것처럼 활기혈단 수련에서 합장(合掌)은 특정 종교의식과는 관계가 없고 건강을 위한 기혈순환과 관련된 것이다. 왜냐하면 활기혈단 수련에서 합장은 인간 몸의 좌와 우의 음양, 배와 등의 음양(배는 음, 등은 양), 오장과 육부의 음양(오장은 음, 육부는 양), 환경과 자신과의 음양, 기와 혈의 음양[기(氣)는 양, 혈(血)은 음] 등을 잘 조화시키고 합치하여 기혈의 순환을 원활하게 하기 위한 것이기 때문이다.

지금까지의 논의를 종합해 볼 때, 활기혈단 수련 시에 기도 합장자세에 있어서 합장방식을 취한다고 하여 이에 대해서 그 어떤 선입관이나 편견이나 근심이나 우려를 가질 필요가 없다. 자연스럽고 평안하게 수련에 임하면 될 것이다.

음양 개념의 상대성

참고로, 음양(陰陽)의 개념에 대한 설명을 부연하고자 한다. 음양의 개념은 전통 동양의학 관점에서 보면 음과 양 둘 가운데서 어느 것이 좋고 어느 것이 나쁘다는 호불호(好不好)의 선택적인 개념이 아니다. 또 어느 한 쪽이 다른 쪽을 압도하거나 통솔한다는 개념도 아니다. 음과 양이 서로 조화하며 원활히 순환하며 운행할 때 몸이든, 가정이든, 사회든, 국가든, 세계든, 우주든 정상적으로 원활하게 움직여서 건강한 몸, 가정, 사회, 국가, 세계, 우주가 될 수 있다는 의미이다.

예컨대, 남자는 양이고 여자는 음이라고 했을 때 어느 쪽이 다른 쪽보다 더 낮다 또는 못하다는 개념이 아니라, 또는 피라미드식 계층제적 서열을 뜻하는 개념이 아니라, 남자와 여자가 잘 조화할 때 가정이든 사회든 건강하게 잘 돌아간다는 의미이다.

또한 이러한 음양의 개념은 절대적인 것은 아니라 상황에 따라서 달라질 수 있는 개념이다. 예컨대, 남자는 양이라고 했을 때 남자 인체의 모든 것이 양이 아니라 혈관 외부를 흐르는 기(氣)는 양이고 혈관 내부를 흐르는 혈액(血液)은 음이라고 전통 동양의학은 보고 있다. 즉 이들이 서로 잘 조화되어 기능을 잘 발휘할 때 사람은 건강을 유지할 수 있는 것이다. 이는 여자도 동일하게 적용된다. 즉, 여자는 음이라고 했을 때 여자 인체의 모든 것이 음이 아니라 혈관 외부를 흐르는 기(氣)는 양이고 혈관 내부를 흐르는 혈액(血液)은 음이라고 전통 동양의학은 보고 있다.

또한 예컨대, 남자든 여자든, 오장(五臟 : 간장, 심장, 비장, 폐장, 신장) 또는 심포(心包)를 포함한 육장은 음이라고 하고, 육부(六腑 : 담낭, 위장, 소장, 대장, 방광, 삼초)는 양이라고 했을 때 이들이 항상 음 또는 양으로서 기능하는 것이 아니다.

전통 동양의학에 따르면 오장 또는 육장 가운데 간장(肝臟)은 음 중의 양, 심장(心臟)과 심포(心包)는 양 중의 양, 비장(脾臟)은 음양 균등, 폐장(肺臟)은 양 중의 음, 신장(腎臟)은 음 중의 음이 된다.

육부 역시 담낭(膽囊, 쓸개)은 음 중의 양, 소장(小腸)과 삼초(三焦)는 양 중의 양, 위장(胃臟)은 음양 균등, 대장(大腸)은 양 중의 음, 방광(膀胱)은 음 중의 음이 된다고 전통 동양의학에서는 보고 있다.

동양의학과 서양의학에서의 오장육부

이러한 개념들은 전통 동양의학에서는 현대 서양의학과는 달리 장기 그 자체의 해부학적 기관에 한정시키기 보다는 그 기능에 중점을 두고 있다는 것을 반영하고 있는 것이다.

예컨대, 현대 서양의학에서는 비장은 지라라는 장기 자체를 가리킨다. 그러나 전통 동양의학에서는 비(脾)는 비장(脾臟, 지라)과 췌장(膵臟, 이자)을 포함하는 소화기능을 담당하는 계통 전부를 의미한다. 오히려 비장과 췌장 가운데 하나를 선택하라면 소화기능 역할이 강한 췌장에 해당되는 것이 비(脾)인 것이다.

또한 예컨대, 신장(腎臟)의 경우도 현대 서양의학에서는 해부학적인 신장(콩팥)을 가리키지만 전통 동양의학에서 신(腎)은 신장이라는 장기뿐만 아니라 정력 등의 생식기능, 비뇨계통기능을 포괄하는 기능적인 의미로 사용하고 있다.

동양의학과 서양의학의 조화

오늘날에 있어서는 현대 서양의학기술과 전통 동양의학기술은 서로의 장점을 살려 환자 치료에 함께 사용하고 있는 것이 일반적인 현상인 것 같다.

예컨대, 서양의 어떤 병원에서는 전통 동양의학 관점의 기(氣)치료를 서양의학기술에 접목하여 환자를 치료하고 있다고 하는 내용이 언론매체에 보도된 적이 있었는데 이러한 현상이 바로 그러한 동양의학과 서양의학의 조화의 사례에 해당한다고 할 수 있다.

의학과 활기혈단(活氣血丹)

활기혈단(活氣血丹)에서는 현대 서양의학 관점과 전통 동양의학 관점을 함께 융합하는 견해를 가진다. 왜냐하면 인간의 심신은 매우 복잡·미묘(複雜·微妙)하여, 특히 나이가 들어갈수록, 환경(環境)과 섭생(攝生)의 예기치 않은 조그마한 자극에도 쉽게 영향을 받을 수 있기 때문에 그러한 현대 서양의학과 전통 동양의학 관점들에 도움을 받아서 예방하고 치료할 필요가 있기 때문이다.

예컨대, 활기혈단을 수련하고 있는 사람들에게도 그러한 인간 심신의 복잡·미묘함과 환경과 섭생의 예상치 못한 영향을 알게 모르게 받을 수 있기 때문에, 정기적으로 병원에 가서 종합건강검진을 받을 것을 권유하고 있다. 만약 이상이 발견될 시 그것의 치료에 적합한 병원치료와 활기혈단 수련을 병행하여 신속히 쾌유(快癒)하도록 권유하고 있다.

그 반대의 경우에도 마찬가지다. 예컨대, 병원, 의원에서 진료를 받아도 아무런 이상이 없다고 하는데도 전신에 통증이 있고 일상생활을 영위하기에 어렵다고 고통을 호소하고 있는 사람들이 있다. 이런 사람들에겐 활기혈단을 수련하여 치유할 수 있도록 권유하고 있다.

또한 예컨대, 병원, 의원 치료를 받고 있는 질병이나 암을 앓고 있는 환자라도 그 질병이나 암의 종류나 성질에 따라 그것의 치료에 적합한 활기혈단을 수련하며 빨리 쾌유하도록 하고 있다.

이처럼 활기혈단은 현대 서양의학 관점과 전통 동양의학 관점을 함께 융합하는 견해를 가지고 있다.

그렇지만 활기혈단 수련으로 환자가 의약품의 음용을 점차적으로 줄여 나가도록 하며, 궁극에는 의약품에 의지하지 않고도 건강하고 행복한 삶을 누릴 수 있도록 수련에 임하도록 하여야 한다.

약에 의존하는 사람은 결국 약의 포로가 되어 복용하는 약의 종류가 점차 많아지고 약에서 빠져 나오지 못하기 때문에 약에서 해방될 수 있도록 하며 건강하고 행복한 삶을 누릴 수 있도록 돕는 것이 활기혈단이다.

약의 부작용

왜냐하면 아직까지 현대 과학으로는 인체에 무해한 완전한 의약품은 개발되지 않았기 때문이다. 또한 모든 의약품엔 부작용이 있기 때문이다. 이는 약의 부작용으로 인해 인체의 오장육부에 예기치 못한 상해를 초래하여 심할 경우엔 사망에 이르게 할 수도 있기 때문이다.

어떠한 의약품이든 그것이 아무리 특정 질병에 좋은 효과가 있다고 하더라고 인체의 오장육부에 좋지 못한 영향을 미칠 수 있기 때문에 그것을 장기간 복용할 경우엔 치료하고자 하는 장기의 질병은 치료된다고 하더라도 다른 장기에 부작용을 유발하여 또 다른 질병을 유발할 수가 있기 때문이다.

그 결과 약에 의존하는 환자들은 시간이 갈수록 음용하는 약의 종류와 가지 수가 점점 늘어나게 되고 나중에는 약에서 헤어 나오지 못하고 사망하는 경우가 있기 때문이다. 그러므로 그 약의 악순환의 고리를 끊어야 사는 것이다.

물론, 약이 필요 없다는 의미는 아니다. 약을 복용해야 한다고 하면 약을 복용하여 질병을 치료해야 하는 것이다. 다만, 약을 복용해야 한다면 약을 복용하되 활기혈단 수련도 병행하여 약의 포로가 되지 말고 점진적으로 약에서 해방되도록 하여야 한다는 것이다.

약과 활기혈단(活氣血丹)

필자는 감기약조차도 음용하지 않고 감기 같은 질병을 극복해 온지 벌써 수십 년이 넘었다. 설령 피할 수 없는 업무기일 이나 업무과부하 때문에 감기에 걸리더라도 감기약 같은 것을 먹지 않고 활기혈단(活氣血丹) 수련으로 감기를 치료하여 온 지가 벌써 수십 년이 넘었다.

【주의사항】 주의할 것은 아기를 키우는 부모들은 감기에 걸 렸을 때 병원진료를 받아서 빨리 완치되도록 하여야 한다는 것이다. 왜냐하면 아기들은 면역력이 약하기 때문에 바이러스 로 옮기는 감기를 부모가 걸렸을 경우엔 아기에게 감염시킬 위험이 높기 때문이다. 아기들은 아직 오장육부 특히 뇌의 발 달이 완성되지 않았기 때문에 이들 오장육부와 뇌가 감기와 같은 바이러스 질병에 매우 취약하고 높은 열을 동반하고 이 에 따라 매우 위험할 수 있기 때문이다.

활기혈단을 필자가 지도하고 있다고 하면 사람들은 당연히 필자는 평생을 건강하게 지냈기 때문에 지도하고 있는 것으로 알고 있는 것 같다. 하지만 필자도 일반 보통 사람들과 마찬 가지로 인간이며 연약한 사람이다.

예컨대, 필자도 일반 사람들처럼 회사 다닐 때 고지혈증이 니 고혈압이니 심장질환이니 디스크니 당뇨니 등등 이런 질병 들을 병원 의사선생님들로부터 진료소견을 받았던 적도 있다. 하지만 약을 복용하지 않고도 활기혈단 수련으로 그 질병들을 극복하여 병원 한 번 안가고 지금까지도 건강하게 생활하고 있다. 물론 사람의 일이라 알 수 없기에 종합건강검진은 병원 에서 정기적으로 받고 있다.

인간은 인간일 뿐이다. 어떤 운동을 수련한다고 해서 인간 이 신이 되는 것은 아니다. 그래서 인간은 오늘을 주시고 일용할 양식을 주시는 하나님께 항상 감사하는 마음으로 살아야 한다.

음식물로 치료할 수 없는 병은 약으로도 치료할 수 없다

활기혈단에는 수련의 하나로 매일매일 아침, 점심, 저녁 하루 세끼 섭취하는 밥과 국과 반찬 등의 음식물이 의약품이다.

날마다 아침, 점심, 저녁 하루 세끼 식사를 제때 할 것이며, 식사 때 밥(쌀밥, 보리밥, 잡곡밥)과 국, 그리고 김치, 녹황색채소류, 과일류, 해조류, 어류, 육류, 콩류, 견과류 등의 반찬을 골고루 섭취하도록 하여야 할 것이다. 물론 매일매일 하루도 빠짐없이 이렇게 모든 반찬을 모두 섭취하는 것은 어렵겠지만 그렇게 되도록 노력하여야 할 것이다.

활기혈단에서는 사람이 매일매일 섭취하는 음식물을 건강증진을 위해 매우 중요한 의약품으로 보고 있다. 그래서 활기혈단에서는 아침, 점심, 저녁 하루 세끼 섭취하는 밥과 국과 반찬 등 음식물을 골고루 섭취할 것을 권유하고 있다. 사람이 섭취하는 음식물의 대부분에 약성분이 포함되어 있기 때문이다. 따라서 단적으로 말한다면 사람이 섭취하는 음식물로 치료할 수 없는 병은 의약품으로도 치료할 수 없다고 해도 과언이 아닐 것이다.

진료는 의사에게 약은 약사에게

활기혈단에서는 진료는 의사에게, 약은 약사에게, 건강하고 행복한 삶의 증진은 활기혈단으로 원칙을 준수하고 있다.

즉, 활기혈단을 수련하더라도 정기적으로 병원에 가서 종합 건강검진을 받아야 할 것이다. 병원진료를 정기적으로 받아야 하는 이유는 인간 심신의 복잡·미묘(複雜·微妙)함과 환경(環境)과 섭생(攝生)의 예상치 못한 영향으로 사람의 앞일이란 아무도 장담할 수 없기 때문이다.

복잡·미묘한 심신을 가진 인간의 미래의 일을 누가 알겠는가. 어떤 운동을 수련한다고 하여도 인간은 인간일 뿐이며 인간이 신이 되는 것은 아니다. 인간은 오늘 하루하루 일상의 삶을 그저 고맙고 감사하는 마음으로 영위하고 있는 존재일 뿐이다.

인간 자신의 몸에 대한 주인도 인간 자신이 아니라 하나님이시다. 인간은 자신의 몸의 청지기일 뿐이다. 인간은 자신의 심신을 잘 관리하다가 하나님이 부르시면 반납하고 이 세상을 떠나야 하는 청지기일 뿐이다. 청지기는 그 의무를 성실히 잘 수행해야 한다. 즉, 자신의 몸의 청지기인 인간은 자신의 심신을 잘 관리하여야 한다. 이를 위해 활기혈단이 필요한 것이다.

인체의 복잡시스템과 항상성과 면역시스템

사람의 몸 즉 인체는 상상 이상으로 복잡하고 미묘한 시스템이다. 예컨대, 현대과학으로 밝혀진 바에 의하면 사람의 뇌에는 정보전달의 신경세포인 뉴런(neuron)이 있는데 그 뉴런의 수가 1천억 개가 넘고 대뇌피질에만도 뉴런 수가 100억 개가 넘는다고 한다. 더욱 놀라운 것은 이들 뉴런들이 서로 결합할 수 있는 회로의 가능성의 조합 수는 무궁무진하다고 한다. 즉, 거의 무한대(無限大)에 가깝다는 것이다.

- 뇌에 1천억 개가 넘는 뉴런
- 대뇌피질에 100억 개가 넘는 뉴런
- 거의 무한대의 조합 수
- 인체에 약 60조~100조 개의 세포
- 인체에 약 600조~1000조 개의 세균(박테리아)

그리고 인체의 세포 수는 사람의 체형에 따라 다르긴 하지만 일반적으로 약 60조~100조 개 정도라고 한다. 그런데 사람 몸에 붙어 있는 박테리아(세균) 수는 사람 세포 수의 약 10배 정도 더 많다. 즉, 만약 인체 세포 수를 약 60조~100조 개 정도라고 가정했을 때 약 600조~1000조 마리의 세균 박테리아(bacteria)가 사람 몸에 붙어 있다고 할 수 있다.

그렇다면 이렇게 복잡하고 미묘한 인체에 그렇게 엄청난 많은 수의 세균들에 노출되어 있다면 어떻게 사람의 몸이 건강을 유지할 수 있을까하고 의문이 들 것이다.

건강을 유지하는 그 이유는 간단하다. 사람 몸은 자생적으로 건강한 상태를 유지하려는 항상성(恒常性 homeostasis)과 면역시스템들이라고 하는 자동조절, 자생시스템들을 갖고 있기 때문이다.

이 시스템들을 건강하게 유지하기 위해서 사람의 오장육부는 물론이고 뇌, 뼈, 골수, 신경중추, 근육, 혈관, 혈액, 림프액, 기(氣) 등 모든 기관과 흐름이 끊임없이 움직이고 있는 것이다. 사람이 곤하게 잠을 자고 있는 한밤중에도 또한 그 어떤 찰나의 순간에도 말이다.

인간은 단지 활기혈단(活氣血丹)의 조심, 조신, 조식, 조환, 조동의 다섯 가지 기본 준칙을 잘 지키며 실천하기만 하면 된다는 것이다. 이 얼마나 신비하고 오묘하고 감사한 일인가. 그러므로 날마다 감사한 마음으로 생활하여야 할 것이다.

질병과 암 극복과 치유

그런데 이러한 자동조절, 자생시스템들에 문제가 생겨서 발생하는 것이 질병이고 암과 같은 것들이다. 그러나 질병이나 암에 걸렸을 땐 겁내거나 자포자기(自暴自棄) 상태에 빠지지 말고 회복하도록 노력하여야 한다.

왜냐하면 자포자기 상태에 빠지게 되면 환자의 체온이 내려가게 되고, 세포속의 산소가 부족하게 되고, 산성체질의 세포로 변화하게 되는데 이러한 인체조건은 암과 같은 질병의 확산을 가져와 질병을 더욱 악화시키기 때문이다. 또한 질병이나 암이 심신으로부터 오는 것이라면 그 회복도 역시 심신으로부터 오는 것이기 때문이다.

암(癌)도 세포에 불과하기 때문에 잘 관리하면 정상세포로 회복이 가능한 것이다. 암세포는 세포이긴 한데 성질이 나쁜 세포이다. 소위 잘 낫는 성질의 양성종양(良性腫瘍)이 아니라 성질이 고약한 악성종양(惡性腫瘍)이라는 것이다.

암세포는 정상세포와는 달리 뇌의 통제를 받지 않고 자기

멋대로 번식하고 증식하여 그 개체 수를 늘리고 주위의 정상 조직들을 파괴하며 환자를 고통에 시달리게 한다.

그래서 의료계에선 암을 악성종양(惡性腫瘍)이라고 한다. 즉, 세포가 병적으로 증식하는 것을 종양이라고 하는데 잘 낫는 종양은 양성종양이라고 하고 잘 낫지 않는 것을 악성종양이라고 한다.

그런 악성세포에 대해서는 특별한 관리가 필요하며 건강을 회복하여 암을 이기기 위해서는 먼저 몸의 항상성과 면역시스템을 회복하도록 하여야 한다. 즉 병·의원 전문의의 진료를 받고 처방을 받더라도 환자 자신의 몸의 항상성과 면역시스템을 회복하여야 건강하게 회복할 수 있다.

그러한 인체의 항상성과 면역시스템들이 제 기능을 유지하고 발휘할 수 있도록 하여 질병이나 암을 예방하거나 치료하기 위해서 활기혈단 수련이 필요하다고 할 것이다.

감사와 겸허한 마음으로 활기혈단 수련

사람이 건강하다는 개념은 절대적인 것이 아니라 상대적인 것이라는 사실은 지금까지 언급된 내용을 통해서도 알 수 있다. 또한 우리의 주위를 둘러보아도 그것이 입증되고 있다. 그렇게 신체 건장하고 건강하다고 알려진 사람들이 어느 날 갑자기 병석에 눕게 되고 이 세상을 떠나가는 것을 많이 보아왔기 때문이다.

그러므로 건강하다고 해서 교만해서는 안 된다. 교만은 활기혈단 수련을 게을리 하게 되고 음식물 섭취나 양생환경에 대해서 소홀히 하게 되어 큰 화를 입을 수 있기 때문이다.

앞에서도 언급했지만 인간은 자신의 몸에 대한 청지기일 뿐이다. 인간은 자신의 심신을 잘 관리하다가 때가 되어 하나님이 반납하라고 하시면 반납해야 하는 청지기일 뿐이다. 청지기의 사명은 자신의 몸과 마음을 잘 관리하는 것이다.

세월을 이길 수는 없어도 활기혈단(活氣血丹)으로 건강하고 행복하게 함께 갈 수는 있다

세월을 이길 수 없다. 도도히 흐르는 세월에 대항해서 이긴 사람은 그 누구도 없다. 예컨대, 중국역사에서 절대 권력을 쥐었고 큰 족적을 남겼다는 진시황(秦始皇, B.C 259~210)은 세월을 거스르며 늙지 않게 하고 죽지 않게 해주며 영원히 살게 해준다는 불로불사(不老不死)의 불로초(不老草)를 구하러 신하들을 세계 각지로 보냈지만 그 뜻을 이루지 못했다. 오히려 질병에 걸려 50세의 나이로 생을 마감했다. 그 누구도 세월을 이길 수 없다.

하지만, 세월을 이길 수는 없지만 활기혈단(活氣血丹)으로 건강하고 행복한 삶을 누리며 세월과 함께 기쁘고, 즐겁고, 행복하게 갈 수는 있다. 도도히 흐르는 세월과 함께 손잡고 기쁘고, 즐겁고, 행복하게 가는 것이다.

한 번 죽는 것은 사람에게 정해진 것이다. 그러나 건강하고 행복한 삶을 누릴 축복은 누구에게나 있다

한 번 죽는 것은 사람에게 정해진 것이다. 부자든 가난한 자든, 권력자든 권력자가 아니든, 사장이든 종업원이든, 남자든 여자든 그 누구도 그 정해진 죽음에서 벗어날 수 없다.

그러나 모세가 죽을 때 나이 백 이십 세였으나 기력이 쇠하지 아니하였듯이 하나님이 부르시는 그날까지 건강하고 행복한 삶을 누릴 수 있다. 이것은 축복이다.

앞에서도 언급했지만 이제 우리나라 사람들도 고령사회, 초고령사회에 살고 있다. 〈표 2.2.1〉 참조.

〈표 2.2.1〉 고령화사회, 고령사회, 초고령사회

	고령화 사회	고령 사회	초고령 사회
총인구 중에서 65세 이상 인구 차지 비율	7%	14%	20%
우리나라 진입	2000년 7월	2017년 6월	

우리나라(북한 제외)는 2000년 7월에 고령화사회로, 2017년 6월엔 고령사회로 들어섰다. 만약 이런 추세가 빠르게 진행되면 초고령사회에로의 진입이 예측된 2025~2026년 보다 빨라질 수 있다. 초고령사회가 된다는 것은 노인인구가 증가하는 비율에 비해 출산율은 그 반대로 매우 하락하고 있다는 말과도 같은 것이다. 따라서 정부는 노령인구대책도 마련하여 실시하여야 하는 것은 물론이지만 출산율을 높이는 정책을 적극적으로 수립하여 집행하여야 할 것이다.

이미 한국인의 평균 기대수명이 90세, 100세를 향하고 있다.

문제는 모든 사람들이 모두 건강한 삶을 누리지 못하고 있다는 것에 있다. 많은 사람들이 노년에 각종 질병에 시달리고 있다는 것이다. 가정에서 또는 요양원이나 병원에서 질병으로 인한 고통의 세월을 보내고 있다는 것이다.

그리고 그러한 사람들에 대한 간호의 문제가 이제 가족의 문제를 넘어서 국가사회의 문제로 쟁점화 되고 있다. 예컨대, 100세의 어머니를 80세의 딸이 돌보아야 하는지 국가사회가 돌보아야 하는지의 문제, 그 돌보는 비용을 딸이 충당해야 하는지 국가사회가 충당해야 하는지의 문제, 100세 어머니가 건강하고 행복하게 삶을 누리도록 국가사회가 책무를 져야할 것이 아니냐의 문제 등이 쟁점화 되고 있는 것이다.

부모의 질병은 부모 자신에게만 영향을 미치는 것이 아니다. 환자 자신은 물론이고 그 배우자나 가족 구성원에게 경제적, 정신적으로 직접적인 영향을 미치게 된다. 더 나아가 국가사회에도 사회적 비용을 증가시키게 된다.

결국, 고령사회나 초고령사회에서 최대 쟁점의 하나는 어떻게 질병 없이 여생을 건강하고 행복하게 누리느냐에 관한 것이 될 것이다. 활기혈단(活氣血丹)은 우리 인간에게 정해진 한 번 뿐인 삶을 건강하고 행복하게 누릴 수 있도록 하는데 기여하고 있다.

제2.3장 호흡의 기본원칙

본장에서는 활기혈단(活氣血丹)의 조심, 조신, 조식, 조동, 조환의 다섯 준칙 가운데 하나인 조식(調息)과 관련된 호흡에 관해서 살펴보고자 한다.

호흡의 정의

호흡은 숨 또는 숨쉬기이다. 그런데 호흡이 무엇인가라는 호흡의 정의는 여러 관점에서 이루어질 수 있다. 예컨대, 사전적 의미, 생물학적 관점, 물리학적 관점, 또는 활기혈단 관점에서 호흡의 의미가 정의되어질 수 있는 것이 그러하다. 그 내용은 다음과 같다.

사전적 의미의 호흡

사전적 의미에서 보면, 호흡(呼吸)이란 숨을 내쉬고 들이마시며 숨을 쉬는 활동이다. 즉, 호흡(呼吸)에서 호(呼)는 숨을 내쉰다는 숨을 내쉴 호(呼)이고, 흡(吸)은 숨을 들이마신다는 숨을 들이마실 흡(吸)이다. 따라서 사전적 의미에서 호흡이란 숨을 내쉬고 들이마시는 숨쉬기를 말하거나 그러한 숨쉬기의 숨을 말한다.

생물학적 관점의 호흡

생물학적 관점에서 보면, 호흡(呼吸)이란 사람 몸속의 이산화탄소를 몸 밖으로 내 보내고 산소를 들이마시는 활동이다.

즉, 공기 중의 산소를 들이마셔 혈액에 공급하여 전신으로 보내고, 체내의 이산화탄소를 몸 밖으로 내 보내는 활동이다. 이러한 작용을 순조롭게 하기 위해 심장과 허파(肺, 폐)가 협동하여 기능하고 있다.

물리학적 관점의 호흡

물리학적 관점에서 보면, 호흡(呼吸)이란 허파(肺, 폐) 내부의 기압 즉 폐기압(肺氣壓)과 몸 밖의 기압 즉 대기압(大氣壓) 간의 압력(기압) 차이로 일어나는 공기의 순환이다. 즉, 기체(가스, 공기)는 분압(分壓, partial pressure)이 높은 곳에서 낮은 곳으로 이동하는 성질의 확산현상 즉 기체(가스, 공기)가 고기압에서 저기압으로 이동하는 성질의 확산현상(diffusion phenomena) 때문에 호흡이 이루어지는 것이다.

여기서 분압(分壓, partial pressure)이란 인체에 몇 종류의 기체(예컨대, 산소와 이산화탄소)가 혼합되어 섞여 있을 때, 그리고 이들 상호간에 화학반응이 일어나지 않을 때, 그 산소와 이산화탄소가 각각 단독으로 전체 용적을 차지했다고 가정할 경우에 나타내는 압력을 의미한다. 그리고 혼합기체의 전체압력은, 각각의 기체가 상호간에 화학반응을 일으키지 않을 때, 각각의 기체의 분압의 합과 같다는 것이 돌턴(John Dolton)의 분압법칙이다.

몸 밖의 기압을 대기압[大氣壓, atmospheric pressure (atm)]이라고 말할 때 대기압이란 대기(大氣)의 압력이다. 대기의 압력은 공기(空氣)의 압력이다. 따라서 대기압이란 지상에서 공기의 무게 때문에 발생하는 압력이라는 의미이다.

진공유리관 속의 수은주[水銀柱 : hydrargyrum(Hg)]가 76cm 높이까지 즉, 760mm 높이까지 올라갔을 때의 공기가 누르는 힘을 1기압이라고 한다. 즉, 1기압(atm)이란 공기가 진공유리관 속의 수은주를 760mm 높이까지 밀어 올리는 힘(압력)이다. 단위로는 760mmHg(수은주밀리미터)이다. 또는 760Torr(토르)라고 표기한다. 760토르는 온도 0℃에서의 수은주를 760mm 올리는 압력이다.

1atm(기압) = 760mmHg(수은주밀리미터) = 760Torr(토르)

이 1기압의 세기는 높이가 약 10m(또는 10.33m) 되는 물기둥으로 짓누르는 것과 같은 압력이다. 또는 1,000km 공기기둥으로 짓누르는 것과 같은 압력이다. 이러한 1기압, 760mmHg의 무게는 1제곱센티미터(㎠) 면적당 약 1kg(또는 약 1.0332kg)의 공기가 짓누르는 무게(힘)이다. 또는 1제곱미터(㎡) 면적당 약 10톤(또는 약 10,332kg)의 공기가 짓누르는 무게(힘)이다. 그런데 이러한 무게(압력)에도 사람은 고통을 받지 않고 일상생활을 잘 하고 있다.

그 이유는 사람의 몸 안에도 몸 밖의 1기압과 비슷한 압력 즉 1기압 정도를 유지하고 있기 때문이다. 즉, 사람의 몸 밖과 안에서 각각 1기압 정도의 대등한 압력들이 서로 조화를 이루어 형성되어 있기 때문에 사람의 생명력에 지장이 없이 일상생활을 할 수 있다. 그리고 숨쉬기는 이러한 몸 밖의 기압과 몸 안의 기압 간의 차이에 의해서 이루어지고 있다.

물론 이러한 1기압이라는 것은 공기가 정상적으로 존재하고 있는 지상 또는 해수면에서의 이야기이다. 그 고도가 높아져서 공기가 희박하거나 공기가 없는 진공상태인 우주에서나 또는 물속에서는 또 다른 이야기이다.

고도가 높아질수록 지구 중력이 약해져 공기밀도가 희박해져서 대기압은 낮아지고, 공기가 없는 진공상태인 우주에서는 몸 밖에는 공기가 없고 몸 안의 공기만 있게 된다. 따라서 우주복 없이 맨 몸으로 우주공간에 있다고 가정한다면 사람은 사망하게 된다. 그러나 우주진공 환경에서 맨몸으로 던져진다고 하더라도 영화에서 보는 것처럼 순식간에 몸이 펑하고 터지지는 않는다. 그 이유는 사람의 신체는 산소가 들어 있는 뼈, 근육, 피부 등으로 이루어져 있기 때문이며, 또한 몸 안의 1기압과 몸 밖의 0기압 차이인 1기압 차이뿐이기 때문이다.

실제로 우주공간에서 동물(예컨대, 침팬지)로 실험을 한 결과에 따르면 그 동물이 우주복 없이 맨몸으로 우주공간에 던

져지더라도 바로 죽지 않고 약 40~50초 후에 죽는다고 한다. 공기(산소)가 없기 때문에 의식을 잃게 되고, 질식사하게 된다는 것이다. 따라서 만약 우주공간에서 우주복이 찢어지더라도 20~30초 정도에서는 사망하지 않는다고 한다.

오히려 우주공간에 산소가 없다는 것과 지구와는 다른 온도 (예컨대, 달의 영상 120℃(낮) ~ 영하 150℃(밤), 우주의 평균온도 영하 270℃)가 사망의 큰 원인이 된다고 할 것이다. 따라서 이러한 사고를 방지하기 위해 우주인들은 특수 제작된 우주복을 입고 우주공간에서 작업을 하는 것이다.

그리고 우주복 안의 공기는 지상의 공기와는 다르다. 지상의 공기에는 산소, 질소 등 다양한 기체가 포함되어 있지만 우주복 안의 공기는 산소 100%이다.

한편, 대기압 1기압은 해수면에서의 1기압이기 때문에 수심 10m씩 아래로 내려갈 때마다 1기압씩 증가한다. 예컨대, 만약 사람이 10m 물속에 들어가게 되면 대기압 1기압과 수압 1기압을 합쳐서 2기압의 압력을 받게 된다. 동일한 원리로 20m 수심에서는 3기압, 30m 수심에서는 4기압, 40m 수심에서는 5기압, 그리고 50m 수심에서는 6기압의 압력을 받게 된다.

어쨌든, 이러한 확산현상 즉, 기체(가스, 공기)는 분압이 높은 곳(고기압)에서 낮은 곳(저기압)으로 이동하는 성질의 확산현상 때문에 날숨과 들숨의 호흡이 이루어진다.

예컨대, 폐기압(肺氣壓 : 허파 내부의 압력, 폐포 압력)과 대기압(大氣壓 : 몸 밖에 있는 대기의 압력) 관계에서 확산현상을 볼 때, 폐기압이 대기압보다 높아지게 되면 허파 내부(폐포)의 공기(예컨대, 이산화탄소)가 기도(氣道)를 통해 몸 밖으로 빠져나가는 날숨(호기)이 이루어지게 된다. 그 반대로 대기압이 폐기압보다 높아지게 되면 몸 밖의 공기(예컨대, 산소)가 허파 내부(폐포)로 들어오는 들숨(흡기)이 이루어지게 된다.

또한 예컨대, 폐포와 모세혈관 관계에서 확산현상을 볼 때, 산소분압은 폐포가 모세혈관보다 상대적으로 높기 때문에 산소는 산소분압이 높은 폐포에서 산소분압이 낮은 모세혈관으로 이동하여 인체 전체의 구석구석으로 흐르게 된다. 반면에 이산화탄소분압은 모세혈관이 폐포보다 상대적으로 높기 때문에 이산화탄소는 이산화탄소분압이 높은 모세혈관에서 이산화탄소분압이 낮은 폐포로 이동하여 몸 밖으로 배출된다.

그리하여 이러한 확산현상 덕분에 인체의 기체(산소와 이산화탄소)의 교환이 이루어지게 되고 사람의 생명활동이 존속되는 것이다.

사람의 허파는 약 3~7억 개의 허파꽈리[폐포(肺胞)]로 구성되어 있는데, 사람의 허파에는 근육이 없기 때문에 허파는 스스로 수축과 이완을 할 수 없다. 그러므로 허파를 둘러싸고 있는 흉강과 그 근육들에 의해서 허파는 수동적으로 움직이며 호흡한다. 허파를 둘러싸고 있는 흉강은 늑골과 횡격막에 의해서 둘러싸여 있다. 허파를 둘러싸고 있는 흉강의 부피를 변화시켜 그 압력으로 허파의 부피를 변화시키고, 그 압력으로 호흡하게 된다. 즉 허파는 수동적으로 작용하여 호흡이 이루어지게 된다. 그 호흡작용의 원리는 다음과 같다.

폐기압(肺氣壓)이 대기압(大氣壓)보다 높아지면 허파 내부(폐포)에 있는 공기가 기도(氣道)를 통해 몸 밖으로 빠져나간다. 이를 날숨, 내쉬는 숨, 또는 호기(呼氣)라고 한다.

날숨(호기)의 구체적인 원리를 보면 다음과 같다. 허파를 둘러싸고 있는 늑골(肋骨, 갈비뼈)과 흉골(胸骨, 복장뼈)이 수축되어 아래로 내려오고 횡격막이 이완되어 위로 올라가게 되면 흉강의 부피가 작아지게 된다. 흉강의 부피가 작아짐에 따라 흉강의 기압이 높아지게 된다. 흉강의 부피가 작아져 흉강의 기압이 높아지게 되면 허파의 부피도 작아지게 된다. 허파의 부피가 작아지게 되면 기압이 높아지게 된다. 폐기압이 대기압보다 높아지게 되면 허파 내부(폐포)에 있는 공기가 기도(氣道)를 통해 몸 바깥으로 빠져나가게 되어 날숨(호기)이 된다.

이와는 반대작용으로, 대기압(大氣壓)이 폐기압(肺氣壓)보다 높아지게 되면 몸 밖의 공기가 기도를 통해 허파 내부(폐포)로 들어오게 된다. 이를 들숨, 들이쉬는 숨, 또는 흡기(吸氣)라고 한다.

들숨(흡기)의 구체적인 원리를 보면 다음과 같다. 허파를 둘러싸고 있는 늑골과 흉골이 위로 올라가 확장되고 외늑간근과 횡격막이 수축되어 아래로 내려가게 되면 흉강의 부피가 커지게 된다. 흉강의 부피가 커지게 되면 흉강의 기압이 낮아지게 된다. 흉강의 부피가 커져서 흉강의 기압이 낮아지게 되면 허파의 부피도 커지게 된다. 허파의 부피가 커지게 되면 기압이 낮아지게 된다. 폐기압이 대기압보다 낮아지게 되면 몸 밖의 공기가 기도(氣道)를 통해 허파 내부(폐포)로 들어오게 되어 들숨(흡기)이 된다.

활기혈단(活氣血丹) 관점의 호흡

활기혈단(活氣血丹)의 관점에서 보면, 호흡(呼吸)이란 건강하고 행복한 삶을 누리기 위해 몸 안팎의 기(氣)를 순환시키는 활동이다. 즉, 활기혈단 호흡이란 기혈(氣血)의 흐름을 좋게 하고, 건강하고 행복한 삶을 누리기 위해 우주와 대자연과 하늘과 땅의 좋은 기를 몸 안으로 받아들이고 몸속의 나쁜 기를 몸 밖으로 내 보내는 활동이다.

이를 위해 활기혈단 호흡에서는 물리학적 관점의 호흡과 생물학적 관점의 호흡이 복식호흡을 기반으로 하는 코호흡의 자연호흡을 원칙으로 하는 호흡이 이루어진다.

또한 호흡은 그러한 활동과정에서 기혈(氣血) 즉 기(氣)와 혈(血)을 순환시키며 중추신경(뇌와 척수)과 말초신경(뇌신경과 척수신경), 교감신경과 부교감신경, 자율신경, 뼈, 척수, 세포, 피부 등 전신의 기관과 조직에 영향을 미치며, 인간의 일상생활이나 대인관계나 자신의 감정에도 영향을 미치는 활동이다.

그 결과 호흡이 잘못되면 일상생활에 나쁜 영향을 미치게 될 뿐만 아니라 각종 질병에 노출될 수 있지만 반대로 올바른 호흡법은 질병을 예방하고 치료할 수 있다.

이러한 중요성 때문에 활기혈단에서 호흡은 조심(調心), 조신(調身), 조식(調息), 조동(調動), 조환(調環)의 활기혈단 다섯 준칙 가운데 하나인 조식(調息)과 관련되어 있으며, 그 수련을 강화하고 있는 것이다.

활기혈단에서 기혈의 흐름을 좋게 하는 호흡은 자연스러운 호흡이어야 한다. 즉, 강압이나 강제함이나 역행함이나 거스름이 없이 자연스럽게 하여야 한다. 자연스럽게 호흡한다는 것은 대자연과 하늘과 땅의 기의 자연스러운 흐름 그리고 인간 몸의 기혈의 자연스러운 흐름에 따라 자연스럽게 호흡하여야 한다는 것이다. 이에 거슬러 역행하여 호흡하거나 강제로 호흡을 멈추거나 하게 되면 기혈이 막히거나 장애를 겪게 된다.

호흡의 기본원칙 :
코호흡과 복식호흡의 자연호흡법

활기혈단(活氣血丹)에서의 호흡의 기본원칙은 자연호흡법(自然呼吸法)이다. 올바른 자연호흡법을 실현하기 위한 거기에 적합한 호흡자세(呼吸姿勢)가 필요하다.

자연호흡법(自然呼吸法)은 인간의 자연 상태에서 자연적으로 숨 쉬는 호흡방식이다. 즉, 자연호흡법은 인위적으로 숨을 참거나 억누르지 않고 인간이 태어 날 때의 자연 상태에서 자연적으로 들이마시고 내쉬는 호흡법이며, 고르고 자연스럽게 하는 호흡법이다.

활기혈단에서 자연호흡법은 코호흡과 복식호흡을 원칙으로 한다. 즉, 호흡하는 사람 본인이 아무렇게나 하는 호흡이 자연호흡이 아니라 코호흡과 복식호흡을 원칙으로 하는 호흡이 자연호흡이다.

코호흡

코호흡이란 코를 통해서 숨을 들이마시고 내쉬는 것을 원칙으로 하는 호흡이다. 코호흡은 입호흡에 상대되는 호흡방식이다. 활기혈단에서 코호흡을 원칙으로 한다는 것은 코로 하는 호흡인 코호흡을 기본으로 하고, 입으로 하는 호흡인 입호흡은 예외적으로만 허용한다는 것이다.

부비강과 코털

코에는 외부에서 들어오는 나쁜 유해 이물질, 먼지 등을 걸러주는 부비강(副鼻腔 : 콧속 공간)과 코털이 있다. 하지만 입에는 그러한 것이 없다. 따라서 코로 호흡하는 것이 위생상으로도 자연스럽고 바람직하다.

또한 부비강과 코털은 이물질을 걸러주는 기능 이외에도 외부에서 들어오는 찬 공기나 더운 공기를 사람 몸의 체온에 적합하도록 만들어주는 조절기능도 수행한다.

복식호흡

활기혈단에서의 코호흡은 복식호흡(腹式呼吸)을 기반으로 함을 원칙으로 한다.

복식호흡은 흉곽(胸廓)의 늑골(肋骨, 갈비뼈)을 움직여 호흡하는 가슴호흡인 흉식호흡(胸式呼吸)에 상대적인 개념이다. 흉식호흡이 갈비뼈를 움직여 호흡하는 방식인데 반하여 복식호흡은 배를 움직여 호흡하는 방식이다.

복식호흡은 배(특히 십이단전의 장단전이 있는 아랫배와 완단전이 있는 윗배)를 움직여 횡격막(橫隔膜·橫膈膜)을 신축시킴으로써 복강(腹腔)과 흉강(胸腔)을 모두 움직여 호흡하는 방식이다. 즉, 배를 밖으로 내면서 숨을 들이마시고 배를 등 쪽으로 밀어 넣으면서 숨을 내쉬는 호흡방식이다.

【주의사항】 복식호흡을 할 때 배를 무리하게 밖으로 내밀지 않도록 하여야 한다. 배를 밖으로 무리하게 내미는 것이 습관

화되면 배가 밖으로 튀어나오게 되고 허리가 자신도 모르게 굵어지게 되기 때문이다. 일단 늘어난 배와 허리는 좀처럼 들어가지 않기 때문에 이에 대한 수련도 또다시 하여야 하는 문제가 발생할 수 있기 때문이다. 따라서 복식호흡을 할 때 배를 밖으로 내미는 것은 적절한 수준에서 하되 등 쪽으로 밀어넣는 것을 크게 하면서 횡격막을 움직이며 복강과 흉강을 움직여 호흡하도록 하여야 한다.

복식호흡은 십이단전의 장단전을 강화하여 완단전과 신단전 그리고 반단전을 강화하여 오장육부(육장육부)는 물론이고 뇌와 중추신경과 말초신경 그리고 교감신경과 부교감신경을 자극하여 건강하고 행복한 삶의 증진에 크게 기여하기 때문에 활기혈단에서는 복식호흡 수련을 강화하고 있다.

활기혈단(活氣血丹)에서 자연호흡법으로서의 복식호흡을 기반으로 하는 코호흡은 다음과 같은 자세를 유지하며 실시한다.

허령정경 미려중정 심정신송

첫째, 허령정경(虛靈頂勁), 미려중정(尾閭中正), 심정신송(心靜身鬆) 자세를 취한다. 이 용어들은 태극권 등에서 많이 활용되는 용어인데 활기혈단에서도 동일하게 중요시 한다. 그 내용은 다음과 같다.

- **허령정경虛靈頂勁) :** 허령정경은 머리와 목에 힘을 빼고 머리 정수리(頂)가 하늘에 매달린 듯 똑바로 세워 머리와 목을 바르게 세우는 자세를 취하는 것이다. 즉, 목에 힘이 들어가서 목이 경직되게 하거나 또는 목이 거북이 목처럼 목 굽은 자세를 취하거나 해서는 안 된다는 것이다. 활기혈단 수련 시에 허령정경은 미려중정과 함께 할 때 척주를 중심으로 하는 전신이 바른 자세가 된다.

- **미려중정(尾閭中正) :** 미려중정은 등과 허리와 꼬리뼈(尾閭)가 일직선으로 곧고 바르게 쭉 펴서 세워 바른 자세를 취하는 것을 말한다. 즉, 엉덩이가 앞으로나 뒤로 삐져나오거나 등이 굽은 자세를 취해서는 안 된다는 것이다. 활기혈단 수련 시에 미려중정은 허령정경과 함께 할 때 척주를 중심으로 하는 전신이 바른 자세가 된다.

- **심정신송(心靜身鬆) :** 심정신송은 마음(心)을 고요하게 하고 몸(身)을 방송(放鬆)하는 자세를 취한다는 것을 말한다. 즉, 마음을 고요하게 하고 전신을 방송할 때 호흡의 흐름은 물론이고 기혈의 흐름이 원활해진다는 것을 명심해야 할 것이다.

따라서 머리(뼈), 목(뼈), 등(뼈), 허리(뼈), 꼬리(뼈)가 일직선이 되게 곧게 펴야 한다. 물론 인간의 척주 자체가 직선의 자처럼 곧게 되어있지 않고 곡선으로 되어 있기 때문에 척주를 일직선으로 곧게 뻗은 자처럼 곧게 펼 수 없다. 따라서 여기서 일직선이 되게 곧게 펴야 한다는 말은 목이 굽은 자세, 등이 꾸부정한 자세, 또는 엉덩이가 앞이나 뒤로 튀어 나온 자세를 취해서는 안 된다는 것을 의미한다.

특히 현대인들은 컴퓨터, 스마트폰 등을 많이 사용함으로 인해서 자신도 알지 못하는 사이에 목이나 등이 거북이 목처럼 꾸부정해져 있는 경우가 많은데 이를 활기혈단 수련으로 바르게 잡아 주어 교정하도록 하여야 한다.

또한 마음을 고요하게 하고 전신을 방송(放鬆)하며, 힘을 주지 말고 부드럽고 자연스럽게 곧게 쭉 펴야 한다. 왜냐하면 힘을 강하게 주게 되면 자연스러운 호흡이 이루어지지 않게 되기 때문이다. 즉, 힘을 강하게 주게 되면 목, 허리, 가슴 등에 힘이 들어가게 되고 목과 허리와 등이 뻣뻣하게 경직되어 기가 잘 흐르지 않게 되기 때문이다.

오작교(천교)

둘째, 입은 윗입술과 아랫입술을 가볍게 붙여 다문다. 다문 입안의 혀끝은 윗니와 윗잇몸 사이에 가볍게 댄 상태로 만든다. 이러한 상태를 태극권 등에서는 오작교(烏鵲橋) 또는 천교(天橋)라고도 하며 활기혈단에서도 역시 그렇게 사용한다. 여기서 오작교(천교)란 생기를 돋우는 좋은 기운을 소통하기 위해 하늘(머리)과 땅(몸통)을 잇는 다리라는 의미이다.

그러한 상태에서, 코로 숨을 들이마실 때는 오작교(천교) 접촉부분의 가장자리를 약간 강하게 한다. 즉 입을 다문 상태에서 혀끝 가장자리에 힘을 가볍게 주도록 한다. 그리고 숨을 내실 때는 혀끝 가장자리를 약간 느슨하게 풀어 주도록 한다.

이러한 오작교(천교) 상태로 호흡을 하게 되면 입안의 체온 즉 구강(口腔)의 체온을 평균적인 정상체온인 36.8℃ ± 0.4℃ 즉, 36.4℃~ 37.2℃ 에 적합하도록 유지시켜 준다. 일반적으로 정상 성인 몸의 평균 체온은 36.5℃ 으로 통용되고 있다.

【주의사항】 주의할 것은 고혈압, 심장질환, 뇌질환, 당뇨병 등의 만성질환자는 오작교(천교) 자세를 취해서는 안 되며, 혀끝을 윗잇몸에 붙이지 않도록 한다. 즉, 혀끝을 윗잇몸에 붙이지 말고 떼서 혀끝을 입안 공간의 가운데서 약간 아래의 위치로 자연스럽게 내리도록 한다.

침(타액)과 건강

또한 오작교(천교) 상태로 호흡을 하게 되면 입안에 타액(唾液, 침)을 발생시켜 건강에 좋다.

예컨대, 이러한 침은 입안과 목안의 습도를 정상적으로 유지시켜 주어 각종 바이러스 침투예방과 건강에 좋다.

또한 이러한 타액(침)에는 질병예방과 항암효과를 유발하는 물질이 들어 있어서 질병예방과 건강유지에 좋은 효과를 가져다준다.

침샘

입안에서 생성되는 침(타액)은 주된 침샘인 귀밑샘(耳下腺 이하선), 턱밑샘(顎下腺 악하선), 혀밑샘(舌下腺 설하선)의 세 종류의 침샘에서 주로 분비된다. 그 외에 혀, 입천장, 입술, 목, 볼 등에 눈에 거의 보이지 않는 약 600여 개의 작은 침샘들에서 분비된다.

금진옥액으로서 침(타액)의 중요성

침(타액)은 예로부터 금진옥액(金眞玉液)이라고 했다. 금진옥액이란 침은 금과 옥 같이 진귀한 체내에서 생기는 액체라는 의미이다.

이는 전통 동양의학의 견해인데 이러한 침의 중요성은 현대 과학으로도 밝혀졌다. 즉, 입안의 침샘에서 생성되는 침은 매우 중요한 소화액과 치료성분을 함유하고 있다. 그래서 식사를 할 때 음식물을 꼭꼭 씹어서 천천히 먹게 되면 그 만큼 건강에 좋다.

특히 활기혈단에서는 당뇨병 질환을 가진 사람은 음식물을 반드시 72번 정도 꼭꼭 씹어서 먹도록 권유하고 있다. 그런데라면, 국수와 같은 면 종류의 음식은 몇 번 씹기도 전에 식도로 넘어가 버리기 때문에 72번 정도 씹는 것은 어렵다. 즉, 환자의 혈당치를 높이게 된다. 따라서 당뇨병 질환자에게는 라면, 국수와 같은 면 종류의 음식은 바람직하지 않다.

침(타액)의 건강에 유용한 성분

침의 성분은 99% 이상이 수분이며, 나머지 1% 이내의 성분에 구강과 몸의 건강에 중요한 다양한 성분이 포함되어 있다. 즉, 침에는 건강에 좋은 알파아밀라아제[α-amylase : 프티알린(ptyalin)], 면역글로불린 A(IgA : immunoglobulin A), 페록시다아제(peroxidase), 리소자임(lysozyme), 뮤신(mucin), 락토페린(lactoferrin), 전해질(電解質) 등과 같은 성분들이 들어 있다. 그 내용은 다음과 같다.

- **알파아밀라아제(α-amylase)**는 소화효소이다. 귀밑샘에서 분비되며 입에서 음식물과 혼합되어 녹말을 분해하여 설탕, 젖당, 갈락토오스(galactose) 등을 형성한다.
- **면역글로불린 A(immunoglobulin A)**는 IgA라고도 하며 면역과 항균물질의 면역항체이다. 점막을 면역하며, 바이러스(세균)를 무력화시키는 기능을 담당하는 항체이다.
- **페록시다아제(peroxidase, 과산화효소)**는 항산화효소이다. 활성산소를 제거하는 기능의 효소이다.
- **리소자임(lysozyme)**은 항균과 살균 작용과 세균감염을 막아주는 역할을 하는 단백질이다. 눈물에도 들어 있다.
- **뮤신(mucin)**은 점액소 당단백질이다. 단백질 흡수와 위

벽 보호 등의 역할을 한다. 침이 끈적끈적한 것은 이 뮤신 때문이다. 위벽에서도 분비된다.

● **락토페린(lactoferrin)**은 강력한 항균성 단백질이다. 모유, 전립선 등에도 존재한다. 신생아에게 모유를 먹이면 질병과 감염을 예방하는 좋은 효과가 있다.

● **전해질(電解質)**은 나트륨, 칼륨, 칼슘, 마그네슘, 인산염, 염화물, 중탄산염 등과 같은 성분으로 구성되어 있다.

이러한 침의 효능 때문에 침만 잘 삼켜도 건강을 유지할 수 있고, 침만 잘 삼켜도 당뇨병을 예방할 수 있다는 말들이 있는 것 같다. 이러한 중요한 역할을 하는 침(타액)이므로 침을 몸 밖으로 자주 뱉어 내는 것은 바람직하지 않다.

활기혈단(活氣血丹)에서 생성되는 침은 입안을 촉촉하게 충분히 적셔서 멸균항균작용을 수행하도록 하는 것이 바람직하며, 입안에 침이 많이 고였을 경우엔 단 한 번에 삼키지 말고 조금씩 분할하여 여러 번 나누어서 삼키도록 한다.

함흉발배

셋째, 코끝과 배꼽이 마주 볼 수 있도록 가슴을 내밀지 말고 가슴을 자연스럽게 한다. 이렇게 되면 자연스럽게 가슴이 들어가고 자연스럽게 등이 나오게 된다. 이러한 자세를 함흉발배(含胸拔背) 자세라고도 한다.

태극권 등에서 사용되는 용어인 함흉발배는 글자그대로 직역하게 되면 가슴은 안으로 집어넣고(含胸) 등은 뒤로 **빼다**(拔背)는 것인데 활기혈단 수련할 때는 그런 자세를 취해서는 안 되고 어깨와 가슴과 등을 방송하여 편안한 자세를 취하여야 한다는 의미이다.

수련할 때 힘이 들어가게 되면, 몸은 경직되고, 어깨는 굳어지고, 가슴은 앞으로 튀어 나오게 되고, 등은 들어가게 되는데 이를 방지하기 위해 함흉발배하여야 한다는 것이다. 즉, 어깨에는 힘이 들어가서는 안 되고, 가슴은 앞으로 튀어 나오게 해서는 안 되고, 등은 들어가게 하여서는 안 된다는 것이 함흉발배에 함축된 기본적인 의미이다.

따라서 힘이 들어가서는 안 되고, 어깨가 경직되어 굳어서는 안 되고, 가슴을 일부러 앞으로 내밀거나 안쪽으로 집어넣거나, 또는 등을 일부로 뒤로 **빼거나** 안쪽으로 집어넣어서는 안 된다는 것을 명심하여야 한다. 전신을 방송하여 자연스럽게 해야 한다.

기침단전과 70:30 호흡원칙

넷째, 들이마신 숨은 입과 기관지를 거쳐 가슴과 폐를 거쳐, 심장을 거치며 배와 하복부까지 자연스럽게 이동하도록 한다. 활기혈단(活氣血丹)에서는 호흡 작용을 통해 심신에 나쁜 사기(邪氣)를 몸 밖으로 내보내고 심신에 좋은 기(氣)는 가슴과 폐를 채운 다음, 심장을 거치며, 상복부를 거쳐, 하복부의 장단전(腸丹田)에까지 이르도록 해야 한다. 이를 기침단전(氣沈丹

田)이라고 한다. 여기서 장단전이란 활기혈단 십이단전의 장단
전을 말한다.

이 기침단전을 수련할 때, 들이마신 공기의 70%는 몸속의
이산화탄소와 함께 몸 밖으로 내보내고 30%는 진기(眞氣)로
변환시켜 장단전(腸丹田)에 축적하도록 한다. 이를 70:30 호흡
원칙이라고 한다.

운동, 작업, 일상생활 호흡의 기본원칙

활기혈단(活氣血丹)을 수련할 때, 호흡의 기본방식은 자연호
흡법의 기본방식이며 코호흡과 복식호흡을 기본으로 한다는
것을 앞에서 언급했다.

일반적으로 운동, 작업, 일상생활에서 호흡의 기본원칙은 다
음과 같다. 즉, 손이나 주먹 또는 팔로 무엇을 밀 때, 찌를 때,
칠 때, 짤 때, 누를 때, 몸 안쪽으로 모을 때, 앉을 때, 들어
올릴 때 숨을 내쉬도록 한다.

이러한 운동, 작업, 일상생활에서의 숨쉬기의 기본원리는 힘
을 쓸 때 근육이 수축할 때 숨을 내쉬고, 힘을 쓰지 않을 때
근육이 이완할 때 숨을 들이마신다는 것이다.

이러한 호흡의 기본원리는 전통 태극권 운동 등에서 강조하
는 호흡자연(呼吸自然), 선흡후호(先吸後呼), 개흡합호(開吸合
呼), 기흡락호(起吸落呼) 원칙과 유사한 것이라고 할 수 있다.
그 의미는 다음과 같다.

- **호흡자연(呼吸自然) :** 호흡자연은 호흡은 몸동작에 따라 자연스럽게 하여야 한다는 것이다.

- **선흡후호(先吸後呼) :** 선흡후호는 먼저 숨을 들이마시고 난 다음 숨을 내쉬어야 한다는 것이다.

- **개흡합호(開吸合呼) :** 개흡합호는 몸(가슴, 흉곽)을 열어 이완시키는 동작에서는 숨을 들이마시고, 몸(가슴, 흉곽)을 모아 수축시키는 동작에서는 숨을 내쉬어야 한다는 것이다.

- **기흡락호(起吸落呼) :** 기흡락호는 몸(손, 팔)을 올리는 동작에서는 숨을 들이마시고, 몸(손, 팔)을 내리는 동작에서는 숨을 내쉬어야 한다는 것이다.

이러한 태극권 운동의 호흡자연, 선흡후호, 개흡합호, 기흡락호 원칙의 기본명제는 호흡은 각각의 몸동작에 따라서 자연스럽게 하여야 한다는 것이다. 몸동작과 호흡은 상호 조화하여 자연스럽게 흘러야 한다는 것이며, 호흡을 억지로 하거나, 숨을 억지로 참거나, 강제로 호흡을 길게 하거나 짧게 하거나, 무리하게 호흡하여서는 안 된다는 것이다.

이러한 운동, 작업, 일상생활에서의 숨쉬기의 기본원리와 자연호흡법의 기본원칙을 적용한 구체적인 사례는 다음과 같다. 여기에 함께 제시된 실습들을 반드시 실습해보도록 한다.

● 밀거나 밀칠 때 숨을 내쉰다.

일반적으로 무엇을 밀 때, 또는 밀쳐 낼 때 숨을 내쉰다.
예컨대, 손(손바닥)으로 자동차를 밀 때, 상자를 밀 때, 상대방을 밀칠 때와 같이 무엇을 밀거나 밀칠 때 숨을 내쉬는 것이 자연스럽다.

또한 예컨대, 팔굽혀펴기를 할 때 바닥(지면)에 양손을 짚고 엎드린 자세에서 팔을 굽혀 몸이 내려갈 때 숨을 들이마시고, 팔을 펴서 몸이 올라 올 때 숨을 내쉬는 것이 자연스럽다. 왜냐하면 팔굽혀펴기에서 굽혔던 팔을 펴면서 몸을 위로 올릴 땐 양손과 팔로 바닥(지면)을 미는 것이 되므로 숨을 내쉬는 것이 자연스럽기 때문이다.

【실습 1】 거실에 놓여 있는 소파(sofa)를 자동차라고 가정한다. 양손으로 **자동차를 미는** 동작을 연습하면서 호흡방식을 실습하도록 한다. 왜냐하면 자동차나 가구 같은 것을 밀 때 호흡방법이 잘못되어 허리를 다치는 사람들이 생각보다 많기 때문에 이를 예방하기 위하여 실습하는 것이다. 자동차를 밀기 전에 준비운동으로 손목과 허리를 가볍게 푼 후, 숨을 크게 들이마시고 난 다음, 숨을 서서히 내쉬면서 자동차를 민다. 자동차를 밀면서 들이마신 공기의 70% 정도를 내쉬었다고 생각되면 자동차 미는 것을 잠시 멈추고, 숨을 다시 들이마신 다음, 다시 숨을 천천히 내쉬면서 자동차를 미는 방식을 반복하면서 호흡방식을 실습하도록 한다.

【실습 2】 거실바닥에 엎드려 양손바닥을 거실바닥에 짚고 **팔굽혀펴기**를 실시하면서 호흡방식을 실습하도록 한다. 팔을 굽혀 몸이 거실바닥으로 내려갈 때 숨을 들이마시고, 팔을 펴서 몸이 올라 올 때 숨을 내쉰다는 것을 명심하여 실습하도록 한다. 거실에서 팔굽혀펴기를 할 땐 거실바닥을 깨끗이 닦고 실습하도록 한다. 그렇지 않으면 먼지가 콧속으로 흡입이 될 수 있기 때문이다. 팔굽혀펴기는 팔의 힘을 기르는 것이기 때문에 엉덩이, 다리, 몸의 힘은 빼고 팔 힘만으로 팔굽혀펴기를

하여야 한다.

【실습 3】 뒤로 의자를 잡고 팔굽혀펴기도 팔굽혀펴기 운동이기 때문에 동일하게 숨쉬기 방법을 적용한다. 방법은 다음과 같다. ① 의자를 등 뒤로 하여 선다. 자신의 키의 2/3 정도의 거리를 두고 양쪽 발 모아서기 자세로 의자를 등 뒤로 하여 선다. ② 등 뒤의 의자의 앞쪽 끝을 양손으로 잡는다. 의자 좌우에 팔걸이가 있는 경우엔 팔걸이 앞쪽 끝을 양손으로 각각 잡는다. ③ 무릎을 80~90도 정도 구부린다. ④ 엉덩이는 공중에 수평으로 떠 있게 한다. ⑤ 팔을 굽히면서 엉덩이를 지면으로 서서히 내리면서 숨을 들이마신다. 이때 팔꿈치가 직각이 될 때까지 굽히며 엉덩이를 내린다. ⑥ 엉덩이를 내린 다음, 숨을 내쉬면서 굽혔던 팔을 펴면서 엉덩이를 들어 올리며 몸을 들어올린다. ⑦ 총 12회 실습하며 호흡방식을 실습하도록 한다. ⑧ 이 운동도 역시 팔굽혀펴기 운동이기 때문에 팔 힘만으로 운동하도록 하여야 한다. 즉, 엉덩이, 다리, 몸의 힘은 **빼고** 팔 힘만으로 실시하도록 한다.

● 내지르거나 찌를 때 또는 걷어찰 때 숨을 내쉰다.

일반적으로 손이나 주먹으로 무엇을 찌를 때나 내지를 때 또는 발로 걷어찰 때는 숨을 내쉰다.

예컨대, 사람이나 물건을 향해 힘껏 뻗치며 손끝이나 손바닥이나 주먹으로 내지를 때 또는 찌를 때 숨을 내쉬는 것이 자연스럽다.

또한 예컨대, 사람이나 물건을 발길로 걷어차는 것도 내지르는 것이 되기 때문에 발길로 무엇을 걷어찰 때는 숨을 내쉬는 것이 자연스럽다.

【실습 4】 샌드백(sand bag)이 거실 천장에 매달려 있다고 가정한다. 그 샌드백을 양손 손바닥(또는 주먹)으로 동시에 어깨 높이 정도에서 내지르는 동작을 연습하면서 호흡방식을 실습하도록 한다. 내지르기 전에 숨을 들이마셨다가 양손 손바닥(또는 주먹)을 동시에 힘껏 앞으로 뻗치며 내지를 때 숨을 내쉬도록 한다. 이 동작을 12회 반복하며 호흡방식을 실습하도록 한다.

【실습 5】 샌드백이 거실 바닥에 놓여 있다고 가정한다. 그 샌드백을 발길질로 내지르는 동작을 연습하면서 호흡방식을 실습하도록 한다. 발길질을 하기 전에 숨을 들이마셨다가 발길로 걷어찰 때 숨을 내쉬도록 한다. 이 동작을 오른발 왼발 각각 6회씩 총 12회 반복하며 호흡방식을 실습하도록 한다.

● 타격할 때, 칠 때 숨을 내쉰다.

일반적으로 무엇을 칠 때나 타격할 때는 숨을 내쉰다.
예컨대, 손바닥이나 주먹으로 어떤 물건을 치거나 상대방을 타격할 때 숨을 내쉬는 것이 자연스럽다.
또한 예컨대, 야구운동에서 날아오는 볼을 배트로 때리는 것은 타격에 해당되기 때문에 배트로 볼을 칠 때 숨을 내쉬는 것이 자연스럽다.

【실습 6】 샌드백(sand bag)이 거실 천장에 매달려 있다고 가정한다. 손바닥(또는 주먹)으로 그 샌드백을 타격하는 동작을

연습하면서 호흡방식을 실습하도록 한다. 샌드백을 타격하기 전에 숨을 들이마셨다가 손바닥(또는 주먹)으로 타격할 때 숨을 내쉬도록 한다.

【실습 7】 야구게임장에서 날아오는 야구공을 배트(bat)로 친다고 가정한다. 배트로 야구공을 치는 동작을 연습하면서 호흡방식을 실습하도록 한다. 야구공을 타격하기 전에 숨을 들이마셨다가 배트로 야구공을 타격할 때 숨을 내쉬도록 한다.

● 짤 때 숨을 내쉰다.

일반적으로 손으로 무엇을 짤 때 숨을 내쉰다.
예컨대, 수건의 물기를 빼내기 위해 손으로 수건을 짤 때 숨을 내쉬는 것이 자연스럽다. 즉 수건의 물기를 짜기 전에 숨을 들이마셨다가 수건을 짤 때 숨을 내쉬면서 짜는 것이 자연스럽다.

【실습 8】 손빨래한 수건(또는 옷)을 손으로 짜서 물기를 빼다고 가정한다. 그 수건(또는 옷)을 손으로 짜는 동작을 연습하면서 호흡방식을 실습하도록 한다. 수건(또는 옷)을 짜기 전에 숨을 들이마셨다가 수건(또는 옷)을 짤 때 숨을 내쉬도록 한다.

【실습 9】 방 닦는 걸레를 물에 세척한 다음 걸레를 손으로 짜서 물기를 빼다고 가정한다. 걸레를 손으로 짜는 동작을 연습하면서 호흡방식을 실습하도록 한다. 걸레를 짜기 전에 숨을 들이마셨다가 걸레를 짤 때 숨을 내쉬도록 한다.

● 당길 때 숨을 내쉰다.

일반적으로 무엇을 잡아당기거나 끌어당길 때 숨을 내쉰다.

예컨대, 상대방의 팔이나 몸을 자신의 몸 뒤쪽이나 옆으로 잡아당길 때 숨을 내쉬는 것이 자연스럽다.

또 예컨대, 복식호흡으로 장단전과 완단전 운동을 할 때 장단전이 있는 아랫배와 완단전이 있는 윗배를 등 방향으로 힘껏 끌어당길 때 숨을 내쉬는 것이 자연스럽다.

또한 예컨대, 윗몸일으키기 운동 시에 누웠던 몸을 위로 당기며 윗몸을 일으킬 때 숨을 내쉬는 것이 자연스럽다.

또한 예컨대, 웨이트트레이닝에서 아령(dumbbell)이나 역기(barbell)로 벤트오버로우(Bent Over Row) 운동을 할 때 바를 잡고 배꼽 방향으로 당길 때 숨을 내쉬는 것이 자연스럽다.

【실습 10】 상대방의 왼팔을 자신의 몸 우측 옆으로 잡아당긴다고 가정한다. 상대방의 왼팔을 자신의 몸 우측 옆으로 잡아당기는 동작을 연습하면서 호흡방식을 실습하도록 한다. 상대방의 왼팔을 잡아당기기 전에 숨을 들이마셨다가 상대방의 왼팔을 자신의 몸 우측 옆으로 잡아당길 때 숨을 내쉬도록 한다. 이 동작을 12회 반복하며 호흡방식을 실습하도록 한다.

【실습 11】 장단전이 있는 아랫배와 완단전이 있는 윗배를 밖으로 내면서 숨을 들이마시고 아랫배와 윗배를 등 쪽으로 깊게 밀어 넣으면서 숨을 내쉬도록 하는 복식호흡동작을 연습하면서 호흡방식을 실습하도록 한다. 이 복식호흡동작을 12회 반복하며 호흡방식을 실습하도록 한다.

【실습 12】 양손을 깍지 끼어 머리뒤통수를 감싸고, 얼굴은 하늘을 향하고, 거실에 누워 윗몸일으키기 자세를 취하고 윗몸일으키기 운동을 실시한다. 윗몸을 바닥에 누울 때 숨을 들이마시고, 누웠던 윗몸을 위로 일으킬 때 숨을 내쉬는 호흡방식을 실습하도록 한다. 이 동작을 12회 반복하며 호흡방식을 실습하도록 한다.

【실습 13】 거실에서 아령(dumbbell)으로 벤트오버로우(Bent Over Row) 운동을 실시하면서 호흡방식을 실습한다. 양손으로 아령을 잡고 대흉근 방향으로(역기를 사용할 때 역기의 바가 배꼽 아래에 오도록) 당길 때 숨을 내쉬고, 원래의 위치로 내려놓을 때 숨을 들이마신다. 실시방법은 다음과 같다. ① 준비운동을 한 후, ② 양발은 어깨너비만큼 벌리고 서서, ③ 시선은 전방을 주시하고, ④ 무릎은 약간 굽힌 후, ⑤ 동일한 무게의 아령(dumbbell : 자신의 체중에 알맞게 가벼운 아령)을, 손바닥이 자신의 무릎 쪽을 향하도록 하여, 양손에 각각 한 개씩 잡고, ⑥ 허리를 약 70~80도 정도 굽혀(※ 무거운 역기를 사용할 때는 역기의 바를 어깨너비 정도로 잡고 허리에 무리가 가지 않도록 허리를 약 30~40도 정도만 굽혀) 상체를 앞으로 굽히고, ⑦ 숨을 내쉬면서 양쪽 팔을 동시에 어깨높이 정도까지 구부려 아령이 대흉근(大胸筋 : 가슴에 있는 큰 근육) 아래 근방에 오도록(역기로 할 때는 역기의 바가 배꼽 아래에 오도록) 당긴 후, ⑧ 숨을 들이마시면서 원래의 위치로 되돌아오게 한다. 이 동작을 12회 반복하며 호흡방식을 실습하도록 한다. ⑨ 운동을 마치면 마침운동을 하여 경직된 근육을 풀어주도록 한다.

• 누를 때 숨을 내쉰다.

일반적으로 무엇을 누를 때 숨을 내쉰다.

예컨대, 손이나 팔로 어떤 물건을 누를 때 숨을 내쉬는 것이 자연스럽다.

또 예컨대, 손이나 팔로 상대방의 팔을 누를 때 숨을 내쉬는 것이 자연스럽다.

또한 예컨대, 양 손으로 배꼽과 하복부를 누르거나 떼거나 하면서 복식호흡 하는 방법을 사용할 때 양 손으로 배꼽과 하복부를 누를 때 숨을 내쉬는 것이 자연스럽다.

【실습 14】 공기가 가득 들어 있는 큰 수영 튜브(tube)가 거실에 있다고 가정한다. 양손으로 그 튜브를 눌러 튜브 속의 공기를 빼내는 자세를 연습하면서 호흡방식을 실습하도록 한다. 튜브를 누르기 전에 숨을 들이마셨다가 튜브를 눌러 공기를 뺄 때 숨을 내쉬도록 한다.

【실습 15】 상대방의 왼발 옆으로 접근하여 상대방의 왼쪽 팔을 자신의 양손으로 위에서 아래로 누른다고 가정한다. 이 자세를 연습하면서 호흡방식을 실습하도록 한다. 숨을 들이마시면서 상대방의 왼발 옆으로 신속하게 접근함과 동시에 상대방의 왼쪽 팔을 자신의 양손으로 누르면서 숨을 내쉬도록 한다. 이 동작을 12회 반복하며 호흡방식을 실습하도록 한다.

【실습 16】 양손으로 자신의 하복부를 누르면서 숨을 내쉬고 숨을 들이마시면서 누르는 것을 멈추는 동작을 반복하면서 호흡방식을 실습하도록 한다. 이 동작을 12회 반복하며 호흡방

식을 실습하도록 한다.

● 몸 안쪽으로 모을 때 숨을 내쉰다.

일반적으로 손이나 팔 또는 다리를 자신의 몸 안쪽으로 모을 때, 몸 안쪽으로 가까워 질 때 숨을 내쉰다.

예컨대, 자신의 양손이나 양팔을 몸 밖으로 벌릴 때, 펼 때, 열 때는 숨을 들이마시고, 몸 안쪽으로 모을 때나 닫을 때는 숨을 내쉬는 것이 자연스럽다. 이러한 운동은 맨손으로 폐활량을 크게 하는데도 도움이 된다.

또 예컨대, 철봉에서 **턱걸이를 할 때**, 팔을 당길 때 즉 팔을 당겨 구부려 모아 턱을 철봉대 위로 올릴 때 숨을 내쉬고, 팔을 뻗어 원래 상태로 되돌아올 때 숨을 들이마시는 것이 자연스럽다.

또한 예컨대, 몸 정면이 하늘을 향하게 하여 바닥에 누워서 **뱃살빼기 운동을 할 때,** 다리를 몸 쪽으로 들어 올릴 때 숨을 내쉬고, 바닥으로 내릴 때 숨을 들이마시는 것이 자연스럽다.

또 예컨대, **뱃살을 빼기 위해 의자에 앉아서** 양 다리와 무릎을 모아서 무릎을 가슴높이까지 들어 올리면서 가슴 쪽으로 끌어당길 때 숨을 내쉬고, 바닥으로 다리를 뻗어 내릴 때 숨을 들이마시는 것이 자연스럽다. 이때 뱃살빼기 효과를 높이기 위해 발뒤꿈치가 바닥에 닿지 않도록 하여 멈추도록 한다.

또한 예컨대, 몸 정면이 하늘을 향하게 하여 **벤치에 누워서 뱃살빼기 복근운동**을 할 때, 상체를 앞으로 세워 올릴 때 숨을 내쉬고, 상체가 원래 상태로 다시 내려갈 때 숨을 들이마시는 것이 자연스럽다.

【실습 17】 자신의 양쪽 팔을 가슴 쪽에서 몸 바깥쪽으로 벌리면서(펼치면서, 열면서) 숨을 들이마시고, 가슴 쪽으로 모으면서(닫으면서) 숨을 내쉬는 운동을 실시한다. 팔을 펼쳤다가 모으는 동작을 1회로 하여 총 12회 반복하면서 이 방식의 호흡방식을 실습하도록 한다.

【실습 18】 공원이나 학교에 있는 철봉에서 **턱걸이**를 하면서 호흡방식을 실습하도록 한다. 방법은 다음과 같다. ① 준비운동을 한 후, ② 어깨너비보다 약간 넓게 양손을 벌려서 철봉대를 잡고, ③ 숨을 크게 들이마신 다음, ④ 팔을 구부리며 당겨 턱을 철봉대 위로 올릴 때 숨을 내쉬고, ⑤ 팔을 뻗어 원래의 처음 상태로 되돌아올 때 숨을 들이마신다. ⑥ 턱걸이를 마치면 마침운동을 하며 경직된 근육을 풀어준다.

이 턱걸이 운동을 처음 실시하는 사람에게는 처음에는 턱걸이를 한 번도 못할 수도 있지만 이런 방식으로 매일매일 실습하다가 보면 몇 개월 지난 후에는 어느 날 갑자기 턱걸이를 한 번 이상 할 수 있는 자신을 발견하게 된다.

【실습 19】 거실에 누워 뱃살빼기 운동을 실시하며 호흡운동을 실습한다. 방법은 다음과 같다. ① 양손을 깍지 끼어 머리뒤통수를 감싸고, ② 얼굴이 하늘을 향하도록 하여 거실 바닥에 눕는다. ③ 뱃살빼기 운동을 위해 몸 정면이 하늘을 향하도록 하여 누운 다음, ④ 양쪽 다리를 동시에 몸 쪽으로 들어 올릴 때 숨을 내쉰다. ⑤ 다리를 들어 올린 다음, 양쪽 다리를 동시에 거실 바닥으로 내릴 때 숨을 들이마신다. ⑥ 다리를 들어 올렸다가 내리는 것을 1회로 하여 총 12회 반복하면서 이 호흡방식을 실습하도록 한다.

【실습 20】 거실에서 **의자에 앉아서 뱃살빼기 복근운동**을 실시하면서 호흡방식을 실습한다. 방법은 다음과 같다. ① 양손으로 의자를 잡고 의자 앞쪽 끝에 앉는다. ② 상체는 뒤로 젖힌다. ③ 양쪽 다리와 무릎을 모아서 양쪽 무릎을 동시에 가슴 높이까지 들어 올리면서 가슴 쪽으로 끌어당길 때 숨을 내쉬고, ④ 거실바닥으로 다리를 뻗어 내릴 때 숨을 들이마신다. ⑤ 다리를 거실바닥으로 뻗어 내릴 때 뱃살빼기 효과를 높이기 위해 양쪽 발뒤꿈치가 바닥에 닿지 않도록 하여 멈추도록 한다. ⑥ 무릎을 가슴까지 들어 올렸다가 내리는 동작을 1회로 하여 총 12회 반복하면서 이 호흡방식을 실습하도록 한다.

【실습 21】 벤치에 누워서 하는 **뱃살빼기 복근운동**을 실시하면서 호흡방식을 실습한다. 방법은 다음과 같다. ① 몸 정면이 하늘을 향하게 하여 벤치에 누운 다음, ② 상체를 앞으로 세워 올릴 때 숨을 내쉬고, ③ 상체가 원래 처음의 상태로 다시 내려갈 때 숨을 들이마신다. ④ 상체를 세워 올렸다가 원위치시키는 것을 1회로 하여 총 12회 반복하면서 이 호흡방식을 실습하도록 한다.

● 일어설 때 숨을 내쉰다.

일반적으로 일어설 때 숨을 내쉰다.

예컨대, 의자나 자리에 앉을 때 숨을 들이마시고, 의자나 자리에서 일어설 때 숨을 내쉬는 것이 자연스럽다.

또 예컨대, 양 발을 어깨너비만큼 벌리고 서서 무릎을 90도 굽히며 앉았다 일어섰다 하면서 **골반운동을 할 때**, 무릎을 90도로 서서히 굽히며 골반을 지면으로 천천히 내릴 때 숨을 들이

마시고, 무릎을 서서히 펴면서 골반을 천천히 들어 올리며 몸을 일으켜 세울 땐 숨을 내쉬는 것이 자연스럽다.

또한 예컨대, **하체단련이나 무릎관절강화**를 위하여 양 발을 어깨너비만큼 벌리고 서서 무릎을 구부리며 앉았다 섰다하면서 **스쿼트(Squat, 하체근력강화운동)나 무릎관절강화운동**을 할 땐 앉을 때 숨을 들이마시고, 일어설 때 숨을 내쉬는 것이 자연스럽다.

【실습 22】 의자(또는 소파)에 앉을 때 숨을 들이마시고, 의자(또는 소파)에서 일어설 때 숨을 내쉬는 호흡방식의 운동을 12회 반복하면서 이 호흡방식을 실습하도록 한다.

【실습 23】 거실 바닥에 앉을 때 숨을 들이마시고, 앉은 자리에서 일어설 때 숨을 내쉬는 호흡방식의 운동을 12회 반복하면서 이 호흡방식을 실습하도록 한다.

【실습 24】 앉았다 일어섰다하며 **골반강화운동**을 하면서 호흡방식을 실습하도록 한다. 방법은 다음과 같다. ① 양쪽 발을 어깨너비만큼 벌리고 선다. ② 시선은 전방을 주시한다. ③ 무릎을 90도로 굽히며 앉을 때 숨을 들이마신다. 즉, 무릎을 90도로 서서히 굽히며 골반을 지면으로 천천히 내릴 때 숨을 들이마신다. ④ 일어 설 때 숨을 내쉰다. 즉, 앉았다가 무릎을 서서히 펴면서 골반을 천천히 들어 올리며 몸을 일으켜 세울 땐 숨을 내쉰다. ⑤ 이 골반강화운동을 12회 정도 반복하면서 호흡방식을 실습하도록 한다. 주의할 것은 무릎관절에 통증이 있거나 관절염이 있는 사람은 그 운동 횟수를 줄이고 또한 너무 깊숙이 앉지 말고 가볍게 앉도록 한다.

【실습 25】 스쿼트(Squat, 하체근력강화운동)나 **무릎관절강화운동**을 하면서 호흡방식을 실습하도록 한다. 방법은 다음과 같다. ① 양쪽 발을 어깨너비만큼 벌리고 서서, ② 시선은 전방을 주시하고, ③ (양쪽 팔은 앞으로 나란히 자세를 취해도 좋고 팔짱을 끼고서 실시해도 좋다) 무릎을 서서히 90도 정도로 구부리며 서서히 앉으면서 숨을 서서히 들이마시고, ④ 서서히 숨을 내쉬면서 천천히 일어서도록 한다. ⑤ 이 운동 역시 12회 정도 반복하면서 호흡방식을 실습하되, 무릎관절에 통증이 있거나 관절염이 있는 사람은 그 운동 횟수를 줄이고 또한 너무 깊숙이 앉지 말고 가볍게 앉도록 한다.

● 상체를 세울 때 숨을 내쉰다.

일반적으로 상체를 세울 때 숨을 내쉰다.

예컨대, 상체를 앞으로 숙일 때 숨을 들이마시고, 상체를 일으켜 바로 세울 때 숨을 내쉬는 것이 자연스럽다.

또 예컨대, 머리 뒤로 양손을 깍지 끼고 등은 바닥에 닿게 하여 윗몸일으키기 복근운동을 할 때 상체를 바닥에서 무릎쪽으로 앞으로 일으켜 세울 때 숨을 내쉬는 것이 자연스럽다.

【실습 26】 상체를 앞으로 숙이고 일으키는 운동으로 호흡방법을 실습한다. 방법은 다음과 같다. ① 시선은 전방을 주시하며, ② 양쪽 발 차려 자세를 취한다. ③ 양손 손바닥은 양쪽 허벅지에 가볍게 붙인다. ④ 허리를 앞으로 서서히 굽히며 상체를 앞으로 서서히 깊이 숙이면서 숨을 천천히 들이마신다. ⑤ 무릎은 펴고 허리와 머리는 최대한 앞으로 깊이 숙인다. ⑥ 굽힌 허리를 서서히 바로 세우며 상체를 서서히 일으켜 세

울 때 숨을 천천히 내쉰다. ⑦ 이 동작을 12회 반복하면서 이 호흡방식을 실습하도록 한다.

【주의사항】 주의할 것은 고혈압, 심장질환, 뇌질환, 당뇨병 등 만성질환자는 머리를 너무 깊이 아래로 숙이지 않도록 하여야 한다. 자신의 건강상태에 따라 허리와 머리를 적정한 수준에서 앞으로 숙이도록 하여야 한다.

【실습 27】 윗몸일으키기 복근운동을 하면서 호흡방식을 실시하도록 한다. 방법은 다음과 같다. ① 양손을 깍지 끼어 머리 뒤통수를 감싸고, ② 등은 바닥(거실바닥이나 벤치)에 닿게 하는 준비자세를 취한다. ③ 준비자세에서 숨을 들이마신 후, ④ 상체를 바닥에서 일으켜 세우며 상체를 무릎 쪽으로 향할 때 숨을 내쉰다. ⑤ 상체를 원래의 위치로 되돌려 놓을 때 즉 바닥으로 원위치 시킬 때 숨을 들이마신다. ⑥ 이 동작을 12회 반복하면서 이 호흡방식을 실습하도록 한다.

【주의사항】 주의할 것은 반드시 양손을 깍지 끼어 머리뒤통수를 감싸고서 윗몸일으키기 복근운동을 해야 한다. 그렇지 않으면 머리뒤통수가 바닥에 충돌하여 상해를 입을 수 있다. 이 운동뿐만 아니라 머리가 거실바닥에 닿는 운동을 할 때는 반드시 양손을 깍지 끼어 머리뒤통수를 감싸서 머리를 보호하도록 하여야 한다.

● 등짐을 지고 일어설 때 숨을 내쉰다.

일반적으로 등에 무엇을 지고 일어설 때는 숨을 내쉰다.

예컨대, 등짐을 지고 일어설 때는 힘이 많이 들어가고 근육이 수축하기 때문에 등짐을 지고 일어설 때는 숨을 내쉬는 것이 자연스럽다.

또 예컨대, 지게에 짐을 지고 일어설 때도 역시 숨을 내쉬는 것이 자연스럽다.

【실습 28】 등에 20kg 쌀 한 부대(포대)를 진 채 무릎을 꾸부리고 앉아 있다고 가정한다. 그 상태에서 숨을 들이마신 다음, 숨을 내쉬면서 등짐을 진 상체를 일으켜 세우며 일어서도록 한다. 이 동작을 12회 반복하면서 호흡방식을 실습하도록 한다.

【실습 29】 지게에 20kg 쌀 한 부대(포대)를 지고 일어선다고 가정한다. 지게 작대기를 짚고서 일어선다고 가정해도 무방하다. 지게에 짐을 지고 일어설 때, 일어서기 전에 숨을 들이마신 후, 숨을 내쉬면서 일어서도록 한다. 이 동작을 12회 반복하면서 호흡방식을 실습하도록 한다.

● 들어 올릴 때 숨을 내쉰다.

일반적으로 무엇을 들어 올릴 때는 숨을 내쉰다.

예컨대, 무거운 것을 들어 올릴 때 숨을 내쉬고, 내릴 때 숨을 들이마시는 것이 자연스럽다.

또 예컨대, **덤벨(dumbbell, 아령)**과 같은 어떤 물건을 양쪽 팔을 모아서 들어 올릴 때 숨을 내쉬고, 팔을 펴서 원래 상태로 내릴 때 숨을 들이마시는 것이 자연스럽다.

또한 예컨대, **바벨(또는 덤벨) 데드리프트(dead_lift, 하체근**

력강화운동)처럼 어떤 물건을 허리를 펴고 들어 올릴 때 숨을 내쉬고, 원래 상태로 허리를 숙이고 다리를 굽힐 때 숨을 들이마시는 것이 자연스럽다.

또 예컨대, **역기(barbell)** 운동처럼 역기를 들어 올릴 때 숨을 내쉬고, 원위치로 내릴 때 숨을 들이마시는 것이 자연스럽다.

또한 예컨대, 벤치에 누워서 하는 **벤치 프레스(bench press)** 할 때도 운동기구를 들어 올릴 때 숨을 내쉬고, 원위치로 내릴 때 숨을 들이마시는 것이 자연스럽다.

또 예컨대, **까치발 서기** 운동을 할 때 자신의 몸을 발꿈치로 들어 올릴 때 숨을 내쉬고, 원위치로 내려놓을 때 숨을 들이마시는 것이 자연스럽다.

또한 예컨대, **윗몸 일으키기** 운동을 할 때 몸을 올릴 때 숨을 내쉬고, 원위치로 몸을 바닥 쪽으로 뉘일 때 숨을 들이마시는 것이 자연스럽다.

【실습 30】 양손으로 **쌀 20Kg 한 부대(포대)**를 드는 운동을 가정하면서 호흡방식을 실습하도록 한다. 양손으로 쌀 20Kg 한 부대를 가슴 쪽으로(위쪽으로) 들어 올릴 때는 숨을 내쉬고, 배 쪽으로(아래쪽으로) 내릴 때는 숨을 들이마시도록 한다.

【실습 31】 **덤벨(dumbbell, 아령) 운동**을 하면서 호흡방식을 실습하도록 한다. 동일한 무게의 아령을 양손에 각각 잡고서, 숨을 들이 마신 후, 양손의 아령을 동시에 위로 들어 올릴 때 숨을 내쉬고, 팔을 펴서 아령을 원래 상태로 아래로 내릴 때는 숨을 들이마시도록 한다. 이 동작을 12회 반복하면서 호

흡방식을 실습하도록 한다.

【참고사항】 웨이트트레이닝(근력운동)을 할 때 숨을 멈추고 참았다가 이완할 때 내쉬라는 관점도 있으나 활기혈단에서는 숨을 멈추는 것을 권장하지 않는다. 활기혈단에서는 근력운동을 할 때도 자연호흡법에 따라 호흡하도록 한다.

【실습 32】 양손으로 **역기(barbell, 바벨)를 잡고서 데드리프트(dead_lift, 하체근력강화운동)**를 하면서 호흡방식을 실습하도록 한다. 방법은 다음과 같다. ① 양쪽 발을 골반너비 정도로 벌리고 선다. ② 역기의 바가 양쪽 발의 발가락과 발바닥중앙부위 사이 정도에 오도록 역기를 위치시킨다. 그 결과 어깨가 역기보다 앞쪽에 위치하게 된다. ③ 양팔을 어깨너비 정도로 벌려서 허리와 상체를 80~90도 정도로 굽히고 무릎을 굽혀 양손으로 역기를 잡는다. 이때 등과 허리와 엉덩이가 일직선이 되도록 하여야 한다. 허리가 굽어서는 안 된다. 손등이 전방으로 가도록 하여 역기를 잡는다. ④ 숨을 크게 들이마신다. ⑤ 허리와 상체를 쭉 펴서 위로 일으켜 세우면서 역기를 배 쪽으로 들어 올릴 때 숨을 내쉰다. ⑥ 허리와 상체를 완전히 쭉 펴서 역기를 다 들어 올린 다음에는 다시 허리와 상체를 80~90도 정도로 굽히면서 원래 상태로 역기를 아래로 내리면서 숨을 들이마시도록 한다.

【주의사항】 역기(barbell) 데드리프트 운동을 할 때 주의할 점은 다음과 같다. (1) 양쪽 발을 골반너비 정도로만 벌려야 역기를 어깨너비 정도로 벌려서 잡을 때 역기를 잡은 양쪽 팔이 양쪽 무릎 밖으로 위치하게 된다. (2) 어깨와 역기의 바가 일직선이 되도록 해서는 안 된다. 역기의 바가 양쪽 발의 발가

락과 발바닥중앙부위 사이 정도에 오도록 역기를 위치시켜서 어깨가 역기보다 앞쪽에 위치하도록 하여야 한다. (3) 숨을 멈추고 역기를 들어 올린 다음에 숨을 내쉬는 방법도 있으나 활기혈단에서는 특별한 예외가 없는 한 숨을 멈추는 것을 권장하지 않기 때문에 역기를 들어 올리면서 숨을 내쉬도록 한다. (4) 무릎을 구부리지 않고 역기를 잡는 경우도 있으나 숙련되지 않은 사람은 허리 척추를 다칠 위험이 있기 때문에 이는 바람직하지 않으며 무릎을 굽혀서 역기를 잡도록 한다. 이는 무거운 짐을 들어 올릴 때도 마찬가지다. 무릎을 굽혀서 짐을 들어 올리도록 하여야 한다. (5) 역기를 잡을 때나 들어 올릴 때 또는 내릴 때 허리와 어깨가 구부정하게 구부려져서는 안 된다. 어깨를 펴고, 어깻등, 허리, 엉덩이가 일직선을 이루도록 하여 굽히거나 펴도록 하여야 한다. (6) 역기를 들어 올릴 땐 역기가 수직으로 올라오도록 하여야 한다. 어깨를 펴고, 어깻등, 허리, 엉덩이가 일직선을 이루어 역기를 수직으로 들어 올리도록 하여야 한다. 사선방향으로 역기가 들어 올리어져서는 안 된다. (7) 무릎을 굽힐 때 무릎이 발가락 끝을 벗어나서 앞으로 나가서는 안 된다. 무릎관절이나 무릎인대가 상할 수 있기 때문이다.

【실습 33】 역기(barbell)를 사용하는 **역도운동**을 하면서 호흡방식을 실습하도록 한다. 활기혈단에서는 자신의 체력에 적정한 가벼운 무게의 역기를 사용하도록 한다. 양쪽 발을 골반너비 정도 벌려서 선다. 무릎을 굽혀 역기의 바를 어깨너비 정도로 벌려서 잡는다. 손등이 전방을 향하도록 역기를 잡고 머리 위쪽으로 들어 올린다.

역기를 지면에서 머리위쪽으로 들어 올리고 또 머리위쪽에서 지면으로 내릴 때 활기혈단에서 호흡방법은 다음과 같다.

① 먼저, 그 역기를 지면에서 가슴위쪽까지 들어 올릴 땐 숨을 들이마신다. ② 잠시 멈추어 손등을 돌려 손바닥이 하늘로 향하게 한다. ③ 가슴위쪽에서 머리 위쪽으로 역기를 들어 올릴 땐 숨을 내쉬도록 한다.

역기를 머리 위쪽에서 지면으로 내릴 때는 반대로 호흡한다. 즉, ④ 머리위쪽으로 들어 올린 역기를 가슴위쪽까지 내릴 땐 숨을 들이마신다. ⑤ 잠시 멈추어 손등을 돌려 손바닥이 지면으로 향하게 한다. ⑥ 가슴위쪽에서 지면에 역기를 내려놓을 땐 숨을 내쉬도록 한다.

이 동작을 12회 반복하면서 호흡방식을 실습하도록 한다.

【주의사항】 주의할 것은 역기든 아령이든 자신의 체력에 너무 과한 것을 가지고 운동하게 되면 늑막염 등에 걸릴 수 있기 때문에 또는 극단적인 경우에 역기에 눌려 질식사 할 수 있기 때문에 절대로 타인이 무거운 것을 들고 운동한다고 해서 그에 따라가서는 안 된다. 자신의 체력에 알맞은 가벼운 것으로 운동하도록 하여야 한다. 가벼운 무게의 것이라도 무리하거나 과로해서는 안 된다. 힘에 부치게 과로하게 되면 특히 벤치프레스 할 때 부상을 입거나 질식사 할 수 있다.

【실습 34】 벤치에 누워서 하는 **벤치프레스(bench press)** 운동을 하면서 호흡방식을 실습하도록 한다. 운동기구(예컨대, 역기)를 들어 올릴 때 숨을 내쉬고, 원위치로 내릴 때 숨을 들이마시도록 한다. 이 동작을 12회 반복하면서 호흡방식을 실습하도록 한다.

【주의사항】 주의할 것은 역기를 가지고 벤치프레스 운동을 할 때 자신의 체력에 너무 과한 것을 가지고 운동하게 되면

극단적인 경우에 역기에 눌려 질식사 할 수 있기 때문에 절대로 무거운 것을 들고 운동하여서는 안 된다. 자신의 체력에 알맞은 가벼운 무게의 것으로 운동하되, 절대로 무리하거나 과로해서는 안 된다. 가벼운 것이라도 무리하다가 자신의 힘에 부쳐 부상을 입거나 질식사 할 수 있다.

【실습 35】 까치발 서기 운동을 하면서 호흡방식을 실습하도록 한다. 자신의 몸을 발꿈치로 들어 올릴 때 숨을 내쉬고, 원위치로 내려놓을 때 숨을 들이 마시도록 한다. 이 동작을 12회 반복하면서 호흡방식을 실습하도록 한다.

【주의사항】 성인이든 어린이든 까치발로 걷는 것을 습관화하는 것은 건강에 바람직하지 않다. 특히 어린아이들이 까치발로 걷는 것(첨족보행)은 뇌의 발달이나 성장발육에 나쁜 영향을 미칠 수 있기 때문에 어린아이들이 보는 앞에서 까치발로 걷는 것을 보여주어서는 안 된다. 어린아이들이 그러한 걸음걸이가 정상적인 것으로 착각하여 따라 할까봐 그렇다.

어린아이의 보행기가 높으면 아이의 발이 방바닥에 닿지 않아 까치발로 걷는 경우가 있는데 이 때는 보행기의 높이를 낮추어 주도록 조절해 주어야 한다.

일반적으로 어린아이들은 걸음마를 시작할 때 까치발로 보행하는 때도 가끔 있다.

그러나 만약 어린아이가 정상적인 보행을 할 시기(예컨대, 만 2세)가 지났는데도 계속해서 까치발로 보행(첨족보행)을 하고 있다면 그 어린아이의 뇌의 발달이나 성장발육에 문제가 있을 수 있으므로 즉시 병원 전문의의 진찰을 받아보도록 하여야 한다.

즉, 그러한 어린아이의 까치발보행이 선천적인 뇌나 신체의 문제인지 아니면 후천적인 보행습관이나 근육의 문제인지 신경장애의 문제인지를 정확하게 진찰하여 치유하도록 하여야 한다.

그리고 그러한 어린이들에게 활기혈단이 제시하고 있는 손과 발의 기혈지압마사지 방법을 잘 활용하여 치유에 도움이 되도록 하여야 한다.

【실습 36】 양손을 깍지 끼어 머리뒤통수를 감싸서 머리를 보호하고, **윗몸 일으키기 운동**을 하면서 호흡방식을 실습하도록 한다. 상체를 무릎 쪽으로 올릴 때는 숨을 내쉬고, 원위치로 상체를 바닥 쪽으로 뉘일 때는 숨을 들이마시도록 한다. 이 동작을 12회 반복하면서 호흡방식을 실습하도록 한다.

이러한 호흡, 숨쉬기의 일반 원칙들을 숙지하고 또 실습들도 잘 실습하여 올바른 호흡방식을 학습하고 일상생활에서나 운동에서 잘 적용하여 건강하고 행복한 삶을 일구어 나가는데 도움이 되기를 기원한다.

활기혈단을 수련할 때에도 이러한 호흡법의 기본원칙을 원칙으로 한다. 다만 각 운동마다 각 운동이 갖는 특성에 따라 그 호흡방식에 약간의 변형이 있을 수는 있으나 지금까지 설명한 호흡법의 기본원칙을 준수해야 함에는 변함이 없다.

호흡은 사람의 일상생활에서 없어서는 안 될 필수적인 것이고, 기혈순환의 기본적인 것이고, 생명활동을 위해서 절대적인 것이다. 호흡을 통해서 생명에 필수한 산소를 몸 안으로 들이고, 기혈의 흐름을 통해서 인체의 각 조직과 기관이 필요로 하는 영양소를 공급하고, 몸 안의 이산화탄소와 같은 노폐물을 몸 밖으로 내보낸다. 호흡은 생명활동을 위한 기혈순환의 근본이다.

　따라서 호흡은 우리 인간의 생명력의 원천이며 활기혈단을 통하여 호흡법을 올바르게 수련하여 호흡을 올바르게 가진다는 것은 결국 자신의 심(心)·신(身)·정(精)을 올바르게 가지게 하는데 그리고 생명력을 유지하고 발전시키는데 기여하게 된다.

　특히 활기혈단의 올바른 호흡법으로 암환자들에게 암치료를 위해서 산소를 몸 안으로 들여 암세포 증식을 억제하고 심부(深部)체온을 39℃ 이상으로 올려 암세포가 스스로 사멸되게 하는 것은 매우 중요한데 활기혈단 수련으로 이러한 암질환 치료에 기여하도록 하여야 할 것이다.

　건강하고 행복한 삶을 누리기 위해 올바른 호흡법은 아무리 강조해도 지나치지 않다.

제2.4장 복식호흡과 횡격막호흡

본 장에서는 활기혈단 복식호흡과 횡격막호흡에 관해서 설명하고자 한다. 기도합장자세로 기도할 때나 빛 에너지 충전·치유 명상(묵상)할 때 또는 조동 수련 시 호흡은 자연호흡법으로 하되 흉식호흡(胸式呼吸)이 아니라 복식호흡(腹式呼吸)을 하도록 한다. 복식호흡은 흉식호흡에 대응하는 용어이자 기능이다. 먼저, 흉식호흡에 관해서 살펴보자.

흉식호흡

흉식호흡(胸式呼吸)은 가슴호흡 또는 늑골호흡이라고도 하는데, 주로 가슴 흉곽의 늑골의 작용을 이용하여 하는 호흡을 말한다. 즉, 주로 가슴의 늑골과 근육의 작용에 의해서 호흡하는 것이 흉식호흡이다. 흉식호흡은 복식호흡에 대응되는 용어로 사용되고 있다.

흉식호흡의 기본원리는 다음과 같이 숨을 들이마실 때와 숨을 내쉴 때 일어나는 인체기관의 역학에 의해서 이루어진다.

먼저, 숨을 들이마실 때 흉곽을 확장하게 되면 횡격막은 수축하여 아래로 내려가게 된다. 횡격막이 수축하여 아래로 내려가게 되면 흉곽안의 부피가 늘어나고 폐가 넓어져서 흉곽안의 압력이 낮아지게 된다. 흉곽안의 압력이 낮아지게 되면 공기(산소)가 폐 안으로 들어오게 된다.

다음, 숨을 내쉴 때는 숨을 들이마실 때와는 반대작용을 하게 된다. 즉, 숨을 내쉴 때 흉곽을 축소하게 되면 횡격막은 이 완하여 위로 올라가게 된다. 횡격막이 위로 올라가게 되면 흉 곽안의 부피가 줄어들고 폐가 좁아지게 된다. 흉곽의 부피가 줄고 폐가 좁아지게 되면 흉곽안의 압력이 높아져서 공기(이 산화탄소)가 몸 밖으로 나가게 된다.

복식호흡

한편, 복식호흡(腹式呼吸)은 배호흡이라고도 하는데, 배를 움 직여, 특히 십이단전의 장단전이 속해 있는 아랫배와 완단전 이 속해 있는 윗배를 움직여, 숨을 들이마시고 숨을 내쉬는 것이다. 숨을 들이 마실 땐 배가 부풀어 오르고 배가 들어가 면서 숨을 밖으로 내 쉬는 것이다. 즉, 복부(腹部)를 이용해서 하는 호흡이 복식호흡이다. 코로 숨을 들이 마실 때 배를 앞 으로 내밀고, 배를 안으로 밀어 넣으면서 숨을 밖으로 내쉬는 방식이 복식호흡이다.

갓난아이와 어린아이들이 호흡하는 것을 유심히 관찰해 보 면 이들은 배를 움직여 숨을 들이마시고 내쉬고 하면서 호흡 하는 것을 알 수 있다.

배를 움직여 호흡을 한다는 것은 횡격막(橫隔膜, 橫膈膜)을 움직여 호흡한다는 것이다. 횡격막을 움직여 호흡한다는 것은 횡격막을 움직여 폐(肺, 허파)가 호흡하는 것을 도와서 폐에 산소를 더 많이 받아들일 뿐만 아니라 심장의 기능을 증진하 고 오장육부(육장육부)를 움직여 활성화시킨다는 것이다. 오장육부(육장육부)를 활성화시킨다는 것은 중추신경(뇌와 척수)과 말초신경(뇌신경과 척수신경), 교감신경과 부교감신경, 뼈, 골수, 피부 등 모든 인체의 기관과 조직에 영향을 미쳐 이들을 활성화시킨다는 것을 의미한다.

그런데 사람이 나이가 들어감에 따라 이러한 어릴 때의 자연적인 복식호흡은 줄어들어 가고 흉식호흡을 주로 하는 습관으로 바뀌어 간다. 흉식호흡은 가슴의 늑골을 움직여 폐가 호흡하는 작용을 돕는 방식이다. 흉식호흡만으로는 기를 십이단전의 장단전에 축적하면서 기혈을 원활히 순환시키는데 한계가 있다. 복식호흡의 도움을 받아야 한다. 따라서 활기혈단에서는 복식호흡을 원칙으로 한다.

가슴과 폐에서만 호흡이 이루어지는 방식으로 호흡하는 방식은 운동을 할 때든 일을 할 때든 바람직하지 않다. 왜냐하면 이러한 호흡방식은 운동할 때 숨이 가빠지게 하고, 깊은 호흡을 유지할 수 없게 하고, 긴장하게 하고, 기혈의 순환을 순조롭게 하지 못하게 하고, 정신을 혼탁하게 할 수 있기 때문이다.

【주의사항】 복식호흡을 할 때 주의할 점은 배를 의식적으로 너무 앞으로 내밀려고 해서는 안 된다는 것이다. 왜냐하면 그렇게 무리하게 배를 앞으로 내밀며 수련하다보면 아랫배와 옆구리가 늘어져서 배가 앞과 옆으로 튀어 나올 가능성이 있기 때문이다. 그리하여 허리도 굵어지게 된다. 따라서 이를 예방하고자 숨을 들이마시며 배를 밖으로 내미는 것은 무리함이

없이 알맞은 선에서 머무르되, 배를 안으로 들이며 숨을 내쉴 때는 배를 의식적으로 등 쪽으로 깊숙하게 들이면서 숨을 내쉬도록 한다. 이러한 복식호흡을 반복하게 되면 위장, 소장, 대장도 유연해지고 튼튼해진다. 그리고 오장육부(육장육부)와 중추신경과 말초신경을 활성화시키고 교감신경과 부교감신경도 활성화시키게 된다.

순식복식호흡과 역식복식호흡

이처럼 숨을 들이 마시면서 배가 앞으로 내밀어지게 하고, 배를 안으로 집어넣으면서 숨을 내쉬는 방식을 자연식복식호흡(自然式腹式呼吸) 또는 순식복식호흡(順式腹式呼吸)이라고 한다.

이와 반대로 숨을 들이 마실 때 배를 안으로 집어넣고 숨을 내쉴 때 배를 밖으로 내미는 방식을 역식복식호흡(逆式腹式呼吸)이라고 한다.

활기혈단에서는 순식복식호흡으로 호흡함을 원칙으로 한다. 즉, 예외적 상황으로 역식복식호흡을 허용하는 특별한 언급이 없는 한 순식복식호흡으로 복식호흡 할 것을 원칙으로 한다.

복식호흡과 횡격막호흡과 복강과 흉강

앞에서 언급했듯이 코로 호흡하는 자연호흡법으로서의 복식호흡을 자연식복식호흡 또는 순식복식호흡이라고 한다. 즉, 배를 활성화시켜 횡격막을 움직이고, 배와 횡격막의 작용으로 숨을 들이마실 때는 배가 나오고 배를 등 쪽으로 들이면서 숨을 밖으로 내 보내는 호흡방식이 순식복식호흡 또는 자연식복식호흡이다.

그런데 자연식복식호흡 또는 순식복식호흡을 할 때 배 특히 아랫배(하복부)를 움직인다는 것은 횡격막을 움직이며 배(상복부와 하복부)를 움직인다는 것이다. 이처럼 복부를 움직여 횡격막을 움직인다는 것은 심장과 폐가 있는 흉강(胸腔)과 위장. 비장, 췌장, 신장, 간, 담, 소장, 대장 등이 있는 복강(腹腔)을 활성화하는 것이 되고 이는 곧 오장육부(육장육부)를 활성화하는 것이 된다.

그리고 오장육부(육장육부)를 활성화시킨다는 것은 중추신경과 말초신경, 교감신경과 부교감신경 등을 활성화시킨다는 것이 된다. 이는 건강하고 행복한 삶을 증진하는데 매우 중요한 기능이다. 이러한 사실은 활기혈단이 복식호흡을 강조하는 이유를 뒷받침하는 것이기도 하다.

복식호흡을 하게 되면 횡격막의 위아래 상하운동뿐만 아니라 등 쪽의 척추와 아래쪽의 골반에도 영향을 미친다. 그러나 등 쪽에 있는 척추와 단단한 성질의 경성(硬性) 근육 그리고 아래쪽 단단하게 고정되어 있는 골반에도 영향을 미치기는 하나 이들은 경성으로 고정되어 있기 때문에 부드러운 성질의 연성(軟性) 근육의 복벽으로 둘러싸여 있는 복부처럼 원활하게 움직이지 못한다. 그 결과, 복식호흡을 하게 되면 복부만 움직이게 되는 것처럼 보이게 된다.

횡격막과 호흡원리

횡격막(橫隔膜, 橫膈膜)은 가로막이라고도 하는데 흉강(가슴

안)과 복강(배안)을 가로로 경계하여 나누는 근육으로 된 막이다. 즉, 횡격막은 폐, 심장 등이 있는 가슴 안쪽 부위인 흉강(胸腔)과 비장, 위장, 췌장, 간장, 담낭, 신장, 소장, 대장 등이 있는 배 부위인 복강(腹腔) 사이에 있는 가로무늬근으로 이루어진 근육성의 막이다. 즉, 횡격막도 근육의 일종이다.

숨을 들이마실 때 횡격막이 수축하면 갈비뼈는 바깥쪽으로 넓혀지게 되고 복강은 아래쪽으로 내려가서 흉강이 확장되어 들이마신 공기가 폐 안으로 들어가게 된다. 즉 횡격막이 수축하여 폐를 확장시켜 공기를 폐 안으로 들이고 복부의 장기를 아래로 밀어주게 된다. 숨을 들이마시면서 횡격막을 수축시키고, 횡격막이 수축하게 되면 횡격막이 아래로 넓혀지게 되어, 복부의 장기를 아래로 밀어주게 되는 것이다.

반대로, 숨을 내실 때는 횡격막이 반대로 움직여 이완하게 되어 이산화탄소 등이 몸 밖으로 나가게 된다. 즉, 숨을 내쉴 때는 횡격막을 이완시키게 되는데, 횡격막이 이완되면 횡격막이 위로 올라가게 되고, 이와 동시에 이산화탄소 등을 몸 밖으로 내 보내게 되는 것이다.

그런데 갓난아기나 어린아이가 호흡하는 것을 유심히 관찰해보면 주로 복식호흡이 왕성하여 호흡할 때 횡격막의 높낮이가 매우 크게 왕성하게 움직인다는 것을 알 수 있다. 즉 횡격막근육이 왕성하게 움직여 숨을 들이마실 때는 매우 낮아지고 숨을 내쉴 때는 매우 높아지는 것을 관찰할 수 있다. 그리하여 갓난아기나 어린아이의 호흡은 성인의 호흡에 비해 활발하고 왕성한 것이다.

갓난아기나 어린아이의 호흡활동이 성인의 그것에 비해 왕성하다는 것은 심장과 폐의 활동이 성인의 그것에 비해 매우 활발하다는 것을 의미한다.

호흡이 왕성하다는 심장의 활동도 왕성하다는 것으로 이로 인해 맥박수도 갓난아이나 어린아이의 것은 성인의 것에 비해 매우 높다. 〈표 2.4.1〉 참조.

그러나 나이가 들어갈수록 그러한 왕성한 호흡활동들은 점차로 감소하게 된다. 그와 동시에 복식호흡은 줄어들고 흉식호흡이 늘어나게 된다.

〈표 2.4.1〉 연련대별 분당 정상맥박수(심장박동수)

연령	정상맥박수(심장박동수)
출생~1개월	80~190회
2개월~11개월	80~160회
12개월~3세	80~140회
4세~6세	80~120회
7세~9세	70~110회
10세 이상	60~100회
※ 일반 보통 성인과 달리 마라토너, 사이클 선수나 수영 선수 등 특별한 운동선수들은 1분당 맥박수가 60회 이하로 나타날 수도 있다.	

【참고사항】 1분당 맥박수가 101 이상이면 빈맥(頻脈) 또는 속맥(速脈)이라고 한다. 59회 이하인 경우는 서맥(徐脈)이라고 한다.

그리고 어떤 때는 높다가 어떤 때는 낮게 지속되는 경우와 같이 일정하지 않게 맥박이 뛰는 것을 부정맥(不整脈)이라고 한다. 빈맥, 서맥, 부정맥이 지속되어 나타나면 고혈압, 당뇨병, 심장질환 등의 질병이 있을 수 있으므로 전문의사의 진료를 받아보도록 하여야 한다.

【맥박측정 실습】 스마트폰에 스톱워치(stopwatch, 초시계) 기능을 이용하여 자신의 맥박수를 측정해 보도록 한다. 자신의 손목(일반적으로 왼쪽 손목)동맥이 뛰는 곳에 다른 손의 엄지손가락을 제외한 둘째와 셋째와 넷째 손가락을 가지런히 붙여서 손가락지문 면을 그 손목동맥이 뛰는 곳에 얹어 60초 동안 맥박수를 측정할 수 있다. 30초 동안 측정한 값에다 2를 곱하여 1분당 맥박수를 산출하지 말고 반드시 60초 동안 측정하여 1분당 맥박수를 산출하도록 한다.

【주의사항】 일반적으로 성인의 정상맥박수는 1분당 60~100회이지만, 정상백박수 범위 내라고 하더라도 일반 성인의 경우 평상시에 1분당 90회 이상의 90~100 범위에 항상 놓여 있다면 몸에 이상은 없는지 병원 종합검진을 받아보도록 하여야 한다. 왜냐하면 이런 사람들에겐 고혈압, 당뇨병, 대사증후군 등의 질병이 있을 수 있기 때문이다.

그런데 앞에서 나이가 들어갈수록 복식호흡은 줄어들고 흉식호흡이 늘어나게 된다고 언급했는데, 나이가 들수록 인체의 다른 근육과 마찬가지로 횡격막의 근육의 탄력성이 떨어져서 호흡할 때 횡격막의 높낮이가 크게 움직이지 않는다는 것을 알 수 있다. 그만큼 호흡이 왕성하지 않다는 것을 의미한다. 이러한 사실은 나이가 들수록 복식호흡 훈련을 지속적으로 꾸

준히 하여야 한다는 복식호흡의 중요성을 일깨워 주는 것이기
도 하다.

결국, 횡격막도 근육과 힘줄로 되어 있기 때문에 인체의 다
른 부분의 근육처럼 나이가 들수록 퇴화되어 그 탄력성이 떨
어지게 된다. 따라서 이를 방지하기 위해서 올바른 호흡훈련
을 꾸준히 수련하여야 한다.

왕성한 호흡활동을 회복하기 위한 횡격막 근육의 수련과 연
마는 복식호흡운동과 활기혈단 운동을 꾸준하게 지속적으로
수행하므로 가능하다.

복식호흡은 결국 복부와 횡격막의 운동에 의하여 이루어지
는 것이기 때문에 활기혈단에서는 복식호흡과 횡격막호흡이
자연스럽게 이루어지도록 복강강화운동과 흉강강화운동은 물
론이고 심(心), 신(身), 정(精) 수련을 통하여 건강하고 행복한
삶을 누리는데 기여하고 있다.

폐호흡 95~99%[흉식호흡 32~34%, 복식호흡(횡격막호흡) 63~65%]와 피부호흡 1~5%

인체생물학적으로 인체 전체 호흡은 폐호흡과 피부호흡으로
구성된다. 폐호흡은 폐를 통한 호흡이고 피부호흡은 피부를
통한 호흡이다. 폐호흡은 인체 전체 호흡의 약 95~99%를 차지
하고 피부호흡은 인약 1~5%를 차지한다.

그런데 복식호흡(횡격막호흡)이 활성화되어 정상적으로 이루
어질 경우 폐호흡에서도 흉식호흡은 인체 전체 호흡의 약
32~34%, 복식호흡(횡격막호흡)은 약 63~65%를 차지한다. 물론
이 백분율(percent) 비율은 각 사람마다 다르고, 연령대에 따

라 다르다. 예컨대, 갓난아기나 어린아이는 복식호흡(횡격막호흡) 비율이 높고, 노년에 접어들수록 흉식호흡 비율이 높은 것이 일반적이다.

이 비율에서 보는 것처럼 인체 호흡에서 큰 역할을 수행하는 횡격막은 가슴과 배를 분리하는 가로막이자 사람이 호흡할 때 흉곽을 수축시키고 이완시키는데 필요한 호흡근육(呼吸筋肉)들 중에서 가장 중요한 근육이라고 할 것이다.

【참고사항】 사람의 허파에는 근육이 없다. 그렇기 때문에 사람의 허파는 스스로 수축과 이완을 할 수 없고 호흡과 관련된 근육들의 수축과 이완 작용의 도움을 받아서 늑골과 횡격막에 의해서 둘러싸인 흉강의 부피를 변화시켜서 폐의 부피를 변화시키고, 수동적으로, 호흡하게 된다.

호흡에 관련된 근육들에는 **횡격막**, **외늑간근**(외부에 있는 갈비뼈 사이의 근육), **흉쇄유돌근**(목빗근), **사각근**(斜角筋 : 목 속에 있는 전사각근, 중사각근, 후사각근), **내늑간근**(내부에 있는 갈비뼈 사이의 근육), **대흉근**(가슴에 있는 큰 삼각형의 근육), **소흉근**(대흉근 아래에 있는 작은 삼각형의 근육), **승모근**(僧帽筋 : 머리 뒤통수의 후두골, 등의 흉추, 어깨의 견갑골에 걸쳐 있는 길고 얇은 근육), **광배근**(등에 있는 넓은 삼각형 형태의 근육), **늑골거근**(肋骨擧筋 : 등뼈 양쪽에 있는 12쌍의 갈비뼈를 들어 올리는 11쌍의 작은 근육), **복부근육**(외복사근, 내복사근, 복직근, 복횡근) 등이 있다.

횡격막을 이용한 복식호흡

그런데, 횡격막 중심에는 횡격막 힘줄이 있다. 이 힘줄을 횡격막 중심힘줄(central tendon)이라고도 한다. 이 횡격막 힘줄에는 흉골(복장뼈), 요추(허리뼈), 늑골(갈비뼈)을 잇는 근섬유들이 붙어 있다. 일반적으로 횡격막 힘줄은 앞쪽은 흉골(복장뼈)의 검상돌기 내측, 뒤쪽은 제1~3요추(허리뼈) 내측, 옆쪽은 제7~12늑골(갈비뼈) 내측에서 시작하는 부위에 붙어 있다. 즉, 이들 세 부위에서 출발하는 근섬유들이 횡격막 힘줄에 붙어 있다.

그리하여 이들 횡격막 힘줄에 붙어 있는 근섬유들이 수축하면 횡격막 힘줄이 아래로 내려가게 된다. 횡격막 힘줄이 아래로 내려가게 되면 횡격막이 아래로 내려가게 된다. 그 결과 흉강이 넓어지게 된다.

흉강이 넓어지게 되면 흉강 내부의 압력이 낮아져서 허파도 넓어지게 된다. 허파가 넓어지게 되면 허파 내부의 압력이 낮아져서 공기(산소)가 허파 안으로 들어오게 된다.

그런데 가슴과 배를 가로로 구획하고 있기 때문에 붙여진 이름인 가로막 또는 가로무늬근이라는 이름을 가진 횡격막은 흉강과 복강을 가로로 구분하고 있기 때문에 숨을 들이마실 때 횡격막이 아래로 내려가면서 흉강을 넓혀지게 되면 복강은 좁아지게 된다. 복강이 좁아지게 되면 배 뒤쪽 벽은 척추로 받쳐져 있기 때문에 뒤로 밀려나지 못하고 배 앞쪽 벽이 앞으로 밀려나오게 된다. 즉 배가 앞으로 나오게 된다. 이러한 원리를 이용한 것이 횡격막을 이용한 복식호흡이다.

따라서 횡격막을 이용한 복식호흡을 하게 되면 가슴과 배 부위 즉 흉강과 복강 부위에 포함되어 있는 오장육부가 움직이게 되고, 오장육부의 기혈(氣血)이 활성화되고, 전신에 에너지를 활성화하는데 매우 유익한 결과를 얻을 수 있다.

앞에서도 언급한 것처럼 활기혈단에서는 횡격막을 움직이고, 흉강과 복강을 움직여, 오장육부가 호흡하게 하는 복식호흡법으로 수련하며 연마한다. 이러한 방식의 복식호흡의 횡격막호흡은 흉식호흡과 피부호흡을 동반하는 호흡이 된다. 즉 전신호흡이 된다.

이는 결국, 활기혈단 호흡은 복식호흡을 기반으로 횡격막호흡과 흉식호흡이 이루어져서 인체 호흡의 흉식호흡, 복식호흡(횡격막호흡), 피부호흡 기능을 모두 증진하는 삼위일체호흡(三位一體呼吸)이라는 의미이다.

그리하여 심장, 폐, 간, 담낭, 위장, 비장, 췌장, 소장, 대장, 흉추, 요추, 갈비뼈, 복장뼈 등 오장육부와 뼈, 골수, 근육, 혈관, 피부 등에 기혈을 부드럽게 열고 활성화시켜, 전신의 기혈을 건강하게 순환시키며 인간의 건강하고 행복한 삶의 증진에 기여한다.

인간의 삶은 호흡에서 시작해서 호흡으로 끝난다고 해도 과언이 아니다. 그러므로 활기혈단(活氣血丹)에서 건강하고 행복한 삶을 증진하기 위해 올바른 호흡의 중요성을 아무리 강조한다고 해도 결코 지나치지 않다.

제3부 활기혈단 십이단전과 건강

제3.1장 단전의 개념과 종류
제3.2장 활기혈단 십이단전과 십이단전호흡
제3.3장 뇌단전과 건강
제3.4장 경단전과 건강
제3.5장 견단전과 건강
제3.6장 수단전과 건강
제3.7장 심단전과 건강
제3.8장 완단전과 건강
제3.9장 신단전과 건강
제3.11장 반단전과 건강
제3.12장 슬단전과 건강
제3.13장 족단전과 건강
제3.14장 추단전과 건강

제3.1장 단전의 개념과 종류

활기혈단을 수련하며 건강하고 행복한 삶을 누리기 위해서 올바른 호흡과 호흡방식은 매우 중요함을 앞에서 보았다. 호흡은 활기혈단 기혈(氣血)의 순환과 직접적으로 관련되어 있고 또한 활기혈단 조동(調動) 수련과 십이단전(十二丹田) 수련에도 직접적으로 관련되어 있다. 본 장에서는 단전(丹田)에 관해서 지면을 할애하고자 한다.

전통 동양의학에서 단전의 정의와 종류

여기서는 전통 동양의학 관점에서 단전의 정의와 종류를 살펴본다. 이 단전은 유형의 기관이 아니고 무형의 기능이다.

단전(丹田)의 정의

전통 동양의학 관점에서 보면 단전(丹田)이란 기(氣)를 모으고 흘러 보낼 수 있고, 정신을 집중하고 맑게 할 수 있는 곳이며, 에너지와 힘이 저장되고 발산될 수 있는 곳이다. 그 단전에는 상단전, 중단전, 하단전의 삼단전(三丹田)이 있다.

상단전(上丹田)

상단전의 위치에 관해서 ① 양미간 즉 양쪽 눈썹사이인 인당(印堂) 부위를 상단전으로 보는 관점, ② 뇌 부위를 상단전으로 보는 관점, 또는 ③ 양미간에서부터 심장까지에 이르는 부위를 상단전으로 보는 관점 등의 관점들이 있다.

중단전(中丹田)

중단전의 위치에 관해서 ① 심장 부위를 중단전으로 보는 관점, ② 심장 아래에서부터 배꼽 위까지에 이르는 부위를 중단전으로 보는 관점, 또는 ③ 복부(腹部)의 배꼽 부위에서 배부(背部)의 명문혈 사이의 부위를 중단전으로 보는 관점 등의 관점들이 있다.

하단전(下丹田)

하단전의 위치에 관해서 ① 배꼽 아래 배꼽으로부터 주먹하나 사이 부위를 하단전으로 보는 관점, ② 배꼽 아래 부위와 미골(꼬리뼈) 앞 부위 사이를 하단전으로 보는 관점, 또는 ③ 배꼽 아래 하복부(아랫배) 부위를 하단전으로 보는 관점 등의 관점들이 있다.

단전으로서 하단전과 하단전혈

일반적으로 전통 동양의학에서 단전이라고 말할 때는 하단전을 지칭한다. 구체적인 혈(穴)을 중심으로 본 하단전의 위치에 관해서는 이견이 있다. 예컨대, ① 음교혈(陰交穴) 부위가 단전이라고 보는 관점, ② 기해혈(氣海穴) 부위가 단전이라고 보는 관점, ③ 석문혈(石門穴) 부위가 단전이라고 보는 관점,

또는 ④ 관원혈(關元穴) 부위가 단전이라고 보는 관점 등의 관점들이 그러한 예이다. 〈그림 3.1.1〉 참조.

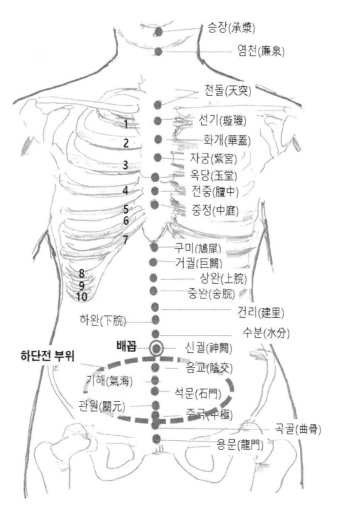

〈그림 3.1.1〉 전통 동양의학 관점의 하단전 부위

이들 혈들이 위치하고 있는 구체적인 부위는 다음과 같다.

① 음교혈(陰交穴)은 신궐혈(배꼽) 수직 아래로 독자 여러분 본인의 엄지손가락 중간마디 폭만큼의 거리에 있다. 전통 동양의학에서는 본인의 엄지손가락 중간마디 너비만큼의 길이를 1촌이라고 한다.

그 아래에 있는 ② 기해혈(氣海穴)은 배꼽 수직 아래로 독자 여러분 본인의 둘째손가락과 셋째손가락을 합친 폭만큼의 거리에 있다. 전통 동양의학에서는 본인의 둘째손가락과 셋째손가락을 합친 폭만큼의 길이를 1.5촌이라고 한다.

그 아래에 있는 ③ 석문혈(石門穴)은 배꼽 수직 아래로 독자 여러분 본인의 둘째, 셋째, 넷째손가락을 합친 폭만큼의 거리에 있다. 전통 동양의학에서는 본인의 둘째, 셋째, 넷째손가락을 합친 폭만큼의 길이를 2촌이라고 한다.

그 아래에 있는 ④ 관원혈(關元穴)은 배꼽 수직 아래로 독자 여러분 본인의 둘째, 셋째, 넷째, 다섯째손가락을 합친 폭만큼의 거리에 있다. 전통 동양의학에서는 본인의 둘째, 셋째, 넷째, 다섯째손가락을 합친 폭만큼의 길이를 3촌이라고 한다.

배꼽에 대한 서양의학과 동양의학의 관점

여기서 참고로 배꼽에 관한 이야기를 간단히 부연하고자 한다. 배꼽은 태어나는 갓난아기에게 붙어 있던 탯줄이 떨어져 나가고 그 자리에 남은 흉터이다.

이러한 연유로 현대 서양의학에서는 배꼽을 중요하게 취급하지 않는다. 탯줄이 떨어져 나간 자리에 생긴 단순한 흉터이기 때문이다. 그리고 그 흉터가 없는 사람도 있을 수 있다. 즉, 배꼽이 없는 사람도 있을 수 있다. 배꼽이 없는 사람은 병원에 가서 인위적으로 배꼽을 만들기도 한다.

그런데 전통 동양의학에서는 배꼽은 태아가 엄마의 뱃속에서 영양과 기혈을 공급받아 생명을 유지한 유일한 통로였기 때문에 중요하게 취급한다. 또한 배꼽 주위에는 소화, 면역, 기혈 등 생명유지에 필요한 조직들이 모여 있다고 보기 때문에 배꼽을 중요하게 취급한다. 그리하여 배꼽의 중심을 신궐혈(神闕穴), 즉 신(神)이 사는 궁궐 또는 신기(神奇)가 발현하는 대궐이라는 이름의 혈(穴) 이름인 神闕穴(신궐혈) 이름을 붙여서 사용하고 있다.

배꼽 부위가 인체 기능에서 차지하는 의미는 크다고 하여야 할 것이다. 예컨대, 배꼽 부위는 피부조직이 연하고 얇기 때문에 찬바람이나 통풍이나 세균이 침투하기 쉽다. 나쁜 기운인 사기(邪氣)들이 침투할 땐 설사나 배앓이나 장염 등이 나타날 수 있다. 따라서 배꼽을 포함한 배 부위를 항상 따뜻하게 유지하도록 하여야 한다. 특히 여름철 밤에 잠을 잘 때 날씨가 무덥더라도 배꼽이 있는 배 부위는 반드시 따뜻하게 이불이나 담요 같은 것으로 덮고 잠을 자도록 하여야 한다.

활기혈단(活氣血丹)에서 단전의 정의와 종류

지금까지의 살펴본 상단전, 중단전, 하단전의 개념과 종류는 전통 동양의학의 관점에서 살펴본 것이다.

전통 동양의학 관점의 단전과 현대인들

그런데 그러한 전통 동양의학 관점의 단전의 개념과 종류가 현대인들이 건강하고 행복한 삶을 누리는데 미흡할 수 있다.

왜냐하면 현대인들에겐 식생활이나 주거생활 또는 일의 방식이나 환경 등이 과거 전통 동양의학 단전의 개념을 도입한 시기의 사람들의 것들과는 많이 달라서 그 당시의 사람들에게는 흔치 않았던 질병들이 현대인들에게는 많이 발생하게 되기 때문이다. 또한 이러한 질병들을 전통 동양의학 관점의 단전 개념과 종류로는 구체적으로 예방하고 치료하는데 미흡할 수 있기 때문이다. 따라서 현대인들의 건강과 행복을 위해 새롭게 단전의 개념과 종류를 규정할 필요성이 있을 것이다.

활기혈단(活氣血丹)에서 단전의 정의

그리하여 활기혈단에서는 단전의 개념과 종류를 다음과 같이 규정하여 사용하고 있다.

단전(丹田)이란 인체의 각 기관과 조직의 질병을 예방하고 치료하는데 필요한 생명의 기운이자 에너지인 기(氣)를 집중적으로 모으고 농축하고 발산할 수 있는 곳이다.

따라서 단전은 사람의 심신(心身)의 질병을 예방하고 치료하는데 필요한 것은 물론이고 인체의 각 기관과 조직의 질병을 예방하고 치료하는데 필요하다.

또한 앞에서 언급한 바와 같이 단전은 사람의 생명에 필요한 기운이자 에너지인 기(氣)와 관련된 곳이다. 기는 혈(血 : 피, 혈액)과 함께 사람의 생명에 반드시 필요한 것이다. 혈이 죽으면 사람이 죽고 혈이 살면 사람이 살듯이 기가 죽으면 사람이 죽고 기가 살면 사람은 산다.

단전은 그러한 중요한 역할을 하는 기를 집중적으로 모으고 농축하고 발산할 수 있는 곳이다. 그리하여 단전은 그러한 생명의 기를 집중적으로 모으고, 쌓고, 농축하고, 인체의 필요한 곳으로 발산하며, 흘러 보내는데 중요한 역할을 하는 곳이다.

기와 단전과 기관

인체의 모든 부위에 기(氣)가 흐르고 발산 될 수 있기 때문에 인체의 모든 부위가 단전이라고 할 수 있다. 즉, 인체의 전신(全身)이 혈(穴)들로 구성되어 있듯이 인체의 전신이 각 기관과 조직들의 단전들로 구성되어 기능하고 있다고 할 수 있다. 또한 인체 전체가 기혈(氣血)이 순환하는 하나의 거대한 시스템(system)이기 때문에 인체 전체가 하나의 거대한 단전시스템(丹田 system)으로 기능하고 있다고 할 수 있다.

더구나 기(氣)의 기능은 인체의 각 기관과 조직의 기능과 분리하여 생각할 수 없는 존재다. 왜냐하면 인체는 기관과 조직의 기능으로 활동하고 있는데 기는 인체 각 기관과 조직의 기운과 함께 발현하고 있고 인체 각 기관과 조직마다 그에 특유한 기를 발현하고 있기 때문이다.

여기서 기관(器官)이란 사고, 호흡, 영양, 생식 등의 기능을 수행하는 뇌, 심장, 폐, 간, 담낭, 비장, 췌장, 신장, 위장, 소장, 대장 등과 같은 인체의 부분들을 의미한다.

그리고 조직(組織)이란 각 인체 부분들의 세포(細胞)의 집단을 의미하며 혈액, 림프, 신경조직, 골조직, 근육조직, 상피조직 등이 여기에 해당한다.

인체 온몸에 있는 세포의 수는 각 사람의 체형에 따라 사람마다 각각 다를 수 있으나 일반적으로 60조~100조 개 정도로 보고 있다.

인체의 각 기관과 조직은 인체 전체의 조화를 유지하며 각자의 기능을 수행한다. 따라서 뇌, 심(心), 폐, 간, 담, 위, 비장, 췌장, 신(腎), 소장, 대장 등 각 기관은 자신의 특유의 기능의 기를 발현하고 있는 것이다.

예컨대, 뇌(腦)에서 발현하는 기와 폐(肺)에서 발현하는 기의 기능이 서로 다르며, 위(胃)에서 발현하는 기는 장(腸)에서 발현하는 기와 그 기능이 다르고, 간(肝)에서 발현하는 기는 신(腎)에서 발현하는 기와는 서로 다른 기능의 것이다. 또한 각 기관에서 개별(個別)로 발현하는 기와 전신에서 전체(全體)로 발현하는 기의 기능이 서로 다르다고 할 것이다.

중요한 것은 이들 무형의 기능들을 현대인들의 질병을 예방하고 치료하는데 유용하도록 어떻게 분류하고, 연구하고, 수련할 수 있도록 하느냐에 있다고 할 것이다.

활기혈단(活氣血丹)에서 단전의 종류

이러한 단전과 기와 기관과 조직의 관계와 현대인들의 각종 질병의 예방과 치료를 위한 기의 집중과 발산의 영향력 부위를 고려하여 활기혈단(活氣血丹)에서는 단전의 종류를 12개의 단전으로 분류하여 사용하고 있다.

즉, 뇌단전(腦丹田), 경단전(頸丹田), 견단전(肩丹田), 수단전(手丹田), 심단전(心丹田), 완단전(脘丹田), 신단전(腎丹田), 장단전(腸丹田), 반단전(盤丹田), 슬단전(膝丹田), 족단전(足丹田), 추단전(樞丹田) 등 모두 12종류의 단전이다. 이를 십이단전(十二丹田)이라고 명명한다. 이들에 대한 구체적인 내용은 다음 장에서 설명하고자 한다.

제3.2장 활기혈단 십이단전과 십이단전호흡

앞에서 활기혈단(活氣血丹)에서는 인체의 주요 단전을 12부위로 분류하며, 십이단전(十二丹田)이라 명명한다고 앞에서 언급했다. 또한 십이단전은 현대인들의 각종 질병의 예방과 치료에 기여하기 위한 것임을 언급했다. 본장에서는 십이단전과 십이단전호흡에 관해서 살펴보고자 한다.

십이단전(十二丹田)

활기혈단에서 운용하는 십이단전 즉, 뇌단전, 경단전, 견단전, 수단전, 심단전, 완단전, 신단전, 장단전, 반단전, 슬단전, 족단전, 추단전에 대한 개략적인 설명은 다음과 같다.

뇌단전(腦丹田)

뇌단전(腦丹田)은 인체의 두부(頭部) 즉 머리 부위에 있는 단전이다. 머리와 얼굴이 있는 부위이다. 머리에는 인체의 지휘, 명령, 통제, 조절의 기능을 담당한다고 할 수 있는 뇌(腦)가 자리 잡고 있다. 뇌는 두개강(頭蓋腔) 안에 위치한다. 그리고 얼굴에는 보는 것(눈), 냄새 맡는 것(코), 맛을 느끼는 것(혀), 듣는 것(귀) 등의 감각정보를 받아들여 뇌에 전달하는 기관들이 자리 잡고 있다. 활기혈단에서 뇌단전은 중요한 위치를 차지한다. 뇌단전의 중심은 뇌(腦)이다. 따라서 뇌단전을 수련할 때 두 개강 안의 뇌를 중심으로 기를 축적하고 발산하도록 한다.

뇌의 에너지 소비, 뇌의 종류, 뇌의 기능과 질병 등에 관하여 장을 바꾸어 "뇌단전과 건강" 장에서 살펴본다.

경단전(頸丹田)

경단전(頸丹田)은 인체의 경부(頸部) 즉 목 부위에 있는 단전이다. 인체에서 목은 머리와 가슴을 잇는 부위이다.

목은 뇌가 속해 있는 머리를 지탱하며, 경추(頸椎 : 목뼈)가 있어서 목과 얼굴을 정면, 후면, 측면 등으로 돌릴 수 있게 해주는 역할을 해준다. 그리고 목은 기도와 식도를 보호한다. 호흡기를 보호하는 기능과 발성기능도 수행한다. 또한 목은 연하(嚥下, swallowing) 기능을 수행한다. 연하기능은 음식물을 삼켜서 구강에서 식도를 거쳐 위장으로 보내는 기능이다. 경단전의 중심은 목이다. 경단전의 구제적인 내용은 "경단전과 건강" 장에서 살펴본다.

견단전(肩丹田)

견단전(肩丹田)은 인체의 견부(肩部) 즉 어깨 부위에 있는 단전이다. 어깻등과 어깨가 있는 부위로서 몸통에서 팔로 이어지는 곳이다. 어깨는 단순한 조직 같지만 일상생활에서 많이 사용되는 곳인데다 여러 관절과 근육이 자리 잡고 있어서 젊은 사람이나 나이든 사람이나 어깨부위의 질환이 많이 발생하는 곳이다. 어깨에는, 특히 나이든 사람들에게, 오십견(오십세에 많이 걸린다고), 사십견(40세에도 걸린다고) 등으로 불리는 동결견(유착성 관절낭염)이라는 어깨질환이 많이 발생한다. 견단전의 중심은 어깨이다. 견단전의 구제적인 내용은 "견단전과 건강" 장에서 살펴본다.

수단전(手丹田)

수단전(手丹田)은 인체의 수완부(手腕部) 즉 손과 팔 부위에 있는 단전이다. 그 영역은 어깨에서 팔(어깨에서 손목까지)과 손(손목에서 손가락)까지에 이르는 부위이다. 손은 인체의 오장육부의 기능이 흐르는 곳이기에 이를 잘 관리하면 건강을 증진하는데 도움이 된다. 수단전의 중심은 손이다. 수단전의 구제적인 내용은 "수단전과 건강" 장에서 살펴본다.

심단전(心丹田)

심단전(心丹田)은 인체의 흉부(胸部) 즉 가슴 부위에 있는 단전이다. 심장과 폐의 기관들이 있는 부위이다. 심장과 폐는 인체에 혈액, 산소, 영양소를 공급하고 인체에 불필요한 이산화탄소, 노폐물 등을 몸 밖으로 배출하는데 중요한 기능을 수행한다. 이처럼 심장과 폐의 기능은 분리하여 생각할 수 없기에 심장과 폐는 가슴흉곽 안에서 폐가 심장을 좌우에서 감싸듯이 위치하고 있다. 심단전의 중심은 심장(心臟)이다. 심단전의 구제적인 내용은 "심단전과 건강" 장에서 살펴본다.

완단전(脘丹田)

완단전(脘丹田)은 인체의 완(脘) 즉 위(胃)가 속해 있는 복부(腹部) 부위에 있는 단전이다. 비장, 위장, 췌장, 간장, 담낭이 위치하고 있는 상복부의 부위이다. 음식물의 곡기를 소화하고 흡수하여 인체의 각 부분에 영양소를 공급하기 위해 절대적인 곳이다. 완단전의 중심은 위장(胃臟)이다. 완단전의 구제적인 내용은 "완단전과 건강" 장에서 살펴본다.

신단전(腎丹田)

신단전(腎丹田)은 인체의 요부(腰部) 즉 허리 부위에 있는 단전이다. 신장(콩팥)과 방광이 신단전에 위치한다. 신장(腎臟)은 전통 동양의학에서 사람의 선천기가 내포되어 있다고 보는 중요한 곳이다. 방광(膀胱) 역시 인체의 노폐물을 배출하는 중요한 기관이다. 이들에게 장애가 발생하면 인체 전신에 문제가 발생할 수 있다. 그러므로 매우 중요한 곳이다. 신단전의 중심은 신장(腎臟)이다. 신단전의 구제적인 내용은 "신단전과 건강" 장에서 살펴본다.

장단전(腸丹田)

장단전(腸丹田)은 인체의 장부(腸部) 즉 소장(작은창자)과 대장(큰창자) 부위에 있는 단전이다. 전통 동양의학에서 말하는 하단전은 하복부에 위치하는데 십이단전의 장단전에 속한다고 할 수 있다. 작은창자는 위장에서 분쇄되어 넘어오는 음식물을 십이지장(十二指腸), 공장(空腸), 회장(回腸)을 거치면서 연동운동, 분절운동 등을 통해서 영양분을 흡수하여 인체의 각 부분에 공급하는 중요한 기능을 담당한다. 대장은 소장의 끝에서 항문에 이르는 기관이며 찌꺼기를 몸 밖으로 배출하는 중요한 기능을 담당한다. 장단전의 중심은 소장이다. 장단전의 구제적인 내용은 "장단전과 건강" 장에서 살펴본다.

반단전(盤丹田)

반단전(盤丹田)은 인체의 골반부(骨盤部) 즉 골반과 고관절 등이 있는 부위에 있는 단전이다. 골반은 척추와 양쪽 다리를 연결하는 것은 물론이고 걷기에 필수적으로 관여하는 곳이다. 또한 이곳엔 인체의 상체와 하체로 통하는 각종 신경들이 다발로 형성하여 이루고 있기 때문에 매우 중요한 곳이다. 골반과 고관절에 장애가 발생하면 보행과 생활에 장애를 받게 된다. 반단전의 중심은 골반이다. 반단전의 구제적인 내용은 "반단전과 건강" 장에서 살펴본다.

슬단전(膝丹田)

슬단전(膝丹田)은 인체의 슬퇴부(膝腿部) 즉 무릎과 대퇴(大腿 : 넓적다리) 부위에 있는 단전이다. 골반아래에서부터 무릎까지의 부위이다. 무릎과 대퇴부(大腿部)가 이에 포함된다. 무릎엔 퇴행성관절염이 많이 찾아오는 곳이다. 슬단전에 문제가 생기면 거동과 이동이 어려워 생명단축을 초래할 수 있기 때문에 잘 관리해야 한다. 슬단전의 중심은 무릎이다. 슬단전의 구제적인 내용은 "슬단전과 건강" 장에서 살펴본다.

족단전(足丹田)

족단전(足丹田)은 인체의 족퇴부(足腿部) 즉 발과 소퇴(小腿 : 정강이) 부위에 있는 단전이다. 무릎에서부터 발까지의 부위이다. 소퇴부와 발이 이에 포함된다. 발도 손과 같이 인체의

오장육부의 기가 흐르는 통로라고 전통 동양의학에서는 보고
있다. 그러므로 잘 관리해야 한다. 족단전의 중심은 발이다.
특히 발바닥의 용천혈 부위이다. 족단전의 구제적인 내용은
"족단전과 건강" 장에서 살펴본다.

추단전(樞丹田)

추단전(樞丹田)은 인체의 중말부(中末部) 즉 중추신경과 말초
신경 부위에 있는 단전이다. 인체 신경의 중추기관이라고 할
수 있는 중추신경(中樞神經)과 이에서 파생되는 말초신경(末梢
神經)을 중심으로 단전이 운행된다. 중추신경은 뇌와 척수이
다. 말초신경에는 뇌신경과 척수신경 등이 포함된다. 말초신경
은 중추신경에서 나와서 온 몸에 퍼져있다. 중추신경에 장애
를 받게 되면 사람의 생명이 단축될 수 있으므로 항상 잘 관
리해야 한다. 추단전(樞丹田)의 중심은 중추신경이다. 추단전의
구제적인 내용은 "추단전과 건강" 장에서 살펴본다.

십이단전과 환경

십이단전의 각 개별 단전들이 하나의 인체를 위해 하나로
통합되어 기능할 때 온몸 전체가 하나의 거대한 단전시스템
(丹田 system)을 이루게 된다. 이렇게 이루어진 하나의 거대한
단전시스템으로서의 인체와 환경(環境)이 상호작용(相互作用)
하게 된다. 온몸 전체가 하나의 거대한 단전을 이루어 기를
모으고, 축적하고, 발산하는데 이러한 순환이 환경과 상호작용
하며 이루어지는 것이다.

하나의 거대한 단전시스템으로서 각 사람은 환경과 상호작용하고 있다. 온몸 전체가 하나의 거대한 단전을 형성하여, 인체를 중심으로 기를 쌓고 그 흐름을 환경과 상호작용하면서 기를 모으고, 축적하고, 발산하는 것이다.

앞에서 태극을 논할 때 삼태극의 천, 지, 인의 조화를 언급했는데 여기서 인(人)의 환경은 천(天)과 지(地)가 되는 것이다. 또한 이때의 수련자의 환경은 섭생환경, 자연환경, 사람환경 등 수련자 본인에게 영향을 미치는 환경 모두가 포함된다.

또한 천기(天氣), 인기(人氣), 지기(地氣)가 있음을 보았는데 이러한 기들이 환경을 이루어 환경기(環境氣)를 형성하고 사람과 상호작용하는 것이다.

예컨대, 땅에서 생산되는 음식물을 지기(地氣)를 포함하면서 그 음식물 그 자체도 기를 포함하고 있기 때문에 이를 섭취하여 양생하고자 하는 사람은 이들 기와 상호작용하게 된다. 그리하여 부패하거나 사기가 든 음식물을 섭취하게 되면 질병이 발생하게 된다.

또한 예컨대, 사람과 사람 사이에 있어서도 서로 기를 보유하고 있기 때문에 즉, 인기(人氣)가 존재하기 때문에, 좋은 기, 선한 기를 보유하고 있는 사람들 사이에 있으면 그 좋은 기, 선한 기가 서로 상호작용하여 교류된다.

지금까지 설명한 이들 십이단전의 종류와 그 부위를 요약하면 〈표 3.2.1〉과 같이 제시될 수 있다.

전통 동양의학 관점의 상단전(上丹田), 중단전(中丹田), 하단전(下丹田)의 개념은 활기혈단(活氣血丹) 십이단전에서는 뇌단전(腦丹田), 심단전(心丹田), 장단전(腸丹田)에 각각 포함 될 수

<표 3.2.1> 십이단전의 명칭과 부위

순차	십이단전	부(部)	영역 부위	중심 부위
1	뇌단전 (腦丹田)	두부(頭部) (머리·얼굴)	목 위의 머리와 얼굴	뇌
2	경단전 (頸丹田)	경부(頸部) (목)	머리 아래~가슴 위	목
3	견단전 (肩丹田)	견부(肩部) (어깻등·어깨)	어깻등~어깨	어깨
4	수단전 (手丹田)	수완부(手腕部) (손팔)	어깨~손	손
5	심단전 (心丹田)	흉부(胸部) (심·폐)	가슴~횡격막	심장
6	완단전 (脘丹田)	복부(腹部) (비·위·췌·간·담)	횡격막~배꼽	위장
7	신단전 (腎丹田)	요부(腰部) (신장·방광)	배꼽~등허리~ 비뇨기계	신장
8	장단전 (腸丹田)	장부(腸部) (소장·대장)	배꼽~골반 위쪽	소장
9	반단전 (盤丹田)	골반부(骨盤部) (골반·고관절)	골반~고관절	골반
10	슬단전 (膝丹田)	슬퇴부(膝腿部) (무릎·대퇴)	대퇴부~무릎	무릎
11	족단전 (足丹田)	족퇴부(足腿部) (발·소퇴)	무릎~소퇴부~ 발	발
12	추단전 (樞丹田)	중말부(中末部) (중추·말초신경)	신경, 뼈, 골수, 근육, 피부 등	중추 신경

있을 것이다.

즉, 활기혈단(活氣血丹) 십이단전의 뇌단전(腦丹田), 심단전(心丹田), 장단전(腸丹田) 개념과 기능은 전통 동양의학의 상단전(上丹田), 중단전(中丹田), 하단전(下丹田)의 것보다 더 넓고 포괄적인 것이다.

〈그림 3.2.1〉은 지금까지 제시된 활기혈단 십이단전의 흐름도를 보여주고 있다.

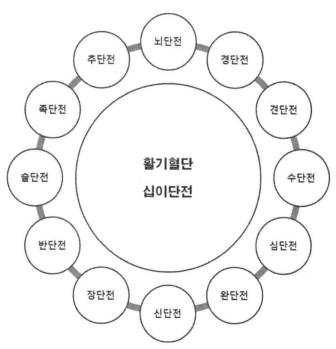

〈그림 3.2.1〉 십이단전의 흐름도

십이단전 수련과 연마

인체의 기혈(氣血)이 온몸을 순환하며 흐르듯이 기도합장자세에서 십이단전을 수련, 연마할 때도 온몸을 순환하며 흘러서 건강을 증진하도록 하여야 한다. 예컨대, 기도합장자세를 취하고 십이단전을 수련할 때 뇌단전에서부터 시작하여 추단전까지 흐른 다음 전체가 하나로 융합되고, 순화하며 흐르도록 수련하도록 한다.

기도합장자세를 취하며 십이단전호흡을 수련, 연마할 때도 역시 뇌단전에서부터 시작하여 추단전까지 흐른 다음 전체가 하나로 융합되고, 순화하며 흐르도록 수련하도록 한다. 물론 호흡의 출발은 복식호흡으로 시작하도록 하여야 한다. 그리고 70:30 원칙을 준수하며 진기를 쌓아가면서 복식호흡을 한다.

기도합장자세를 취하고 십이단전과 십이단전호흡을 수련할 때, 복식호흡으로 진기를 쌓아가면서 그와 동시에 십이단전 치유의 빛을 뇌단전의 두정엽에서 받은 다음 전두엽과 후두엽 측두엽으로 확산하도록 한다. 뇌단전에 발화된 빛은 경단전, 견단전, 수단전을 차례로 흐른다. 그리고는 심단전에 이른다.
심단전에서는 심장에 빛을 발화하여 심장을 둘러싸고 있는 양쪽 허파에 빛을 발산하여 심장과 허파가 치유되어 그 기능을 원활하게 수행하도록 한다.
그리고는 완단전에 도달하여 위장에 빛을 응축하여 비장, 위장, 췌장, 간장, 담낭으로 빛을 발산하도록 하여 치유하도록 한다. 그리고 신단전에 빛을 응축하여 신장과 부신 그리고 비뇨시스템에 빛을 발산하여 치유하도록 한다.

장단전에 빛을 응축하여 소장과 대장으로 발산하며 소장과 대장을 치유하도록 한다.

장단전에서 반단전, 슬단전, 족단전으로 차례로 치유의 빛을 발산하며 흘러 보낸다. 치유의 빛이 족단전까지 흘러서 이르게 되면 이제는 추단전으로 흐르며 발산하도록 한다.

추단전을 통해서 중추신경과 말초신경을 치유하며 전신에 단전의 치유의 빛이 흐르게 하여 신경, 뼈, 골수, 근육, 피부 등이 치유되도록 한다.

이러한 방법으로 십이단전과 그에 속한 뇌와 오장육부와 신경(중추, 말초), 뼈, 골수, 관절, 근육, 피부 등의 치유를 의념하며 치유의 빛을 순환시켜 흐르게 하며 수련하도록 한다.

이러한 흐름의 십이단전 수련, 연마의 원칙은 활기혈단 조동(調動) 수련에서도 준용된다. 다만, 몸을 크게 움직이며 수련하는 조동 수련의 경우에는 그 특성상 본 운동과정에서 일어날 수 있는 신체적 부상을 예방하기 위하여 먼저, 부드러운 준비운동(warming-up, 워밍업)으로 뇌단전, 경단전, 견단전, 수단전, 심단전, 완단전, 신단전, 장단전, 반단전, 슬단전, 족단전, 추단전과 연관된 뇌, 목, 어깨, 손, 오장육부, 골반, 고관절, 신경, 뼈, 골수, 근육, 관절 등을 방송하고 기혈순환이 원활하도록 하여야 할 것이다.

활기혈단에서는 준비운동으로 이 책의 자매편인 『활기혈단 기혈지압마사지와 건강양생운동편』 책에 있는 손목관절운동, 발목관절운동, 무릎관절운동, 송신운동, 참장운동, 웅경운동, 건신12단금 등을 권유하고 있다.

준비운동을 마친 다음, 본 운동으로 들어가서 뇌단전, 경단전, 견단전, 수단전, 심단전, 완단전, 신단전, 장단전, 반단전, 슬단전, 족단전, 추단전을 강화하는 운동을 수행하며 이에 관련된 뇌, 목, 어깨, 손, 오장육부, 골반, 고관절, 신경, 뼈, 골수, 근육, 관절 등을 치유하는데 기여하도록 하여야 할 것이다.

십이단전의 연속성과 건강

외형적으로 볼 때는 인체의 각 기관이 각각 분리되어 독립적으로 기능하고 있는 것 같으나 실제는 서로 상부상조(相扶相助)하고 협력하며 그 기능을 수행하고 있다. 십이단전의 단전 역시 각 단전이 분리되어 독립적으로 기능하고 있는 것 같으나 실제는 서로 상부상조하고 협력하며 그 기능을 수행하고 있다.

만약 어느 하나의 기관에 기(氣)에너지가 극대화되어 힘이 너무 강하게 발하거나 또는 반대로 어느 하나의 기관에 기(氣)에너지가 극소화되어 힘이 약하게 되면 이들 기관들 사이에 부조화가 일어나서 장기에 손상이 오고 질병이 발생하게 될 수 있다.

이러한 주장의 타당성은, 특정 부위에 예컨대, 간장 부위에 좋다는 보약(한약이든 양약이든)을 제조하여 지속적으로 음용하다가 오히려 그 부위나 또 다른 부위에 질병을 얻어 절명(絕命)하는 사례들이 우리 주위에서 일어나고 있기 때문에, 이미 입증된 것이다.

단전은 인간의 생명 유지를 위해서 기(氣) 에너지를 축적,

응축(凝縮), 발전, 발산하며 정·기·신(精·氣·神)을 활발하게 하는 곳이다. 각 단전에서 활성화된 기는 혈액과 함께 오장육부는 물론이고 온몸의 중추신경(뇌, 척수), 말초신경, 뼈, 골수, 근육, 피부 등 전신으로 순환되도록 해야 한다. 이를 위해 기혈(氣血)을 잘 관리하며 운용할 필요성이 있는 것이며 활기혈단(活氣血丹)을 수련하는 이유도 여기에 있다.

70:30 호흡원칙

자연호흡법을 취한다고 하더라도 수련의 깊이가 더해 갈수록 호흡법도 그 깊이를 더해갈 수 있다. 즉, 복식호흡, 단전호흡, 명문호흡, 전신호흡 등의 호흡법이 그러한 예이다. 이들 중 복식호흡에 관해서는 "복식호흡과 횡격막호흡" 장에서 설명하였으므로 여기서는 70:30 호흡원칙, 단전호흡과 명문호흡 그리고 전신호흡에 관해서 설명하고자 한다.

활기혈단(活氣血丹) 수련 때에는 숨을 내쉬고 들이마실 때 즉, 호흡을 할 때, 70:30 호흡원칙을 적용하며 호흡하며 수련할 것을 권장하고 있다. 이는 기도합장자세에서 기도수행을 할 때도 동일하게 적용된다.

70:30 호흡원칙이란 호흡을 하면서 들이마신 공기를 몸 밖으로 내보낼 때 들이마신 공기의 70% 정도만 내보내고 30% 정도는 십이단전의 장단전(腸丹田)에 축적하여 차곡차곡 쌓아 올라가는 것을 말한다. 장단전에 쌓는 30%는 사람의 생명에

필요한 진기(眞氣)를 응축하여 쌓는 것이다. 밖으로 내보내는 70%는 이산화탄소, 질소, 노폐물 등과 같은 것이다.

왜냐하면 사람이 호흡하면서 들이마시는 공기엔 산소 이외에 다른 요소들도 함께 들어오게 되는데 숨을 내쉴 때는 혈액, 심장, 폐를 통해서 걸러낸 이산화탄소, 노폐물 등 몸에 해로운 것들을 몸 밖으로 내보내고 생명에 필요한 진기를 몸 안에 축적하여 사용해야 하기 때문이다.

70:30 호흡원칙은 사람이 호흡하는 공기성분의 원리에서 착안 된 것이다. 사람이 들이마시는 공기의 성분 중에 포함된 요소들엔 산소, 질소, 이산화탄소, 아르곤, 수소 등이 포함되어 있다. 즉, 산소(O_2)가 약 20.95%를 차지하고 질소(N_2)가 78.08%, 이산화탄소(CO_2)가 0.03%, 아르곤(A)이 0.93% 차지하고 있다. 그리고 수소(H_2), 네온(Ne), 크리프톤(Kr), 헬륨(He), 크세논(X), 일산화탄소(CO) 등과 같은 요소들도 미량씩 포함되어 있다.

그러므로 대략적으로 몸속으로 들여보내야 할 산소가 약 21% 정도이고, 몸 밖으로 내보내야 할 질소, 이산화탄소 등과 같은 요소들이 약 79% 정도이다. 그런데 79%에서 9%는 떼어내어 산소로 만들어 기존의 산소 21%와 함께 약 30%를 진기(眞氣)로 만들어서 십이단전의 장단전에서부터 응축하여 쌓아 올라가며 호흡하는 것이다. 이것이 70:30 호흡법의 원리이다.

호흡법 수련을 할 때 호흡을 할 때 마다 그렇게 70:30 호흡원칙을 적용하면서 호흡하도록 한다. 수련에 처음 임하는 수련자에게는 처음에는 이것이 어떤 방식인지 의아해 할 것이지만 의념(意念)으로, 믿음으로, 그렇게 이산화탄소, 질소, 노폐물 등으로 구성된 70%는 몸 밖으로 내보내고 진기로 만들어진 30%는 십이단전의 장단전에서부터 차곡차곡 응축하여 쌓아가는 수련을 하다가 보면 수련의 도가 깊어져 그 의미를 자연적으로 알게 된다.

단전호흡과 명문호흡과 복식호흡

복식호흡과 70:30 호흡원칙이 이루어지면, 단전에 진기가 쌓여, 단전호흡(丹田呼吸)과 명문호흡(命門呼吸)이 이루어질 단계로 성숙할 수 있다.

단전호흡(丹田呼吸)이란 단전을 통하여 호흡이 이루어지는 것이다. 즉, 한편으로는 호흡을 통하여 단전에 진기를 축적하면서 다른 한편으로는 진기가 축전된 단전을 통하여 호흡하는 방식이 단전호흡이다.

십이단전에서 단전호흡의 기반은 십이단전의 열 두 단전의 모든 단전이다. 십이단전의 열 두 단전에 기를 모으고, 축적하고, 발산하면서 호흡할 수 있다. 그렇게 의념하면서 호흡하는 것이다.

그 중에도 특히 머리의 뇌단전(腦丹田), 흉부의 심단전(心丹田), 상복부의 완단전(脘丹田), 등허리의 신단전(腎丹田), 하복부의 장단전(腸丹田), 중추신경계의 추단전(樞丹田)은 더욱 중점적으로 수련하며 연마하도록 하여야 한다. 왜냐하면 나이가 들수록 이 부위들의 쇠퇴가 빨라지게 되어 뇌, 장기, 뼈, 신경, 근육 등이 각종 질병을 유발할 가능성이 높아지게 되기 때문에 이 부위들의 단전들을 강화함으로써 뇌, 장기, 뼈, 신경, 근육 등의 퇴화를 예방하거나 지연시킬 수 있기 때문이다.

주의할 것은 십이단전의 장단전(腸丹田)에 기를 모으려고 숨을 들이마실 때 배를 너무 앞으로 내밀어 넓히지 않도록 하여야 한다. 왜냐하면 장단전에 기를 모은다고 하복부를 앞으로 과도하게 내미는 습관 때문에 하복부와 허리가 불필요하게 늘어날 수 있기 때문이다.

한 번 늘어난 배는 원상회복하기가 어렵게 되고 원상회복하기 위해서는 또다시 많은 노력이 필요하게 된다. 그 이유는 사람의 뇌는 정상을 초과하여 그 늘어난 배를 오랜 기간 지속될 때 그러한 비정상의 상태를 정상의 상태라고 간주하고 작동하는 습성 때문이다.

이는 왜 복부비만인 사람들이 예전의 정상적인 상태로 회복하기 어려운가를 말해주고 있다.

그러므로 복식호흡이든 단전호흡이든 장단전을 이용한 호흡을 할 경우엔 배를 앞으로 과도하게 내밀려고 힘쓰지 말고 횡격막을 자연스럽게 상하로 움직여 호흡하는 수련을 하도록 하여야 한다. 따라서 예컨대, 복식호흡을 할 경우에 숨을 들이마실 때 배를 앞으로 과도하게 내밀며 배를 부풀리려고 하기보다는 적정수준으로 배를 부풀리되 숨을 내쉴 때는 배를 복강 뒤쪽으로 최대한 밀어 넣어 숨을 내쉬는 방식으로 수련하는 것이 바람직하다.

한편, 명문호흡(命門呼吸)이란 명문혈을 통해서 호흡하는 것을 말한다. 물론 단전호흡에서도 거의 모든 호흡은 코를 통해서 쉬고 그 나머지는 단전(엄격히 말하면 세포와 피부)을 통해서 이루어지지만 명문호흡에서는 명문혈을 열고 모든 호흡이 명문혈을 통해서 하는 것처럼 의념하면서 명문호흡 수련을 하도록 하여야 한다.

명문혈(命門穴)은 복부(腹部)에 있는 배꼽 반대편의 뒤쪽 배부(背部 : 등 부분)에 위치하고 있으며 등의 정중선의 척주의 둘째 허리뼈(제2번 요추)와 셋째 허리뼈(제3번 요추) 사이의 오묵한 곳에 위치하고 있다. 즉, 배꼽과 수평선으로 거의 같은 위치에 있는 등의 요추 부위에 있는데, 독맥(督脈)의 제2번과 제3번 요추(腰椎)의 극돌기(棘突起)의 중간 부위에 명문혈(命門穴)이 있다. 〈그림 3.2.1〉 참조.

이 명문혈을 통하여 호흡을 하는 방식이 명문호흡방식이다. 이곳을 통해서 생명의 기가 들어오고 나가고 한다고 해서 명문(命門)이라고 이름 붙여졌다. 명문호흡이 잘 이루어지면 신장, 방광, 위장, 허리 등에 자연스럽게 생기를 불어 넣고 이 부분이 자연스럽게 건강하게 된다.

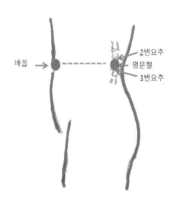

배꼽 → 2번요추
명문혈
3번요추

〈그림 3.2.1〉 명문혈 위치

명문혈을 중심으로 좌우에 신장(콩팥)이 각각 하나씩 위치하고 있다. 일반적으로 사람의 신장은 제11번 흉추(胸椎, 등뼈)에서 제3번 요추(腰椎, 허리뼈) 사이에 있다.

그런데 사람이 태어나면서 부모로부터 부여받은 생명을 담은 기인 선천기가 신장에 있다고 전통 동양의학에서는 보고 있다. 명문혈을 중심으로 좌우에 위치한 신장의 기가 활성화되어 신장을 튼튼하게 하며 생명을 튼튼하게 하기 때문에 명문(命門)이란 생명이 드나드는 문이라는 것이다. 그렇기 때문에 명문호흡을 잘하여 건강을 증진하고자 하는 것이다.

여기서 독맥(督脈)이란 전통 동양의학에서 사용하고 있는 경맥의 이름인데, 기가 음부와 항문사이에서 출발하여 허리와 등골을 거치고 목을 거쳐 머리와 뇌로 흐르는 통로이다.

그리고 요추(腰椎)란 허리등골뼈를 말하며, 극돌기(棘突起)란 척추골(脊椎骨 : 등골뼈)에서 후방으로 융기(隆起)하여 도드라진 부분을 말한다. 등골뼈, 등골, 등뼈, 척추골 용어들은 모두 동일한 대상을 지칭하는 말이다.

앞에서 언급했듯이 명문혈(命門穴)은 독맥(督脈)의 허리등뼈 제2번 요추와 제3번 요추 사이에 위치하고 있는데 이를 개략적으로 간단하게 찾는 방법은 다음과 같다. 즉, 명문혈을 개략적으로 쉽게 찾는 방법은 배꼽에서 허리등골뼈 쪽으로 긋는 수평선과 장골(腸骨 : 엉덩뼈) 중심(척주)에서 위로 긋는 수직선이 만나는 허리등뼈 지점을 짚으면 된다. 또는 제12번 늑골(갈비뼈) 끝부분과 수평으로 만나는 요추 부분이 제1번과 제2번 요추 사이이므로 한 단계 아래로 내려가면 제2번과 제3번 요추 사이가 된다. 물론 이러한 개략적인 간편한 방법은 사람마다 체형이 다르기 때문에 사람마다 차이가 있을 수 있다.

일반적으로 단전호흡이라고 할 때는 십이단전의 장단전 또는 전통 동양의학의 하단전을 통한 호흡을 말한다. 그런데 수련의 도가 깊어지면 장단전을 통한 호흡은 명문혈을 통한 호흡도 함께 수행하는 것이 바람직하다. 즉 기침단전하며 장단전을 통하여 호흡할 때 의념으로 배꼽의 상대 지점에 있는 독맥(督脈)의 명문혈도 함께 열어 그 명문을 통해서 호흡이 이루어진다고 의념하며 호흡하는 것이다.

이러한 단전호흡과 명문호흡은 복식호흡과 함께 이루어지는 것이 자연스럽다. 수련을 처음 수행하는 사람들은 먼저 복식호흡을 중심으로 수련할 것이며 그 수련의 도와 깊이가 일정한 수준에 이르렀을 때 장단전호흡과 명문호흡을 수련하도록 하는 것이 바람직할 것이다. 복식호흡을 하면서 장단전과 명문혈 호흡도 함께 하는 것처럼 그렇게 의념(意念)하며 수련하는 것이다.

왜냐하면 앞에서도 언급했지만 인체 호흡은 폐, 횡격막, 피부를 통해서 호흡하기 때문이다. 즉, 일반적으로 성인의 인체 호흡을 100이라고 볼 때 폐를 통한 호흡이 인체호흡의 약 30~35%, 횡격막의 상하운동을 통한 호흡이 약 60~65%, 피부를 통한 호흡이 인체 호흡의 약 5%를 차지하고 있는 것이다.

따라서 활기혈단(活氣血丹)에서는 이러한 명문호흡과 장단전호흡은 물론이고 수련을 꾸준히 지속하여 앞에서 언급한 십이단전의 열 두 단전 모두를 통한 호흡을 통해서 오장육부는 물론이고 중추신경(뇌, 척수), 말초신경, 근육, 혈관, 뼈, 관절, 피부 등을 통한 호흡도 이루어지도록 하여 건강하고 행복한 삶을 누리는데 기여하도록 하고 있다.

이러한 호흡법은 수련 초기엔 어려운 것이다. 더구나 호흡과 기수련의 연마는 눈에 보이지 않는 무형적인 것을 연마하는 것이기 때문에 단기간에 그 효과를 눈으로 확인할 수 없어서 중도에 포기하려고 하는 사람들이 많다. 그러나 자신의 건강을 위한 것이기 때문에 꾸준하게 지속적으로 수련하도록 하여야 할 것이다.

 체온이 낮아서 질병이 자주 드는 사람들은 반드시 이 호흡법들을 잘 수련하며 연마하여 몸속의 온도를 높여서 질병을 치료하고 예방하도록 하는데 도움이 되도록 하여야 할 것이다.
 특히 암환자는 더욱 그렇다. 암환자가 암을 극복하기 위해서는 인체의 심부(深部) 온도를 높여야 한다. 암세포는 인체의 심부 온도가 39℃ 이상부터 자동으로 사멸하기 때문이다.

 어떤 사람들은 기초를 소홀히 하며 순차적인 단계를 무시하는 경향이 있는데 이는 매우 잘못된 것이다. 왜냐하면 호흡법을 잘못 익히게 되면 건강은커녕 오히려 몸에 이상이 생기고 질병이 발생할 수 있기 때문이다. 그러므로 기초부터 차근차근 익히면서 차곡차곡 실력을 쌓아가면서 꾸준하게 호흡 수련을 해야 한다는 것을 반드시 명심하고 지켜야 한다.
 비만이나 과체중을 치료하기 위해 음식물을 섭취하는 습관인 섭식습관(攝食習慣) 하나를 바꾸는데도 최소한 약 6~8개월 이상이라는 기간의 인고(忍苦)의 노력이 필요하다고 하지 않는가. 대부분의 비만이나 과체중의 사람들이 그 치료에 실패하는 것은 바로 그러한 기간과 노력에 실패하기 때문이라고 해도 과언이 아니다.
 그런 까닭에 활기혈단(活氣血丹)을 통한 건강하고 행복한 삶을 누리기 위한 것이야말로 더욱 더 중요한 것이기에 더 많은 시간과 노력이 지속적으로 필요한 것이 아닌가.

 그러므로 수련 초기에는 기초를 소홀히 하려고하지 말고 횡격막을 상하로 움직여 호흡하는 복식호흡방식을 익혀야 할 것이다. 즉, 횡격막을 상하로 움직이면서 숨을 들이마실 때는 아랫배를 적정수준으로 부풀리고 아랫배를 복강 뒤쪽으로 밀어넣으면서 숨을 밖으로 내보내며 호흡하는 복식호흡부터 차근

차근 수련하도록 한다.

　이러한 방식에 숙련이 되면 장단전과 명문혈을 통해서 호흡하는 방식에도 도달할 때가 있을 것이다. 더 나아가 십이단전의 열두 단전 모두를 통해서 호흡하는 방식에도 익숙해지는 날이 올 것이다.

　횡격막 운동을 통한 복식호흡과 빛 에너지 충전·치유 명상(묵상)과 의념으로 장단전과 뇌단전을 포함한 십이단전을 호흡하며 수련하는 것이 매우 중요하다.

　수련초기에 앉거나 서서 횡격막을 움직여 복식호흡을 하는 호흡 수련이 어렵게 느껴지면 거실바닥이나 매트(mat)에 누워서 훈련하면 수련에 도움이 된다. 즉, 먼저, 얼굴과 가슴과 배를 하늘을 향하게 하여 매트(mat) 또는 거실바닥에 눕는다. 몸에 힘을 주지 말고 자연스럽게 방송한 자세로 눕는다. 다음, 그 누운 자세에서 횡격막과 배를 움직이며 복식호흡을 연습하도록 한다.

　호흡 수련을 할 때 주의 할 것은 호흡을 너무 가쁘게 숨이 차게 들이마시고 내쉬거나 힘을 주며 하여서는 안 된다는 것이다. 자연스럽게 조용하고 천천히 들이마시고 조용하고 천천히 부드럽게 길게 숨을 내쉬도록 한다.

십이단전 순환의 단전호흡

　그러한 단전(특히 뇌단전, 심단전, 완단전, 장단전, 신단전)호흡에 숙달이 되면 70:30 호흡원칙에 의해서 차곡차곡 쌓여지는 진기가 꽉꽉 차면서 점차로 십이단전의 각 단전으로 흘러가서 열 두 단전에 진기가 축적되게 되고 이것이 전체로 하나가 되어 순환하게 된다. 즉 십이단전 순환의 단전호흡이 되는 것이다.

수련을 처음 시작하는 사람은 복식호흡 수련을 중심으로 십이단전의 장단전(腸丹田)에 기를 축적하고 활용하는 수련부터 시작하는 것이 단전호흡을 수련하고 연마하는데 도움이 될 것이다.

장단전에 기를 쌓아 축적하면서 활용하는 수련에 연마가 되면 뇌단전, 심단전, 완단전, 신단전에 기를 쌓아 축적하면서 활용하는 수련을 연마하도록 한다.

사람마다 차이는 있겠지만 일반적으로 수련, 연마가 성숙되면 단전호흡은 뇌단전에서 시작하여, 경단전, 견단전, 수단전, 심단전, 완단전, 신단전, 장단전, 반단전, 슬단전, 족단전, 추단전으로 순차적으로 흘러서 단전을 순환하며 호흡할 수 있고 심화할 수 있다. 그리고 환경과 상호작용할 수 있는 것이다. 그리고 이들 십이단전의 열 두 단전 각각의 호흡과 전체적으로 동시 호흡이 가능하다. 이러한 심화된 능력은 결국 십이단전의 전신호흡이 가능하다는 것을 의미한다.

십이단전호흡과 전신호흡과 세포호흡의 미토콘드리아

활기혈단(活氣血丹)에서 호흡의 완성단계는 십이단전호흡(十

二丹田呼吸)에 의한 전신호흡(全身呼吸) 그리고 환경과의 상호
작용 호흡단계라고 할 수 있다.

활기혈단에서 전신호흡(全身呼吸)이란 십이단전에 의한 전신
호흡을 말한다. 즉, 십이단전을 통해서 오장육부는 물론이고
뇌, 골수, 뼈, 근육, 혈관, 혈액, 세포, 신경, 피부 등 전신을 통
해서 호흡하는 것을 말한다. 오장육부, 뇌, 골수, 뼈, 근육, 혈
관, 혈액, 세포, 신경, 피부 등 전신을 열어 숨을 들이마시고
내쉬면서 호흡을 한다. 그렇게 의념하면서 수련하는 것이다.

전신호흡단계에서는 호흡이 매우 깊고 심오하게 된다. 물론
복식호흡에 의한 코로 숨을 들이 마시고 내쉬는 코호흡이 주
된 호흡방식이지만 의념(意念)으로 그러한 전신호흡을 수련하
는 것이고 또한 수련이 심화되면 전신으로 호흡하고 있다는
것이 느껴진다.

이러한 십이단전호흡과 전신호흡으로 그리고 기도, 노래(찬
송), 빛 에너지 충전·치유 명상(묵상), 수련, 치유의 과정에서
중추신경과 말초신경, 교감신경과 부교감신경, 자율신경, 뼈,
골수, 피(혈액), 근육 등의 기능을 건강하게 활성화시킨다.

그리고 사람 신체의 세포 속에 있는 약 10~60경(京 : 1경은
1조(兆)의 1만 배) 개 정도로 추정되는 엄청난 수의 미토콘드
리아[mitochondria : 사립체(絲粒體), 활력체(活力體)] 등을 의념
(意念) 수련을 통해 또는 조동(調動) 수련을 통해 바람직한 방
향으로 자극하여 이들의 기능을 활성화하게 된다. 이들 미토

콘드리아가 인체 세포의 세포호흡을 담당하는데 이들에 기력이 왕성하게 된다는 것이다.

그리하여 인체의 각 조직과 기관, 뼈, 피(혈액), 골수, 근육, 세포 등이 건강하게 호흡하고 기혈의 순환과 신진대사가 원활이 이루어져 건강하고 행복한 삶을 누리는데 기여하게 된다.

십이단전과 기도, 노래(찬송), 빛 에너지 충전· 치유 명상(묵상), 수련, 치유의 수련과정

수련이 심화되어 전신호흡의 깊이가 깊어지고 심오하게 되면 전신이 열리고 편안함을 느끼게 된다. 이러한 수련은 활기혈단 수련의 단계들인 <그림 3.2.3>에서처럼 기도, 노래(찬송), 빛 에너지 충전·치유 명상(묵상), 수련, 치유의 과정에서 기도, 노래(찬송), 빛 에너지 충전·치유 명상(묵상)의 단계에서 기도합장자세로 수행되기도 하고, 또한 활기혈단 수련의 단계에서 동적운동과 정적운동을 통해서도 수행된다.

수련자의 수련의 깊이가 심화되고 넓이가 광대하게 되면 십이단전호흡과 이에 의한 전신호흡의 과정에서 운행하는 기(氣)는 햇빛처럼 밝고 찬란하게 빛나는 광채(光彩) 성질을 띠게 된다. 또 어떤 때에는 밝게 빛나며 타오르는 성화(聖火) 성질을 띠게 된다. 광채 또는 성화의 성질을 띤 그 기를 신체의 특정 부위의 질환에 지속적으로 쪼이면 그 질환을 치료하는데 도움이 될 수 있다. 하나님은 빛이시라(요한일서 1장 5절), 나는 너희를 치료하는 여호와임이라(출애굽기 15:26) 하심을 수련자는 명심하며 십이단전운동과 십이단전호흡 수련에 올바른 마음으로 임하도록 하여야 할 것이다.

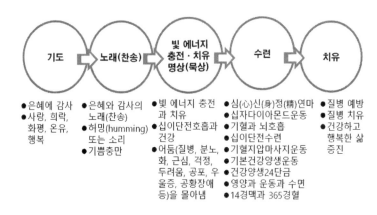

〈그림 3.2.3〉 기도, 노래(찬송), 빛 에너지 충전·치유 명상(묵상), 수련, 치유의 흐름도

앞에서 언급했듯이 과학적, 인체생물학적으로도 자연 상태에서의 사람은 코(폐)로만 호흡을 하는 것이 아니라 피부와 같은 조직을 통해서도 호흡한다는 것은 이미 밝혀진 사실이다. 즉, 일반적으로 인체의 호흡은 폐호흡 약 95~99%와 피부호흡이 약 1~5%로 구성되는데, 비록 피부호흡이 인체 전체의 호흡에서 차지하는 비중은 약 1~5%로밖에 안 되지만 사람의 피부 기능의 중요성을 무시할 수는 없으며, 만약 피부호흡이 완전히 차단될 때 사람은 40~50분 이내에 사망할 수 있다. 이러한 피부호흡의 중요성은 인체의 온몸이 살아서 전신이 호흡하고 있다

는 증거이다.

그런데 피부호흡은 40~50대를 지나게 되면 점진적으로 쇠퇴한다고 한다. 그러므로 건강한 삶을 누리기 위해서 복식호흡의 활성화와 함께 피부호흡도 활성화할 필요성이 있는데 활기혈단 십이단전호흡에서 전신호흡의 중요성이 이러한 맥락에서 이해되어야 할 것이다.

활기혈단을 오랜 기간 동안 수련하다보면 자연적으로 수련자 온몸 전신이 숨을 쉰다는 것을 느낄 것이다. 즉, 복식호흡, 단전호흡, 명문호흡, 십이단전호흡, 전신호흡 등의 구별이나 통합을 전혀 느끼지 않고서도 온몸 전체가 자연적으로 자연적인 상태에서 평안하고 온화하고 행복하게 호흡하는 것을 느끼게 된다.

활기혈단 수련의 단계들의 과정인 기도, 노래(찬송), 빛 에너지 충전·치유 명상(묵상), 수련, 치유의 과정에서 기도와 명상(묵상)단계의 과정에서 기도합장자세로 수행되는 십이단전호흡과 이에 의한 전신호흡은 앞에서 언급한 그러한 호흡법들을 거쳐 숙련되고 연마되어지게 된다.

그리하여 중추신경과 말초신경과 뼈와 골수와 혈액과 근육과 세포와 피부 등 전신이 온갖 근심과 고뇌(苦惱)와 분노(憤怒, 忿怒)와 비애(悲哀)와 공포(恐怖)와 우울(憂鬱) 등으로부터 벗어나 편안(便安)하고 온유(溫柔)하게 열려 호흡하게 된다. 그리고 심·신·정(心·身·精)은 사랑과 희락(喜樂)과 화평(和平)과 자비(慈悲)와 선량(善良)과 행복(幸福)을 만끽하게 된다.

　또한 이러한 것에 심오하게 연마되어지면 활기혈단의 기도, 노래(찬송), 빛 에너지 충전·치유 명상(묵상) 과정에서는 물론이고 활기혈단 조동(調動) 수련의 과정에서도 심오하게 연마되어지게 된다. 그리하여 질병의 예방(豫防)과 치유(治癒)에 기여하게 되는 것이다.

　따라서 활기혈단 기도, 노래(찬송), 빛 에너지 충전·치유 명상(묵상) 수련과 조동의 수련에서 자연스럽게 행복을 느끼게 된다. 그리고 이러한 수련은 일상생활에서도 자연스럽게 구현된다. 예컨대, 싱그러운 자연의 숲(특히 소나무, 편백나무, 잣나무 숲)을 벗 삼아 걷거나 산책하는 것 자체에도 사랑과 희락과 화평과 자비와 선량과 행복을 느끼게 된다.

제3.3장 뇌단전과 건강

활기혈단(活氣血丹)에서 뇌(腦)는 뇌단전, 뇌호흡, 중추신경계와 말초신경계, 건강하고 행복한 삶의 증진 등과 관련하여 중요한 역할을 수행한다.

인간의 뇌 활동의 95%는 무의식에 의해서, 5%는 의식에 의해서 이루어진다는 연구관점이 있다. 여기서 무의식이란 말이 통하지 않는 상태의 의식 즉 각성되지 않은 상태의 의식을 말하고, 의식이란 말이 통하는 상태의 의식 즉 각성 상태의 의식을 말한다. 인간의 뇌 활동의 95%가 무의식에 의해서 이루어진다는 것은 심장박동, 습관, 행동패턴, 자동반응과 보호, 기억, 정서, 유전자 등과 같은 인체 대부분의 기능이 무의식에 의해서 이루어진다는 것을 의미한다.

이러한 뇌의 활동은 사람의 일상생활을 건강하고 행복하게 하는 것과 직접적으로 연관되어 있다. 그러므로 건강하고 행복한 삶을 누리기 위해서는 뇌를 건강하고 행복하게 하여야 한다는 것은 당연하다.

그런데, 뇌도 신체의 일부이다. 따라서 신체 근육을 사용하지 않으면 퇴화하고 잘 사용하면 발달하듯이 뇌도 사용하지 않으면 퇴화하고 잘 사용하면 발달한다. 이는 젊은 사람에게나 나이든 사람에게나 동일하게 적용되는 원칙이다. 예컨대, 노인이라도 지속적으로 운동하고 학습하는 사람들에게는 그렇

지 않은 사람들에 비해 치매가 거의 없고 설혹 치매가 들더라
도 약하게 든다는 것이 그러한 것을 입증하는 사례이다.

또한 뇌는 인간의 신체를 구성하는 한 부분이기 때문에 신
체의 다른 부분들과 함께 조화를 이루어 발달되어야 그 기능
을 제대로 발휘할 수 있다. 예컨대, 위장(胃腸 : 위와 장)의 기
능이 제대로 작동되지 않아서 음식물의 소화, 흡수, 영양공급
기능이 제대로 이루어지지 못한다면 뇌는 제 기능을 원활하게
발휘할 수 없게 된다.

이러한 점들이 건강하고 행복한 삶을 증진하기 위한 활기혈
단의 뇌단전과 뇌호흡 수련의 의의가 있게 하는 것이라고 할
것이다. 본장에서는 뇌단전과 뇌호흡 수련에 도움을 주기 위
한 내용들을 살펴보고자 한다.

뇌단전과 뇌호흡의 정의

활기혈단(活氣血丹)에서 뇌단전과 뇌호흡의 정의는 다음과
같다.

뇌단전의 정의

활기혈단에서 뇌단전(腦丹田)이란 정적인 개념인 동시에 동
적인 개념이다. 즉, 뇌단전이란 활기혈단 십이단전에 속하는
뇌단전을 의미하는 정적인 개념과 또한 수련으로 뇌단전을 연
마하는 활동을 의미하는 동적인 개념을 모두 포함한다.

뇌호흡의 정의

활기혈단(活氣血丹)에서 뇌호흡(腦呼吸)이란 뇌단전과 뇌를 통해서 호흡하는 것인 동시에 뇌단전과 뇌가 스스로 생기(生氣)가 충만하게 호흡하도록 수련하며 연마하는 것이다. 그리하여 이러한 뇌호흡을 통해 중추신경을 흐르는 뇌척수액(腦脊髓液)과 전신의 기혈(氣血) 순환이 원활하게 이루어져서 건강유지와 질병의 예방과 치료에 기여하는 호흡을 의미한다.

복식호흡이 배와 횡격막을 통해서 호흡하고 명문호흡이 명문혈을 통해서 호흡하듯이, 뇌호흡은 뇌단전과 뇌를 통해서 호흡한다. 또한 뇌호흡은 뇌단전과 뇌 스스로가 생기(生氣)가 충만하게 호흡하도록 수련하며 연마하는 수련법이다.

세포호흡과 정상세포와 암세포의 호흡

인체의 모든 세포는 호흡한다. 이를 세포호흡(細胞呼吸)이라고 한다. 사람은 인체를 구성하는 세포들이 물질대사과정에서 유기화합물을 분해하며 이에서 에너지를 얻는 활동을 통해서 생명활동을 활발하게 하는 것이다. 인체의 정상세포는 영양분(지방, 단백질, 탄수화물)과 물과 산소를 이용하여 에너지대사라는 "호흡" 활동을 하여 인체가 생존할 수 있도록 하고 있다.

아직까지 현대 과학으로 사람의 세포 수를 정확히 측정할 수 있는 능력은 없다. 하지만, 각 사람의 체형에 따라 다르긴 하지만, 인체에는 약 60조~100조 개의 세포가 있는 것으로 알려져 있다.

이 세포들의 활동은 일반적으로 산소를 이용하는 산소호흡(유기호흡)으로 이루어지고 또한 산소를 이용하지 않는 무산소호흡(무기호흡)을 통해서도 이루어진다.

정상세포는 산소호흡을 하지만 암세포는 무산소호흡을 한다. 그러므로 인체에 산소가 부족하면 암에 걸릴 확률이 높아진다. 그리고 그러한 산소부족현상이 인체 내에 장기화되고 만성적이 될 때 정상세포가 암세포로 변질된다. 이것이 암이다.

그러므로 암을 예방하거나 치료하기 위해서는 세포가 산소호흡을 할 수 있도록 하여야 한다.

신경세포(뉴런)

- 약 1,000억(億) 개의 신경세포(뉴런)
- 약 1조(兆)~5조(兆) 개의 신경아교세포
- 약 100조(兆) 개의 시냅스
- 약 4경(京) 가지 이상의 시냅스 연결 흐름

사람의 뇌에는 1,000억(億) 개 정도의 신경세포(뉴런)가 있는 것으로 추정하고 있다. 그리고 이러한 뉴런들을 아교처럼 서로 붙여주는 신경아교세포는 1조(兆)~5조(兆) 개 정도로 추정하고 있다. 또한 뇌의 신경세포 상호간 자극전달 접합부위라고 불리는 시냅스(synapse)는 100조(兆) 개 정도로 추정하고 있다. 시냅스들 사이의 공간인 시냅스 간극을 통해 신경세포들이 자극(전기적 자극, 생화학적 자극)을 서로 주고받음으로써 정보 교환이 이루어진다. 시냅스에 있는 신경들의 생화학적, 전기적 자극에 의해서 서로 연결되는 흐름의 가지 수는 4경

(京 : 1경은 1조의 10,000 배) 가지 이상으로 추정하고 있다. 현대 과학의 지식으로 그렇다는 것이고 미래에는 달라질 수 있다.

어쨌든, 현대 과학으로 현재까지 밝혀진 이러한 뇌에 관한 지식으로만 보더라도 인간의 뇌가 얼마나 무한한 능력을 가지고 있는가를 직감할 수 있다.

뇌의 성장과 발전 요인

더구나 더욱 놀라운 사실은 이러한 무한한 능력을 가진 뇌는 고정된 것이 아니라 매일, 매시간, 어린이든 성인이든 불문하고, 지각하고 의식하고 생각하고 경험하는 그 순간순간마다 변화한다는 놀라운 사실이다.

과거에는 성인이 되고 나이가 들면 뇌가 쇠퇴하여 발전할 수 없다고 과학계에서 보고되었다. 그러나 현대과학에서는 뇌는 끊임없이 변화하고 발전할 수 있다고 보고되고 있다. 사람의 노화에도 불구하고 말이다. 그런데 문제는 사람이 나이가 들면서 젊을 시절보다 운동이나 학습이나 영양에 있어서 그만큼 따라가지 못하기 때문에 뇌가 쇠퇴의 길을 가속화하고 있는 것이다.

그러므로 활기혈단(活氣血丹)에서는 나이가 들어도 매일, 날마다 아침, 점심, 저녁 하루 세끼 식사(밥과 국을 포함하여 영양분을 골고루 갖춰)를 꼭 챙겨서 하도록 권장하고 있다. 또한 매일, 날마다 운동하여야 할 것은 물론이고, 새로운 것을 매일, 날마다 학습하도록 권장하고 있다. 그러므로 활기혈단의 운동에는 육체운동(肉體運動)과 정신운동(精神運動) 모두가 포함된다. 그리고 이 운동은 영양과 수면과 함께 인간의 건강하고 행복한 삶을 누리는데 필수적인 것이다.

인간의 뇌의 그러한 무한한 능력을 가졌다는 사실은 뇌는 외형적으로 모두 비슷한 구조를 가졌지만 실질기능에 있어서는 각 사람마다 달라질 수 있다는 것을 함축하고 있다.

즉, 각 사람마다 뇌의 기능과 출력이 서로 다르다는 것이다. 그리하여 어떤 사람은 그림 그리기에, 어떤 사람은 노래하는 것에, 어떤 사람은 연구하는 일에, 어떤 사람은 스포츠에, 어떤 사람은 가르치는 일에, 어떤 사람은 장사(사업)하는 일에 ... 등등 각자에게 맞는 재능이 있는 것이다.

그런데 이러한 기능은 부모로부터 물려받은 유전적인 요인도 있겠지만 사람이 태어나서 성숙하면서 겪는 환경적 요인 즉, 교육, 학습, 식사, 영양, 운동, 수면, 친구만남 등 다양한 환경적 요인에 의해서 더 크게 받을 수 있다.

다시 말해서 태어날 때 타고난 유전적 요인도 무시할 수는 없겠지만 그것보다도 매일매일 생활하면서 겪는 환경적 요인 즉, 교육, 학습, 식사, 영양, 운동, 수면, 친구만남 등의 환경적 요인이 그 유전적 요인에 우세하여 사람의 성장과 발전을 좌우할 수 있다.

예컨대, 일반적으로 부모가 음악가인 음악가 집에서 태어난 아이는 자연히 부모의 음악적 생활환경에서 자라게 되고 이는 그렇지 않은 환경에서 자라는 아이들에 비해 음악적 재능을 더 많이 가지게 될 수 있다.

또한 예컨대, 음식을 맵고 짜게 먹는 부모의 가정에서 태어난 아이는 자연히 맵고 짠 음식에 익숙해지는 생활환경에서 자라게 된다. 그리하여 이러한 환경에서 자라는 아이는 음식을 담백하게 먹는 부모의 가정에서 태어난 아이보다 성인이 되었을 때 고혈압, 뇌졸중 등의 질병에 걸릴 확률이 높아진다.

이러한 사실은 유전적인 요인이 아이의 성장에 큰 범주의 틀을 형성하기는 해도 결국엔 환경적 요인에 의해서 아이의 성장을 좌우하게 된다고 할 것이다. 실제로도 사람의 질병 중에 유전적 요인에 의한 질병은 10~15%에 불과하고 나머지 85~90%는 환경적 요인에 의한 것이다.

그런데, 앞에서도 언급했듯이 인간은 그러한 유전적 요인이나 환경적 요인들을 극복하고 자신의 능력을 발전시킬 수 있는 자유의지(自由意志)를 가졌다. 따라서 자신의 유전적 요인이나 환경적 요인에 얽매여 자신을 자책하거나 죄책감 속에서 생활할 필요는 없다. 오히려 이를 개선하고 자신의 능력을 발전시켜야 할 것이다.

예컨대, 태어날 때 신장기능이나 심장기능이 약한 사람이라도 얼마든지 환경적 요인과 자유의지로 그 신장이나 심장을 잘 관리하며 건강하게 삶을 누릴 수 있는 것이다. 물론 유전적인 결함을 갖고 태어난 사람은 정상인보다는 더 한층 부단한 수련과 노력이 필요하긴 하지만 말이다.

또한 반대로, 정상적인 오장육부 기능을 갖고 태어난 사람이라고 하더라도 성장하고, 생활하면서 환경적 요인(예컨대, 담배, 술, 영양문제 등)으로 인해 유전적인 질병을 유발시킬 수 있는 것이다.

그렇기 때문에, 활기혈단에서는 활기혈단의 일반원칙과 함께 조심, 조신, 조식, 조환, 조동의 다섯 가지 준칙을 질병의 유전적 요인을 극복하며 또는 그러한 유전적인 요인에 의한 질병이나 환경적 요인에 의한 질병의 발생을 예방하거나 치료하며, 건강한 삶을 누릴 수 있는 준칙으로 하여 수련하도록 하고 있다.

한편, 인체와 뇌의 세포들은 혈액(산소, 영양분 등)에 의존해서 활동한다. 혈액(산소, 영양분 등)은 호흡을 통해서 원활하게 흐른다. 그러므로 올바른 호흡은 아무리 강조해도 지나치지 않다. 일반적으로 사람의 호흡이 2~3분만 중단되어도 뇌에 치명적인 문제가 발생할 수 있고, 4~5분 이상 중단되면 사람이 사망할 수 있다. 의학적으로 10분 이상 뇌에 산소공급이 중단되면 뇌사상태라고 판단한다. 그러므로 심장마비가 발생하였을 경우엔 5분 이내에 심폐소생술과 전기쇼크 치료를 하여야 사람이 살아날 수 있다.

어쨌든, 뇌에 산소가 원활하게 순환하도록 하기 위해서 활기혈단 뇌단전, 뇌호흡의 수련, 연마의 중요성은 아무리 강조해도 지나치지 않다.

뇌단전과 뇌

앞에서 인간의 정신활동의 95%는 무의식에 의한 것이고 5%는 의식에 의한 것이라고 언급했는데, 무의식 측면을 강조하는 대표적인 학자가 오스트리아의 정신분석학자이자 의학자인 프로이드(Sigmund Freud, 독일발음은 지그문트 프로이트)이다. 그에 의하면 인간의 정신은 의식과 무의식의 소산이다. 즉, 그 전까지는 인간의 정신은 의식으로 소산으로 보았지만 프로이드는 의식뿐만 아니라 무의식도 인간의 정신에 중대한 영향을 미친다는 것을 강조했다. 의식과 무의식은 뇌의 활동이다.

그러므로 뇌는 심(心), 신(身), 정(精)에 지대한 영향을 미친다. 뇌단전, 뇌호흡의 수련, 연마의 필요성이 여기에 있다.

뇌단전의 부위와 중심

뇌단전(腦丹田)의 영역은 머리와 얼굴 부위이다. 즉, 뇌단전은 목 윗부분부터 눈, 코, 입, 귀를 포함한 얼굴과 뇌가 있는 머리 부위이다. 눈, 코, 귀, 입을 포함한 얼굴과 뇌의 대뇌, 변연계, 중뇌, 소뇌, 머리뼈, 혈관, 신경 등이 포함된다.

뇌단전의 중심은 두개강(頭蓋腔) 안에 있는 뇌(腦)이다. 뇌단전에 기를 쌓고 운행하고자 할 땐 뇌를 중심으로 기를 쌓고 운행하도록 한다. 빛 에너지 충전·치유의 참된 기 즉 진기(眞氣)가 뇌단전의 각 기관과 조직 즉 뇌, 뇌척수, 신경세포, 피, 뼈 등을 잘 순환하도록 하여야 한다. 건강하고 행복한 삶을 누리기 위해서는 뇌가 건강하고 행복해야 한다. 뇌의 종류와 구성에 대해서는 다음과 같이 설명할 수 있다.

뇌의 종류와 구성

뇌(腦)는 머리뼈 내부 기관이다. 뇌는 두개골(머리뼈) 안쪽의 공간인 두개강(頭蓋腔)에 들어 있다.

뇌의 종류와 구성부분을 대뇌, 간뇌(사이뇌), 뇌간(뇌줄기), 소뇌 등으로 분류하여 설명할 수 있다. 〈그림 3.3.1〉 참조.

● **대뇌(大腦)** : 대뇌(大腦, cerebrum)는 뇌의 대부분을 차지하며, 전체 뇌 무게의 약 80%를 차지한다. 대뇌는 뇌량(腦梁 : 뇌들보)에 의해 연결된 좌반구와 우반구 2개로 구성되어 있다. 부위별로는 대뇌피질, 대뇌속질, 대뇌핵, 변연계 등으로 구성되어 있다. 대뇌는 감각, 지각, 언어, 기억, 판단, 운동, 감정, 호르몬 조절, 자율신경계 조절, 항상성 유지 등의 기능을 담당한다. 대뇌의 좌반구와 우반구 2개의 대뇌피질은 두정엽(마루엽), 전두엽(이마엽), 후두엽(뒤통수엽), 측두엽(관자엽)으로 구성되어 있다. 이들의 위치, 기능 등에 대해서는 뒤에서 구체적으로 살펴본다.

● **간뇌(間腦)** : 간뇌(間腦)는 사이뇌라고도 한다. 간뇌는 대뇌의 깊은 곳에 있다. 즉, 간뇌는 대뇌와 소뇌 사이에 위치하고 있다. 간뇌에는 시상(視床), 송과체[松果體 : 송과선(松果腺) : 솔방울샘, 골윗샘], 시상하부(視床下部), 뇌하수체(腦下垂體 : 골밑샘) 등이 위치하고 있다. 이들의 위치, 기능 등에 대해서는 뒤에서 구체적으로 살펴본다.

● **뇌간(腦幹)** : 뇌간(腦幹)은 뇌줄기라고도 한다. 뇌간에는 중뇌(중간뇌), 교뇌(다리뇌), 숨뇌(연수)가 포함되어 있다. 교뇌(橋腦)는 뇌교(腦橋)라고도 한다. 간뇌(사이뇌)를 뇌간(뇌줄기)에 포함시켜 분류하는 관점도 있다. 이들의 위치, 기능 등에 대해서는 뒤에서 구체적으로 살펴본다.

● **소뇌(小腦) :** 소뇌(小腦)는 대뇌 아래 교뇌와 연수 뒤에 위치하고 있다. 소뇌의 기능, 위치 등에 대해서는 뒤에서 구체적으로 살펴본다.

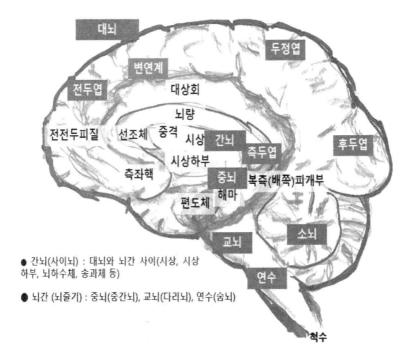

● 간뇌(사이뇌) : 대뇌와 뇌간 사이(시상, 시상하부, 뇌하수체, 송과체 등)

● 뇌간 (뇌줄기) : 중뇌(중간뇌), 교뇌(다리뇌), 연수(숨뇌)

〈그림 3.3.1〉 뇌의 분류(종류) : 대뇌, 간뇌, 뇌간, 소뇌

뇌의 크기

일반적으로 뇌의 크기는 뇌의 무게로 표시한다. 성인의 뇌는 사람에 따라 차이는 있으나 일반적으로 약 1.4~1.6kg 정도이다. 이를 평균 1.5kg으로 잡고 또 성인 남자의 몸무게를

70kg으로 가정했을 때 인체에서 차지하는 뇌의 무게는 몸무게의 약 0.02 즉 2% 정도에 불과하다. 이 2% 조직이 인간의 생명활동에 중대한 영향을 미치고 있다.

성인 뇌의 부피(용량)는 일반적으로 약 1,300~1,500cc 정도이다. 이는 성인의 주먹 두 개 정도를 합친 크기이다.

물론 약 1.4~1.6kg 정도 이상의 크기의 뇌를 갖고 있는 사람도 있고 그 이하의 크기의 뇌를 갖고 있는 사람도 있다.

【참고사항】 뇌가 크다고 지능이 높다는 것을 의미하는 것은 아니다. 즉, 뇌가 크다고 머리가 좋다는 의미는 아니다. 세계적인 천재수학자이자 물리학자였던 아인슈타인의 뇌는 약 1.2kg 정도라고 밝혀졌다. 이는 일반인들의 뇌보다 작은 크기이다.

뇌의 에너지 소비량과 활기혈단

앞에서 언급했지만 성인의 뇌는 일반적으로 약 1.4~1.6kg 정도이다. 이는 인체의 몸무게에서 약 2% 정도에 불과하다. 그렇게 인체의 규모에 비해 차지하는 무게가 작지만 뇌가 정상적으로 기능을 수행하기 위해서는 산소와 포도당 등을 운반하는 혈액이 지속적으로 공급되어야 하는데 그 소비되는 양은 다음과 같이 매우 크다.

● **에너지 소비 :** 일반적으로 사람의 뇌는 온몸이 사용하는 에너지의 약 20~25%를 소비한다.

활기혈단에서 아침, 점심, 저녁 하루 세끼 식사를 밥과 국을 포함해서 녹황색채소, 골고루 균형을 이룬 반찬 등과 함께 잘

하도록 강조하고 있는 이유도 이러한 뇌의 에너지 소비를 원활하게 하기 위한 것이 한 요인으로 작용하고 있다.

사람의 뇌는 사람이 매일매일, 날마다 섭취하는 에너지로 움직이고 있다는 것을 명심해야 한다. 온몸 무게의 약 2%에 불과한 뇌가 온몸이 소비하는 에너지의 약 20~25%를 소비하는데, 그 에너지는 사람이 매일매일 섭취하는 음식물에서 공급된다는 것을 명심하고 아침, 점심, 저녁 하루 세끼 식사를 거르지 말고 제때 잘 하도록 하여야 한다.

● 혈액 소비 : 뇌는 심장에서 나오는 혈액의 약 15~20%를 소비한다. 그러므로 뇌와 심장은 공생관계에 있다고 해도 과언이 아니다. 심장에서 공급하는 혈액이 뇌에 제대로 공급되지 않으면 뇌졸중과 같은 무서운 질병을 유발한다.

그러므로 심장기능이 약한 사람은 평소에도 활기혈단 수련을 꾸준히 잘하여 심장기능을 원활하게 하여 뇌에 혈액을 잘 공급되도록 하여야 한다는 것을 명심하여야 한다.

또한 사람의 혈액은 사람이 매일매일, 날마다 섭취하는 음식물을 통해서 만들어진다는 것도 명심하여야 한다. 그러므로 이는 앞에서 언급한 아침, 점심, 저녁 하루 세끼 식사를 잘 하여야 할 것을 강조하는 활기혈단의 권고를 견지한다.

● 산소 소비 : 뇌는 심장에서 나오는 산소의 약 20~50%를 소비한다. 심장은 폐와 연동되어 산소를 들이고 이산화탄소를 몸 밖으로 내보내기 때문에 심장과 폐는 뇌에 산소를 공급하는데 매우 중요한 기관들이다.

일반적으로 2~3분만 뇌에 산소공급이 중단되어도 뇌에 치명상을 가져올 수 있고, 4~5분 이상 뇌에 산소공급이 중단되면 사람이 사망에 이를 수 있다.

그러므로 심장마비 환자가 발생하면 5분 이내에 심폐소생술과 전기쇼크를 하면 사람이 살아날 수 있다. 따라서 심장마비 환자가 발생하였을 땐 옆에 있는 사람이 즉시 심폐소생술을 실시하고 119에 신고하여야 한다.

뇌에 산소를 공급하는데 방해되는 기호식품 가운데 담배가 주된 것이다. 담배의 니코틴은 동맥을 수축시켜 뇌에 산소공급을 방해한다. 이는 사람의 뇌와 몸에 질병을 유발하는 주된 원인자가 된다. 이러한 나쁜 현상은 니코틴이 들어있는 전자담배에도 동일하게 나타난다.
일반적으로 담배를 하루에 6~7개비 이상 피우는 사람은 담배니코틴 중독환자라고 보아도 크게 틀린 말은 아니다. 즉, 이런 사람은 담배 끊기가 매우 어렵다는 의미이다.

그렇다고 만성적인 흡연자가 갑자기 하루아침에 금연하는 것도 문제가 될 수 있다. 이는 불안, 초조, 흥분, 졸음 등과 같은 금단현상뿐만 아니라 뇌에 산소공급이 갑자기 15~20% 감소할 수 있어 뇌에 문제를 야기할 수 있기 때문이다.
그러므로 금연하고자 할 때에는 장기간의 기간을 두고, 담배개비를 서서히 줄여가면서, 담배를 서서히 끊도록 하여야 한다.

어쨌든, 이러한 뇌의 산소 소비를 원활하게 하기 위해서는 산소를 나르는 혈액이 원활하게 공급되어야 한다. 이를 위해서 활기혈단 수련, 연마가 필요한 것이다.

● **포도당 소비 :** 뇌는 밥을 먹고 산다. 즉, 뇌의 밥은 포도당(탄수화물)이다. 인체의 근육은 단백질, 탄수화물, 지방을 에너지원으로 사용하지만 뇌는 탄수화물(포도당)을 에너지원으로 사용한다. 뇌는 온몸이 사용하는 포도당(glucose : 글루코오스)의 약 50~75%를 소비한다.

이러한 뇌의 막대한 포도당 소비를 위한 포도당(탄수화물) 공급을 원활하게 하기 위해서는 앞에서 언급한 아침, 점심, 저녁 하루 세끼 식사를 밥과 국과 녹황색채소와 골고루 균형이 이루어진 반찬과 함께 잘 하여야 한다.

왜냐하면 뇌는 포도당을 저장하는 저장기능이 없기 때문에 이론적으로는 활동을 하지 않는 사람에게는 한 번 포도당 공급의 식사로 뇌가 10~12시간 동안의 포도당 공급이 가능할 수 있으나, 일상생활에서 실제적으로는 활동이 왕성한 사람에게는 4~5시간 이상 포도당의 혈당을 유지하기 어렵기 때문에, 특히 성장발육이 왕성한 어린이들은 더욱 그렇기 때문에, 아침, 점심, 저녁 하루 세끼 식사를 통해서 탄수화물(포도당)을 공급해 주도록 하여야 하기 때문이다.

이는 왜 활기혈단에서 아침, 점심, 저녁 하루 세끼 식사를 거르지 말고 제때 잘 하도록 강조하고 있는지의 이유의 한 부분이 되기도 한다. 또한 아침밥은 뇌에 포도당 공급뿐만 아니라 밤 동안에 떨어진 뇌의 체온을 올리는 역할도 수행한다.

한편, 활기혈단에서는 적절한 운동도 강조하고 있는데 이는 적절한 운동이 뇌에 산소공급을 원활하게 할 뿐만 아니라 에너지원으로 유산(乳酸 : 젖산)을 사용하여 포도당 사용을 절약하게 한다는 연구결과도 있기 때문이다. 즉 적절한 운동은 혈액공급을 원활하게 하여 뇌에 산소공급을 원활하게 하고, 에너지원으로 유산(乳酸 : 젖산)을 포도당 대신에 사용하기 때문에 뇌의 포도당 사용이 절약된다는 것이다.

다만 유산을 사용하게 하는 이때의 운동은 느린 운동보다는 강도가 좀 높은 운동에 해당한다. 강도가 높은 운동을 오랜 시간 하게 되어 근육에 생성된 젖산의 일부가 간으로 가서 포도당으로 전환되고 이 포도당은 다시 혈액을 통해 뇌와 근육으로 보내어지는 것이다.

【주의사항】 주의할 것은, 그렇게 사용되지 않은 나머지 젖산은 근육에 그대로 쌓여 피로를 유발하게 된다. 심하면 통증도 유발시키고 신체에 문제를 일으킬 수 있다. 더욱이 암세포는 당분(포도당)과 젖산을 에너지원으로 사용하기 때문에 암세포의 증식을 조장할 수 있다. 따라서 젖산을 과도하게 쌓게 하는 강도 높은 근력운동은 암환자에게 바람직하지 않다는 주장도 있다.

어쨌든, 특히 성장발육이 왕성한 때인 어린이들은 신체활동과 뇌활동이 왕성하기 때문에 아침, 점심, 저녁 하루 세끼 식사 이외에도 간식을 주도록 하여 배와 뇌가 허기지지 않도록 하여야 한다. 다만, 간식을 줄 때는 과자보다는 과일을 주어 어린이의 건강에 도움이 되도록 하여야 한다. 동일한 성분의 포도당이라도 과일은 과자에 비해 체내에 흡수가 느리고 과자보다 혈당을 낮추어주기 때문이다. 과자, 사이다, 콜라와 같은 식품을 많이 먹으면 혈당을 감소시키고 당뇨병을 치료하는 기능을 가진 인슐린 생산의 조절이 안 되어 인슐린이 과다하게 분비되어 체내에 축적되고 그 결과 혈당감소 기능, 혈당조절 기능도 제대로 작동이 안 되어 비만이나 당뇨병을 유발할 수 있다. 요즘은 어린이, 유년, 청소년들에게도 비만과 소아당뇨가 많아지고 있는 이유가 바로 여기에 있다.

그러므로 어린이에게 과자보다는 과일을 간식으로 먹도록 하는 것이 건강에 좋다. 이는 성인에게도 동일하다. 과일이나 채소는 어린이, 청소년, 성인 모두에게 건강에 좋은 식품이다.

텔로미어(말단소체, 말단소립)

한편, 말단소체(末端小體), 말단소립(末端小粒) 등으로 불리는 텔로미어(telomere)가 사람의 수명에 영향을 미치는데, 텔로미어의 꼬리가 길수록 사람은 장수한다는 연구결과도 있다. 그런데 텔로미어의 꼬리를 길게 하는 요소들 가운데 하나가 과일이나 채소와 같은 음식물이 있다. 그러므로 어린이때부터 과일과 채소를 즐겨먹는 습관을 들이는 것은 어른이 되어서 수명연장에도 도움이 된다.

텔로미어는 염색체의 양쪽 끝을 보호하고 있는 염색체 양쪽 말단 영역을 말한다. 즉, 텔로미어는 다수의 단백질과 결합되어 세포 염색체의 양쪽 끝을 보호하는 작은 덮개라고 생각하면 된다.

텔로미어의 길이는 나이가 들수록 짧아진다. 그리고 여성보다 남성의 텔로미어 길이가 더 빨리 짧아진다. 따라서 텔로미어의 길이가 짧아질수록 수명이 단축된다고 볼 때, 만약 다른 조건이 같고 텔로미어 하나만을 놓고 본다면, 일반적으로 여성의 수명이 남성의 수명보다 길다고 할 수 있다.

뇌의 신경세포(뉴런)

어쨌든, 뇌의 그러한 막대한 에너지소비량은 인간의 뇌의 특성에서 기인한다고 할 것이다. 즉, 현재까지 현대 과학이 밝힌 인간의 뇌를 구성하는 약 1,000억(億) 개의 뇌 신경세포(뉴런), 뉴런과 관련된 약 1조(兆)~5조(兆) 개의 신경아교세포, 신경세포 상호간 자극전달 접합부위인 약 100조(兆) 개의 시냅스, 그리고 인간의 뇌 전체로 약 4경(京) 가지의 시냅스신경들의 연결과 흐름이 원활하게 이루어지도록하기 위하여 그러한 막대한 에너지 소비가 필요한 것이다. 결국, 뇌는 이러한 신경세포 덩어리라고 해도 과언이 아니다.

이들의 활발한 연결과 흐름은 결국 뇌의 기능을 최대화시키기 위한 것이다. 그리하여, 머리가 좋다는 것(공부 잘한다는 것, 똑똑하다는 것)은 머리가 크다는 것 즉 뇌의 용량이 크다는 것을 의미하는 것이 아니라 이들 신경세포들 사이의 연결과 흐름이 그 기능을 최대화시키는 방향으로 얼마나 원활하게 잘 이루어지는 것인가를 의미한다고 할 것이다.

두개골, 두개강, 척추강, 뇌막, 뇌척수액

사람의 몸에서 뇌는 척수와 함께 중추신경을 이루어 정보수집, 관리, 통제, 명령 등의 중요한 역할을 수행한다. 이러한 뇌의 역할은 사람의 건강하고 행복한 삶에 직접적으로 영향을 미친다.

이러한 중요한 역할을 하는 뇌와 척수를 보호하기 위해 뇌는 단단한 두개골(頭蓋骨 : 머리뼈)로 싸여 있고, 척수는 척추골(脊椎骨 : 등골뼈)로 싸여 있다.

그 뼈의 안쪽에 두개강과 척추강이 있다. 두개강(頭蓋腔)은 뇌가 들어 있는 머리뼈 속의 공간이며 뇌를 보호하는 기능을 수행한다. 척추강(脊椎腔)은 척수가 지나가는 등골뼈 속의 공간이며 척수를 보호하는 기능을 수행한다.

또 머리뼈 내부의 두개강(頭蓋腔)과 척추 내부의 척추강(脊椎腔) 안쪽에는 뇌막이 있어서 뇌와 척수를 보호하고 있다. 즉, 가장 바깥쪽부터 경막(硬膜 : 뇌경질막), 지주막(蜘蛛膜 : 뇌거미막), 연막(軟膜 : 뇌연질막) 등 3겹의 얇은 막인 뇌막(腦膜 : 뇌수막 腦髓膜)이 둘러싸서 뇌와 척수를 안전하게 둘러싸서 보호하고 있다.

경막(硬膜)은 경질막이라도 하는데 3겹의 뇌막 중 가장 바깥쪽에 위치하며 가장 질기고 두껍고 단단한 조직이다. 지주막(蜘蛛膜)은 거미막이라고도 하는데 3겹의 뇌막 중 중앙에 위치하고 있다. 연막(軟膜)은 연질막이라고도 하는데 3겹의 뇌막 중 가장 안쪽에 위치하고 있고 얇고 연하다. 지주막(거미막)과 연막 사이의 공간엔 뇌척수액(腦脊髓液)이 순환하고 있다. 뇌척수액은 뇌에서 생성되며 뇌와 척수를 순환한다.

뇌에 충격이나 타격

뇌의 그러한 구조 때문에 일반적인 약한 충격(예컨대, 약한 꿀밤)으로는 뇌가 손상당하지는 않는다. 그러나 과격한 타격이나 강한 물리적 충격을 받을 땐 뇌가 손상을 받게 되고 치명상을 입을 수 있다. 극단적인 경우엔 사람이 사망에 이를 수 있다.

【주의사항】 또한 특히 주의 할 것은, 뇌가 아직 완전히 자라지 않은 갓난아기나 어린아이들의 경우엔 신체를 크게 흔드는 것조차도 뇌에 치명상을 입힐 수 있고, 사망에까지 이를 수 있는 위험한 것이다. 그러므로 귀엽다거나, 밉다거나, 말을 듣지 않는다거나, 보챈다거나, 또는 혼을 낸다거나 그 어떤 이유에서든 절대로 갓난아기나 어린아이들의 신체를 좌우로나 아래위로나 또는 어떤 형태로든지 크게 흔들어서는 안 된다.

이러한 흔들이 때문에 아이의 뇌 속에 출혈이 발생할 수 있으며 이로 인해 야기되는 질환인 흔들린 아이 증후군[shaken baby syndrome(SBS)]으로 아이의 뇌가 크게 손상을 입고 아이가 사망에까지 이르게 할 수 있다. 이러한 무서운 결과를 초래할 수 있는 흔들린 아이 증후군은 흔들이 아이 증후군, 학대성 두개관내 출혈[abusive head trauma(AHT)], 또는 비우발적 두부외상[non-accidental head injury(NAHI)]이라고도 하는 질병이다. 따라서 재차 강조하지만 갓난아기나 어린아이는 그 어떠한 이유에서든 아이를 흔들거나 하늘로 띄우거나 하는 행동을 하여서는 안 된다는 것을 명심해야 한다.

뇌가 완성된 나이라고 할지라도 뇌는 항상 보호되어야 한다. 왜냐하면 뇌를 구성하고 있는 신경세포들은 연약하기 때문이며 또한 뇌는 평생 발달하기 때문이다. 즉, 일반적으로 12세 정도 되면 뇌가 완성된다고 알려져 있는데 그렇다고 하더라도 청소년이나 성인들의 뇌도 갓난아기나 어린아이의 뇌와 같이 발달하기 때문에 항상 보호되어야 한다. 예컨대, 자전거나 오토바이를 탈 때는 머리를 보호하기 위해 헬멧(helmet)을 쓰고 타야하며, 공장이나 공사장에서 일을 할 땐 머리보호 안전모(安全帽)를 쓰고 일을 하여야 한다.

또한 니코틴(흡연), 알코올(음주), 약물복용 등은 뇌의 발달에 장애를 주게 된다. 이들은 습관화를 유발하고 중독을 일으키며 결국엔 이들에게서 벗어나지 못하게 되고 결국엔 뇌와 신체와 정신에 심각한 질환을 초래하게 된다.

중추신경으로서의 뇌

사람의 몸에서 뇌(腦)는 척수(脊髓)와 함께 중추신경(中樞神經)을 이룬다. 중추신경이란 인체의 모든 신경의 중심이 되는 중요한 신경중추라는 의미이다. 이 중추신경이 손상을 당하면 인체에 큰 장애가 발생하여 사고(思考)나 행동, 대인관계, 일상생활 등에 있어서 큰 문제가 발생하게 된다. 따라서 중추신경은 안전하게 보호되어야 한다.

중추신경인 뇌와 척수에서 나가는 뇌신경과 척수신경은 말초신경(末梢神經)이다. 말초신경은 온몸 구석구석으로 뻗어 나간다. 인체의 말초신경에는 뇌신경, 척수신경, 자율신경이 있다. 자율신경에는 교감신경, 부교감신경, 장신경이 포함된다.

뇌단전과 뇌호흡의 활기혈단(活氣血丹)

활기혈단에서는 뇌단전과 뇌호흡 수련을 통해 뇌와 척수의 중추신경을 순환하는 뇌척수액(腦脊髓液)의 순환을 원활하게 하고, 중추신경과 말초신경과 자율신경 등 전신의 기혈(氣血) 순환도 원활하게 이루어지도록 함으로써 건강유지와 질병의 예방과 치료에 기여하도록 한다.

뇌단전과 뇌호흡 수련과 기도, 노래(찬송), 빛 에너지 충전치유 명상(묵상), 수련, 치유의 수련과정

뇌단전과 뇌호흡 수련은 활기혈단(活氣血丹) 수련의 일부분이다. 활기혈단 수련을 통해서 더 원활하게 뇌단전과 뇌호흡 수련의 목적을 달성할 수 있다.

예컨대, 활기혈단 기도, 노래(찬송), 빛 에너지 충전·치유 명상(묵상) 수련하면서, 또한 십이단전과 뇌단전을 수련하면서, 그리고 활기혈단 조동 수련을 수행하면서 뇌단전과 뇌호흡 수련이 자연스럽게 이루어지는 것이다.

따라서 활기혈단 심(心)·신(身)·정(精)의 연마과정에서 뇌단전과 뇌호흡의 수련도 그 수련의 도가 더욱 깊어지며 연마되게 된다.

피톤치드호흡의 걷기 운동

이러한 뇌단전과 뇌호흡 수련을 어렵게 생각할 필요는 없다. 뇌단전과 뇌호흡 수련의 이해를 돕기 위한 사례를 일상생활에서 쉽게 찾을 수 있다. 예컨대, 활기혈단에서는 나무숲이 우거진 곳에서 햇볕이 몸에 쬐이고 신선한 공기를 마시며 걷기 운동과 같은 유산소 운동의 뇌단전과 뇌호흡 수련을 권유하고 있다.

즉, 아침 해가 몸에 쬐이고 피톤치드(fitontsid, phytoncide)가 왕성한 소나무, 편백나무, 잣나무, 측백나무와 같은 나무들이 우거진 숲속에서, 기도, 노래(찬송), 빛 에너지 충전·치유 명상(묵상), 수련, 치유의 심신자세로 하루 30~50분 동안 등에 땀이 약간 베일 정도로 걷기 운동하는 것도 뇌단전과 뇌호흡 수련에 해당하는 것이기에 활기혈단에서는 이를 권유하고 있다.

【주의사항】 미세먼지, 초미세먼지 주의 : 뇌나 호흡기 등에 나쁜 영향을 미치는 미세먼지[입자지름이 10㎛(10마이크로미터) 미만 ~ 2.5㎛ 사이], 초미세먼지[입자지름이 2.5㎛(2.5마이크로미터) 미만], 매연, 담배연기 등이 많은 날은 실외에서 활동하는 시간을 줄이는 것이 좋다. 실외활동을 꼭 해야 한다면 마스크를 착용하는 것이 바람직하다. 그리고 외출했다가 집에 귀가했을 땐 따뜻한 물로 양치질을 하고, 샤워를 하거나 눈, 코, 귀, 입, 손, 얼굴을 깨끗하게 씻도록 한다. 과일, 채소(녹황색), 미역, 다시마 등을 섭취하는 것도 권장하고자 한다.

뇌단전 뇌호흡과 신경계

뇌단전과 뇌호흡 수련은 뇌와 척수의 중추신경뿐만 아니라 뇌신경과 척수신경의 말초신경, 교감신경과 부교감신경의 자율신경 등 전신의 신경계(神經系)를 생기가 충만하게 움직여 온몸의 기혈의 순환을 원활하게 하는데도 기여한다.

중추신경과 말초신경

사람의 기혈은 신경계를 타고 온몸으로 흐르고 있다.

중추신경과 말초신경과 신경네트워크

사람의 온몸을 구성하고 있는 신경계는 크게 중추신경계와 말초신경계로 구성되어 있다. 중추신경계(中樞神經系)는 뇌와 척수이다. 말초신경계(末梢神經系)는 뇌에서 뻗어 나온 뇌신경, 척수에서 뻗어 나온 척수신경, 그리고 자율신경과 같은 신경으로 구성되어 있다. 자율신경은 교감신경, 부교감신경, 장신경 등으로 구성되어 있다. 중추신경과 말초신경은 온몸의 중추에서 말초부위의 몸 구석구석에 이르기까지 빠짐없이 퍼져 있고 신경네트워크를 형성하고 있다.

말초신경과 자율신경

말초신경은 뇌신경과 척수신경 이외에도 자율신경(自律神經)과 관련되어 있다. 말초신경계통에 속하는 자율신경은 대뇌의 직접적인 통제를 받지 않고 자율적으로 생명활동에 필요한 기능을 수행하는 신경이다.

즉, 자율신경은 사람이 의식하지 못해도, 사람이 의식적으로 하려거나 하지 않으려고 힘쓰지 않아도, 몸이 스스로 알아서 자율적으로 사람의 생명을 유지하는데 필요한 기능을 수행한다. 예컨대, 심장박동, 혈압, 호흡, 동공움직임, 소화흡수, 생식(生殖), 혈액순환, 체온, 발한(發汗), 호르몬분비 등은 자율신경계에 의해서 무의식적으로 조절된다.

자율신경과 불수의운동

자율신경은 전신에 퍼져 있으며 위장, 심장, 간장, 내분비선, 혈관, 침샘, 땀샘 등을 지배하여 이들 기관들이 사람의 의지와는 관계없이 상황에 적합하게 자율적으로 운영이 되도록 한다. 즉, 자율신경은 불수의운동(不隨意運動)이 이루어지도록 한다.

이는 사람의 의지에 의해서 마음먹은 대로 조절할 수 있는 수의운동(隨意運動)에 상대되는 운동이다.

자율신경과 시상하부와 중추신경

그러나 엄밀하게 말하면 자율신경도 시상하부나 여러 중추신경의 지배를 어느 정도 받는 것으로 현대의학에서는 알려져 있다. 즉, 자율신경도 어느 정도 의식적인 조절이 가능하다는 것이다.

이러한 사실은 활기혈단의 뇌단전과 뇌호흡 수련에 매우 중요한 시사점을 던져 주고 있다. 즉, 이러한 과학적 증거는 활기혈단 수련으로 뇌단전과 뇌호흡을 연마함으로써 자율신경을 의식적으로 어느 정도 조절하여 각종 질병의 예방과 치료에 도움을 줄 수 있다는 것을 뒷받침해 주는 증거가 된다.

수의운동과 말초신경

한편, 사람의 의지대로 운동하는 수의운동(隨意運動)에도 또한 이들 말초신경들이 관여한다. 몸의 각 말단에서 수용된 말초신경들의 정보는 다시 중추신경으로 전달되어 정보의 수집, 축적, 관리, 교류가 이루어지게 된다.

그리고 시각(눈), 후각(코), 미각(혀), 청각(귀), 촉각(피부) 등의 자극을 지각하는 감각기관(感覺器官, sensory organs, 지각기관(知覺器官)]을 통해서 입력되는 정보를 말초신경에서 중추신경으로 전달하는 감각신경[(感覺神經, sensory nerve, 지각신경(知覺神經)]이 원활히 운영되도록 한다.

일반적으로 감각기관은 지각기관이라고도 하며 또한 감각신경은 지각신경이라고도 한다. 그 역도 동일하여 서로 호환되어 사용되고 있다.

그러나 협의적인 의미에서 엄격하게 말하면 감각과 지각은 서로 다른 기능을 수행한다. 왜냐하면 감각기관은 말초신경(末梢神經)을 통해서 감각(sensation)되는 정보를 수집하는 과정이고, 지각기관은 감각기관에 의해서 수집된 정보를 중추신경(中樞神經)을 통해서 해석하는 지각(perception)작용을 하는 기관이기 때문이다. 따라서 감각기관은 말초신경과 관련되어 있고 지각기관은 중추신경과 관련되어 있기 때문에 협의적인 엄격한 의미에서는 서로 다른 기능을 수행한다.

하지만, 감각기관을 넓게 해석하여 지각작용을 포괄하는 넓은 의미로서의 감각기관 또는 감각신경이라고 할 때는 지각기관과 지각신경을 포함하는 개념으로 사용된다. 이러한 넓은 의미로 사용될 땐 지각기관과 감각기관 그리고 지각신경과 감각신경은 같은 의미로 사용되어 지각과 감각이 서로 호환되어 사용된다.

어쨌든, 인체는 이러한 중추신경과 말초신경과 온몸 사이에 원활한 신경흐름, 정보흐름이 이루어지도록 되어 있다. 그리하여 그러한 정보를 바탕으로 합리적인 결정을 내려서 행동하도록 하고 있다. 물론 현실의 인간은 비합리적인 결정과 행동을 하곤 하지만 말이다.

교감신경과 부교감신경

자율신경에는 교감신경과 부교감신경이 있다. 이들은 척수,

내장기관, 혈관 등에 광범위하게 분포되어 있으며 호르몬분비, 심장박동, 호흡작용, 소화흡수, 혈액순환 등에 영향을 미친다. 이들 교감신경과 부교감신경의 기능은 다음과 같다.

운동기능(교감신경)과 에너지절약기능(부교감신경)

일반적으로 교감신경(交感神經)은 외부의 위기상황에 대한 대처나 운동을 할 때와 같은 운동기능을 주로 수행한다. 일반적으로 위급할 때나 운동을 할 때 부신수질에서 아드레날린, 노르아드레날린 등의 호르몬이 분비되어 중추신경을 자극하고 심장박동을 증가시키며 흥분시켜서 사람이 위기에 처할 때 신속하게 대응할 수 있도록 하거나 운동할 때 운동을 원활하게 할 수 있도록 하는데 기여한다.

그러나 이러한 교감신경 자극현상은 전문 운동선수에게는 반대로 작용할 수 있다. 예컨대, 전문 마라톤선수(marathoner)에게는 오히려 일반인들과는 반대로 작용하여 교감신경을 억제하고 부교감신경을 자극하게 된다. 그리하여 심장박동수도 일반인들의 정상 심장박동 60~100회/분보다 낮은 40~60회/분 정도로 나타나곤 한다. 왜냐하면 전문 마라톤선수와 같은 전문 운동선수에게는 교감신경보다 부교감신경이 활성화 될 수 있기 때문이다.

부교감신경(副交感神經)은 소화흡수와 같은 에너지절약과 보존기능을 주로 수행하고 있다. 부교감신경의 활성화는 혈압을 낮추어주는 것뿐만 아니라 심장질환이나 당뇨병 환자에게도 좋은 효과를 나타낼 수 있다.

이러한 사실은 활기혈단 수련, 연마의 중요성을 일깨워주는 사례가 된다. 즉, 활기혈단을 수련, 연마하게 되면 운동을 하더라도 교감신경계의 흥분을 낮추어 주고, 부교감신경계를 자극시켜, 운동 중에도 호흡을 안정시켜주고, 혈압을 안정시키고, 심장의 활동을 원활하게 하며, 고혈압, 심장질환, 당뇨질환 등과 같은 질환을 예방하고 치료하는데 기여한다.

교감신경과 부교감신경의 상반기능과 협조기능

일반적으로 교감신경과 부교감신경은 서로 반대되는 기능을 수행하고 있다. 그런데 이러한 상반기능은 상극(相剋)으로만 기능하는 것이 아니라 서로 협조하여 몸이 일정하게 조절된 상태로 항상성(恒常性)을 유지하도록 하는데 기여한다.

항상성은 사람 신체의 내적 상태를 항상 최적의 상태로 유지시켜주는 성질인데 이로 인해 사람은 생명활동을 이어가게 되는 것이다. 결국, 교감신경계와 부교감신경계는 서로 균형과 조화를 이루어 몸의 기능을 조절하면서, 신체가 항상성을 유지할 수 있도록 기능하며, 인간의 건강하고 행복한 삶을 누릴 수 있도록 기여하는 것이다.

심장박동 증가(교감신경)와 억제(부교감신경)
혈관 수축(교감신경)과 이완(부교감신경)
혈압 높임(교감신경)과 낮춤(부교감신경)

일반적으로 교감신경을 자극하면 심장을 빨리 뛰게 하고, 호흡을 가파르게 하고, 심장박동(맥박) 수를 증가시키고, 혈관을 수축시켜, 혈압을 높인다.

　반면에 부교감신경은 심장을 천천히 뛰게 하고, 호흡을 낮게 하고, 심장박동을 억제하고, 혈관을 이완시켜, 맥박 수를 줄이며, 혈압을 낮춘다.

　【주의사항】 일반적으로 운동은 교감신경을 자극시켜 호흡을 가쁘게 하고, 심장박동(맥박) 수를 증가시키고, 혈관을 수축시켜, 혈압을 높인다. 그런데 평상시에는 정상혈압이라도 운동을 할 때 다른 사람에 비해 혈압이 과도하게 급상승하는 사람들은 혈관탄성도(vascular compliance)가 낮기 때문에 운동으로 인해 오히려 고혈압 발생 가능성이 높다. 그러므로 이런 사람들은 운동할 때 무리하지 않도록 또 몸에 과부하가 걸리지 않도록 조심하여야 한다. 또한 운동의 종류나 방법을 변경할 것과 또한 근력운동의 웨이트트레이닝이라도 무산소운동방식이 아닌 유산소운동방식으로 실시할 것을 권유하고자 한다.

기도, 기관지 확장(교감신경)과 수축(부교감신경)

　일반적으로 교감신경은 아드레날린(adrenaline), 아트로핀(atropine) 등을 분비하여 폐와 폐의 기관지와 기도를 확장(팽창)시키고 혈관을 수축시킨다. 아드레날린은 부신수질(副腎髓質)에서 분비되며 혈압상승과 지혈작용을 하는 호르몬이다. 아트로핀은 아세틸콜린과 반대작용을 하며 부교감신경차단제라고 알려져 있다.

　그리하여 교감신경의 작용으로 아드레날린, 아트로핀 등의 분비가 촉진되면 혈압이 높아지고 호흡이 가빠진다. 따라서 만약 호흡이 너무 가쁠 땐 심호흡을 하여 부교감신경을 활성화 시키는 것이 바람직하다.

교감신경과는 반대로 부교감신경은 신경세포들을 통해 신경전달물질인 아세틸콜린(acetylcholine), 히스타민(histamine) 등을 분비하여 폐와 폐의 기관지와 기도를 수축시키고 혈관을 확장시킨다. 그리하여 부교감신경의 작용은 혈압을 낮추고 맥박을 감소시켜 준다.

또한 부교감신경은 침의 생산을 증가시키고 소화기능을 강화한다. 그리하여 부교감신경은 호흡 횟수와 양을 낮추어 주는 역할과 소화기관의 작용을 돕는 기능을 한다.

그러나 부교감신경이 너무 강하게 작용하면 오히려 호흡곤란이 일어 날 수 있다. 즉, 교감신경이 너무 강해도 안 되고 부교감신경이 너무 강해도 안 된다. 따라서 교감신경과 부교감신경의 균형과 조화로운 기능이 중요하다. 일반적으로 활기혈단의 수련, 연마를 통해서 그 조절기능을 강화하는데 도움을 줄 수 있다.

【주의사항】 고혈압환자가 운동을 통해서 혈압을 낮춘다고 할 때의 그 작용은 바로 운동을 통해서 부교감신경을 활성화시켜서 혈관을 확장시켜 혈압을 낮추고 맥박을 감소시킨다는 작용을 일컫는 것이다. 그런데 고혈압환자가 운동을 하더라도 부교감신경이 아닌 교감신경을 자극하게 될 땐 오히려 혈압을 더욱 상승시켜 뇌졸중, 심근경색 등의 질병을 초래할 위험이 있다. 조심해야 한다. 이는 고혈압환자뿐만 아니라 당뇨병, 뇌졸중, 심장질환 등의 환자들도 조심해야 함을 의미한다.

쓸개즙 억제(교감신경)와 촉진(부교감신경)

일반적으로 교감신경은 간장의 당원(glycogen 글리코겐)을 분해해서 포도당(glucose 글루코오스)으로 변환시키지만, 간장의 쓸개즙(담즙)의 분비를 억제시킨다.

이와는 반대로 부교감신경을 자극하면 간에서 만들어지는 쓸개즙(담즙)의 분비를 증가시킨다. 쓸개즙(담즙)은 간(간세포)에서 만들어진다. 쓸개(담낭)는 간에서 만들어진 쓸개즙을 농축하고 저장하는 기능을 수행한다. 쓸개즙(담즙)은 쓸개(담낭)에 저장되었다가 수담관(輸膽管 : 쓸개즙을 수송하는 관)을 통해 십이지장으로 이동하여져 지방효소의 소화를 촉진하는 역할을 수행한다. 쓸개즙의 분비 증가는 지방질의 용해와 소화효소들의 작용을 촉진시켜 소화의 촉진과 흡수를 돕는다.

그러나 부교감신경이 너무 강하게 작용하면 쓸개즙(담즙)의 분비는 너무 많아지는 반면에 오디(Oddi)괄약근은 이완된다. 그 결과 담즙이 십이지장, 위장으로 역류하여 속이 쓰리거나 궤양(潰瘍)과 같은 질환이 발생할 수 있다.

그러므로 이 역시 교감신경과 부교감신경의 균형과 조절 기능이 중요하다.

【참고사항】 오디괄약근(Oddi 括約筋)은 오디조임근, 팽대부괄약근, 담췌관괄약근(膽囊膵管括約筋)이라고도 하는데 쓸개(담낭)관과 이자(췌장)관이 합쳐져서 십이지장으로 잇는 부분에 있는 괄약근이다. 담액과 췌액이 십이지장으로 들어가는 것을 조절하는 기능을 수행한다. 항문 말단부위에 항문괄약근이 있

듯이 십이지장으로 가는 쓸개와 이자의 말단접합부에도 괄약근이 있는데 이것이 오디괄약근이다. 이탈리아 오디(Ruggero Oddi) 학자가 이 괄약근의 구조와 기능을 명확히 설명하였다고 하여 붙여진 이름이라고 한다.

항문괄약근은 사람의 의지로 조절할 수 있지만 오디괄약근은 사람의 의지로 조절할 수 없고 자율적으로 움직인다. 즉 교감신경과 부교감신경에 의해서 오디괄약근이 움직인다.

예컨대, 음식(특히 육류지방질)이 십이지장으로 들어오면 오디괄약근이 열리어 쓸개즙이 십이지장으로 들어와서 소화를 돕는다. 반대로 공복 때에는 오디괄약근이 닫히어 쓸개즙이 십이지장, 위장으로 들어가는 것을 막는다.

【주의사항】 사람이 스트레스를 심하게 받게 되면 교감신경이 과민하게 작용하여 심장박동수가 급격히 증가하게 되고 또한 오디괄약근은 과도하게 수축되어져 쓸개즙(담즙)의 배출이 안 된다. 그 결과 소화불량에 걸리게 된다. 이러한 현상이 오래 지속되면 십이지장, 위장, 간질환이나 담석과 같은 질병의 원인이 될 수 있다. 그러므로 식사를 할 때는 항상 감사하고 행복한 마음으로 하여야 한다. 특히, 가족이 한 자리에 모여 식사를 할 때는 부모는 아무리 자녀에게 교훈적인 말이라고 하더라도 자제하고, 자녀들의 의견을 듣고 미소로 지원해 주는 쪽으로 말과 표정과 행동을 보여야 한다.

자율신경 신경전달물질 호르몬 : 부신수질(교감신경) 호르몬과 부신피질(부교감신경) 호르몬

교감신경은 신장(콩팥) 상부에 접해 있는 부신(副腎)의 부신수질(副腎髓質)을 전적으로 지배를 하고 있다. 따라서 부신수질에서 분비되는 스트레스 호르몬인 아드레날린(adrenaline)과 노르아드레날린(noradrenalin)은 교감신경이 자극을 받게 되면 분비가 촉진된다. 아드레날린은 에피네프린(epinephrine)이라고도 하고, 노르아드레날린은 노르에피네프린(norepinephrine)이라고도 한다. 이들은 신경전달물질로서의 기능으로 외부위기 상황에 신속히 대응하도록 심장박동수를 증가시키고, 혈관을 수축시키며, 혈압을 높인다. 호르몬으로서의 기능으로 혈액 속의 혈당량을 증가시킨다.

이와는 반대로 부교감신경은 부신피질(副腎皮質)을 전적으로 지배하고 있다. 뇌하수체의 자극을 받아 부신피질에서는 스테로이드(steroid) 호르몬이 분비된다. 예컨대, 스트레스를 받을 때 이에 대항하기 위해 분비되는 항스트레스 호르몬인 코르티솔(cortisol), 혈액량을 증가시켜 혈압을 높이며 인체 내의 물과 나트륨의 흡수를 촉진하고 칼륨의 분비를 촉진하여 물과 전해질의 균형을 이루고, 혈압을 조절하는 호르몬인 알도스테론(aldosterone), 남성호르몬 안드로겐(androgen) 등이 분비된다.

이들 역시 균형과 조화가 요구된다. 예컨대, 코르티솔은 스트레스를 이기기 위해 분비되어 인체 에너지를 증가시키고, 감각기관의 예민성을 높이고, 혈압을 높이는 중요한 역할을 한다. 그러나 그러한 것이 과다하게 되고 지속하게 될 땐 고혈압, 혈액속의 포도당 수치를 높여 당뇨병을 유발하고, 또한 지방질의 수치를 높여 비만을 초래한다. 뿐만 아니라 우울증과 피로감을 촉발한다. 이러한 현상이 지속될 땐 만성 고혈압, 당뇨병, 우울증, 만성피로 증상이 나타나게 되는 것이다.

방광수축 억제(교감신경)와 촉진(부교감신경)

교감신경은 방광의 수축을 억제하여 소변 방출을 억제한다. 즉, 교감신경은 방광을 이완시켜 소변 배출을 억제한다. 예컨대, 운동 중에는 소변이 배출되지 않는 이유는 바로 운동 중에는 교감신경이 작용하기 때문이다. 또한 운동 중에는 수분이 땀으로 배출되기 때문에 오줌으로 방광에 쌓이는 양이 운동하지 않고 있는 때보다는 줄어드는 이유도 있다.

물론 운동 중이라도 방광에 오줌이 꽉 차면 소변을 보도록 하여야 한다. 왜냐하면 오줌보가 꽉 차서 소변이 마려운데도 너무 오래 참게 되면 요실금 현상이나 오줌이 요관(尿管)을 타고 신장으로 거슬러 올라가는 오줌의 역류현상이 발생할 수 있으므로 건강에 좋지 않기 때문이다.

반면에 부교감신경은 방광의 수축을 촉진하여 소변 방출을 촉진한다. 즉, 배뇨는 방광이 수축할 때 일어나는데 이는 부교감신경의 작용에 따른 것이다. 따라서 소변은 마음이 안정된 상태에서 작용하는 부교감신경의 작용으로 배출되게 된다.

동공 확대(교감신경)와 축소(부교감신경)

교감신경은 동공을 크게 한다. 즉, 교감신경이 자극을 받아 교감신경이 흥분하게 되면 동공이 커진다. 교감신경 작용으로 동공이 커진다는 것은 심장박동수가 증가하고 혈압이 높아진다는 것을 의미한다. 예컨대, 평소에 친숙하지 않은 환경에서 갑자기 어두운 곳에 들어가게 되면 자신이 의식하지 못하는 상태에서 동공이 확대되고 맥박이 증가하고 혈압이 높아지며 긴장상태를 취하게 되게 되는데 이는 교감신경이 작용하기 때문이다.

반면에 부교감신경은 동공을 축소시킨다. 즉, 부교감신경이 작용하게 되면 동공이 작아진다. 부교감신경의 작용으로 동공이 작아진다는 것은 심장박동수가 감소하고 혈압이 낮아진다는 것을 의미한다. 예컨대, 평소에 친숙한 환경에서 밝은 곳에서는 동공이 축소된다.

눈물분비 억제(교감신경)와 촉진(부교감신경)

일반적으로 교감신경은 눈물샘의 눈물분비를 억제한다. 반면에 부교감신경은 눈물샘을 자극하여 눈물분비를 증가시킨다. 예컨대, 일반적으로 슬플 때는 부교감신경이 자극을 받아 눈물이 분비된다. 하지만 너무 기쁠 때나 웃을 때 교감신경이 눈물샘을 자극하여 눈물이 분비되는 경우도 있다.

일반적으로 사람의 눈에는 하루에 2~3cc 정도의 눈물이 분비되게 되어 있는데 나이가 들면(일반적으로 여성은 40세, 남성은 50세 이후) 그 분비가 약화되는 현상이 일어나기도 한다. 요즘은 스마트 폰, 컴퓨터 등의 기기들을 장시간 들여다보며 사용하기 때문에 젊은 사람들에게도 안구건조증이 많이 나타난다고 한다.

결막에 이상이 있거나 눈물분비가 부족하거나 눈물이 너무 안 나오게 되면 안구표면에 손상을 일으키고 안구질환을 야기할 수 있는 안구건조증(眼球乾燥症)이라는 질환에 걸리기 쉽다. 또한 비타민A와 같은 영양소 부족으로도 안구건조증이 올 수 있다.

눈물은 안구 전면에 부드럽게 쌓여 안구운동과 살균작용을 하는데 안구건조증이나 여러 이유로 눈물이 분비되지 않으므로 인해서 이러한 작용에 장애를 야기하게 된다. 그러므로 스마트 폰이나 컴퓨터 등과 같은 안구에 직접적으로 피로를 주는 전자기기들을 너무 장시간 들여다보지 말 것이며, 또한 안구표면이 건조하다고 느껴질 땐 깨끗한 물로 눈을 가볍게 씻어주며 안구가 건조하지 않게 해 주는 것이 안구질환을 예방하는데 도움이 될 수 있다.

침샘 분비 억제(교감신경)와 촉진(부교감신경)

교감신경은 침샘의 침의 분비를 억제한다. 반면에 부교감신경은 침의 분비를 증가시킨다. 마음이 평안하고 화평해야 부교감신경이 잘 작용하여 침의 분비를 활성화하는 것이다.

따라서 스트레스를 심하게 받게 되거나 긴장을 극도로 하게 되거나 또는 화나 분노를 품게 되면 교감신경이 작용하여 침 분비가 억제되어 입안이 바싹바싹 마르게 된다. 침의 분비가 제대로 안 된다는 것은 위장과 같은 소화기관에도 장애를 초래하게 된다는 것을 의미한다.

그러므로 예컨대, 식사를 할 때는 화나 분노를 품어서는 안 될 뿐만 아니라 타인에게 화나 분노를 일으키게 해서도 안 된다. 특히, 가정에서 식사 때 부모들이 아이들에게 훈계를 한다고 식사도중에 아이들에게 야단을 치게 되면 아이들은 스트레스와 긴장을 품게 되고 위장병과 같은 소화기관 장애의 질환이 나타날 수 있고 그 말을 한 부모에게도 역시 그러한 질환이 나타날 수 있다. 따라서 가족이 모여 식사할 때는 부모는 자녀의 말을 들어주는 자세를 유지하고(절대로 가르치려거나 훈계하려는 자세를 취하지 말고), 칭찬하는 말이나 행복한 말을 하고, 오순도순 감사하며 행복하게 식사를 하도록 하여야 한다.

땀샘 분비 촉진(교감신경)과 억제(부교감신경)

교감신경은 땀샘의 땀의 분비를 촉진시킨다. 반면에 부교감신경은 땀의 분비를 감소시킨다. 이들의 조절에 의해서 상황에 따라 땀이 분비되거나 감소되거나 하며 체온을 조절하고 신체를 건강하게 유지하도록 돕는다.

예컨대, 깜짝 놀라서 등골이 오싹할 때, 흥분할 때, 스트레스를 심하게 받을 때, 또는 온도나 날씨가 더울 때 자신도 모르게 땀이 분비되게 되는데 이는 교감신경이 자극되어 작용하기 때문이다. 즉, 들어오는 정보를 대뇌피질이나 시상하부가 입력 받아서, 이를 교감신경계로 신호를 보내면, 교감신경은 땀샘을 자극하고, 땀샘은 땀을 분비하게 되는 것이다.

이들 신경계에 문제가 생기면 땀의 조절이 안 된다. 예컨대, 어떤 인유로 인해 교감신경계가 고장이 나면 땀이 억제되지 않고 지나칠 정도로 많이 나서 생활에 불편을 겪게 되는 다한증(多汗症)이 발생하게 된다.

소화기관 연동 억제(교감신경)와 촉진(부교감신경)

교감신경은 위장, 소장, 대장의 연동운동(꿈틀운동)을 억제한다. 반면에 부교감신경은 위장, 소장, 대장의 연동운동을 활성화하여 소화흡수를 증진시킨다.

예컨대, 운동을 하게 되면 교감신경이 작용하게 되어 운동신경을 활성화시키게 되기 때문에 소화기관의 활동은 억제하게 된다. 그러나 식사 후에는 교감신경계가 억제되고 부교감신경계가 활성화되어 음식물의 소화, 흡수를 돕는다. 그런데 만약 이때 지나치게 신경이나 근육을 쓰는 정신활동이나 육체활동을 격렬하게 하게 되면 소화기관에 장애를 일으키고 음식물의 소화흡수에 문제가 발생할 수 있다.

소화액 분비 억제(교감신경)와 촉진(부교감신경)

교감신경은 위장이나 소화기관의 소화액(소화효소)분비를 억제한다. 반면에 부교감신경은 위장이나 소화기관(소장, 대장)의 소화액(소화효소)분비를 증가시킨다.

따라서 앞에서 언급한 바와 같이 운동을 할 때는 교감신경이 작용하여 운동신경을 활성화 시키는 반면에 소화액의 분비를 억제하고 소화기관의 활동을 억제한다.

반면에 부교감신경은 소화운동, 소화액분비를 왕성하게 하여 영양소를 저장하는 활동 등을 돕는 반면에 운동신경의 활동을 억제하게 된다. 그러므로 식사 후에 갑자기 격렬한 운동을 하게 되면 소화기관에 장애가 발생할 수 있다.

인슐린분비 억제(교감신경)와 촉진(부교감신경)

교감신경은 췌장(이자)의 인슐린 분비를 억제한다. 반면에 부교감신경은 췌장(이자)의 인슐린 분비를 촉진한다. 즉, 인슐린은 부교감신경의 지배를 받는다. 그리하여 혈당량을 일정수준으로 유지하도록 하여준다.

췌장의 랑게르한스섬(Langerhans섬) 알파(α)세포는 글루카곤(glucagon)을 분비하고, 랑게르한스섬 베타(β)세포는 인슐린(insulin)을 분비한다.

그리하여 혈당량이 낮게 되면 이 정보가 시상하부에 입력되어 교감신경을 자극하게 되고 이는 글루카곤을 분비시켜 글리코겐(glycogen, 탄수화물 당원질)을 포도당으로 분해함으로써 혈당량을 높이게 된다.

반대로 음식물로 섭취된 포도당에 의해서 혈당량이 높게 되면 부교감신경을 자극하여 랑게르한스섬 베타세포가 인슐린을 분비하여 혈액 속의 포도당을 세포 속으로 이동시켜 글리코겐으로 합성함으로써 혈당량을 낮추게 된다.

따라서 당뇨병과 같은 질환이 있는 사람은 식사 후에는 격렬한 육체적 운동이나 정신적 운동을 피하는 것이 건강에 좋다. 대신에 식사 후에 가벼운 산책 같은 것을 하게 되면 교감신경을 자극하지 않고도 부교감신경을 자극하여 인슐린 분비를 활성화하며 건강에 도움이 된다. 이는 당뇨병을 치료에는 물론이고 암과 같은 질환을 치료하는데도 도움이 될 수 있다.

췌장 소화효소 분비 억제(교감신경)와 촉진(부교감신경)

교감신경은 췌장(아자)에서 소화효소 분비를 억제한다. 여기서 소화효소란 이자액 중의 탄수화물(녹말)분해효소, 지방분해효소, 단백질분해효소 등을 말한다. 반면에 부교감신경은 췌장에서 소화효소 분비를 촉진한다.

따라서 심한 스트레스, 분노, 화 등과 같은 것을 겪게 되면 교감신경이 자극되어 췌장에서 소화효소 분비가 잘 이루어지지 않게 되고 소화기능이 떨어지게 된다. 이러한 현상이 장기화될 때 췌장암과 같은 질환이 유발 될 수 있다.

그러므로 활기혈단의 수련, 연마로 마음을 절대적으로 안정시키고 온화한 마음을 가짐으로써 부교감신경을 자극시켜 췌장에서 소화효소가 잘 분비되도록 하여야 할 것이다.

자율신경(교감신경과 부교감신경)과 항상성과 임계한계

앞에서 언급했듯이 일반적으로 자율신경으로서 교감신경과 부교감신경은 서로 반대되는 기능을 수행하지만 서로 협조하여 인체가 항상성(恒常性)을 유지하도록 하는데 기여하고 있다. 여기서 항상성이란 인체가 건강하고 정상적인 상태를 유지하려는 성질을 말한다.

예컨대, 화를 내거나 스트레스를 받으면 교감신경의 호르몬들(예컨대 아드레날린, 노르아드레날린)이 방출되어 심장박동이 빨라지고 혈당량이 증가하고 혈압이 상승하게 된다. 그런데 만약 이러한 작용이 오래 지속하게 되면 사람의 생명유지에 치명적인 손상을 입을 있기 때문에 부교감신경은 이에 반대되는 작용을 수행하여 인체를 정상적인 상태로 유지하려고 한다. 이러한 성질의 기능이 인체가 자율적으로 수행하는 항상성의 기능이다.

그러나 이에는 인체가 수용할 수 있는 임계(臨界)가 있다. 그 허용된 경계인 임계치(臨界値) 또는 임계한계(臨界限界)를 넘어서는 격한 스트레스나 화를 내는 것이 일어날 때 즉, 인체가 수용하여 조절 내지는 통제할 수 있는 범위를 벗어나게 될 때 인체는 균형을 잃고 두통, 가슴통증, 소화불량, 또는 뇌출혈 등과 같은 여러 가지 질환을 초래하게 된다.

사람이 화, 분노를 밖으로 표출하는 것이 건강에 좋다고 주장하는 관점이 있기는 하다. 그러나 이러한 주장은 반드시 옳다고 할 수 없다. 왜냐하면 사람의 뇌나 신체는 아무리 작은 화, 분노라도 반복하여 밖으로 표출하게 될 때 그것이 장기기억에 저장되어 무의식적으로 자신도 모르는 사이에 밖으로 표출하게 되는 것뿐만 아니라 그 강도가 점점 더 난폭해진다는 것이다.

그러므로 화, 분노 등은 활기혈단의 수련, 연마로 다스리며 온화, 미소, 화평으로 그 자리를 대체하도록 하여야 한다.

뇌의 종류와 기능의 통합성

뇌의 구조와 기능측면에서 뇌를 분류할 수 있다. 즉, 뇌의 구조(構造) 측면에서 볼 때 뇌는 대뇌, 간뇌(시상, 뇌하수체),

뇌간(중뇌, 교뇌, 연수), 소뇌 등으로 분류할 수 있다. 그리고 뇌의 기능(機能) 측면에서 볼 때 뇌는 원뇌, 변연계, 대뇌피질 부위로 분류할 수 있다.

원뇌(原腦)는 사람의 생명활동에 기본이 되는 뇌로 다른 뇌가 생기기 이전에 가장 먼저 생긴 뇌를 의미한다. 변연계(邊緣系)는 대뇌변연계라고도 하며 대뇌피질과 함께 대뇌를 구성한다. 대뇌변연계는 원뇌에서 생성하여 나온 뇌로서 변연피질[邊緣皮質 : 구피질(舊皮質)과 고피질(古皮質)]의 뇌를 의미한다. 그리고 대뇌피질(大腦皮質)은 변연피질에서 다시 생성되어 나온 뇌로서 신피질(新皮質)의 뇌를 의미한다.

과거에는 이들 뇌의 영역들은 서로 분리되어 있어서 각각 독립하여 개별적으로 기능한다고 보았다. 그러나 현대에 있어서는 뇌의 각 영역들이 그 기능면에서 명확하게 분리되어 있는 것도 있겠지만 실제적으로는 그 기능들이 중첩되어 서로 상호교류하며 전체로서 하나의 뇌를 이루어 그 기능을 수행하고 있다는 입장이 일반적이다.

이들 뇌의 종류에 대해서 살펴보기 전에 왼쪽 뇌와 오른쪽 뇌와 그 기능에 대해서 먼저 살펴보고자 한다.

좌뇌(왼쪽 뇌), 우뇌(오른쪽 뇌), 뇌량(뇌의 교량)

사람의 대뇌는 뇌 전체 영역의 약 75~80%를 차지하고 있다. 대뇌는 두 개의 반구 즉, 좌반구(왼쪽 뇌)와 우반구(오른쪽 뇌)로 나누어져 있다. 그러나 왼쪽 뇌(좌뇌)와 오른쪽 뇌(우뇌)가

서로 분리되어 존재하는 것이 아니라 거대한 신경섬유다발인 뇌량(腦梁)에 의해서 서로 연결되어 있다. 뇌량이란 좌우 양쪽 뇌를 연결하는 뇌의 교량이라는 의미로 신경섬유집단이다.

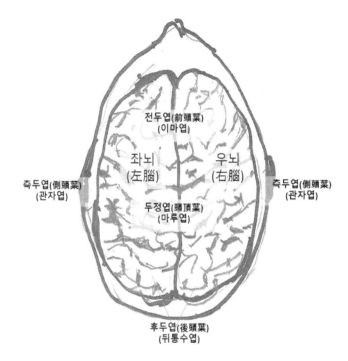

<그림 3.3.2> 대뇌(피질)의 영역

일반적으로 오른손과 오른발을 많이 사용하는 사람은 좌반구가 발달하고, 왼손과 왼발을 많이 사용하는 사람은 우반구가 발달한다고 알려져 있다.

또 오른쪽 눈으로 들어오는 시각정보는 왼쪽 뇌(좌반구)로 가고, 왼쪽 눈을 통해서 들어오는 정보는 오른쪽 뇌(우반구)로 전해져 처리된다.

일반적으로 왼쪽 뇌는 주로 언어구사, 말하기 등과 같은 언어적인 표현, 문자(글자)나 기호 등의 읽고 쓰고 이해와 기억, 설명능력, 계산능력, 논리적, 합리적, 체계적, 객관적 분석(이성, 지성) 등의 기능을 담당한다고 알려져 있다. 따라서 좌뇌(왼쪽 뇌)에 손상을 입으면 이러한 기능에 문제가 발생한다. 예컨대, 중풍, 뇌졸중 등으로 왼쪽 뇌를 다치게 되면 언어 표현이나 이해에 장애가 발생하는 실어증이 올 수 있다.

한편, 일반적으로 오른쪽 뇌는 주로 이미지, 상징, 그림(삽화), 사례 등과 같은 시각적 인식, 직관이나 주관, 음악이나 미술 감상 등의 직관과 감성, 입체도형 그리기, 공간인식, 길 찾기 등 시공간 기능을 담당한다고 알려져 있다. 따라서 우뇌(오른쪽 뇌)에 손상을 입으면 이러한 기능에 문제가 발생한다. 예컨대, 뇌를 다쳐 길을 못 찾거나 치매가 들려 길이나 집을 못 찾는 사람들은 대부분이 오른쪽 뇌가 손상되어 있다.

한 때 창의력이 뭐니 하면서 한쪽 뇌를 발달시키는 훈련이 매스컴 등을 타고 유행한 적이 있었다. 즉 창의력이나 상상력을 위해서는 오른쪽 뇌를 발달시키고, 논리력이나 분석력을 위해서는 왼쪽 뇌를 발달시켜야 한다는 식으로 매스컴을 타고 유행한 적이 있었다.

그러나 진정한 창의력, 상상력 증진이나 논리력 증진의 뇌의 발달을 위해서는 양쪽 뇌가 모두 자연스럽고 원활하게 순환하도록 발달하는 것이 바람직하다. 그 이유는 뇌는 거대한 신경섬유다발체인 뇌량으로 연결되어 있기 때문이며 이를 중심으로 좌뇌와 우뇌가 원활히 소통할 때 진정한 창의력이나 논리력 증진이 가능하기 때문이다.

그렇다고 하더라도 양쪽 뇌를 발달시킨다고 하면서 강제로 무리하게 훈련하게 되면 오히려 뇌에 역효과가 발생할 수 있는 것이다.

그리하여 활기혈단에서는 자연스럽게 대뇌의 양쪽 뇌 즉 좌뇌와 우뇌를 동시에 발달시키도록 하고 있다. 즉, 양쪽 좌반구와 우반구의 두정엽, 전두엽, 후두엽, 측두엽을 자연스럽게 동시에 발달시키도록 하고 있다. 예컨대, 수련자 자신이 의식하던 의식하지 않던 자연스러운 상태에서 양쪽 손과 팔, 양쪽 발과 다리, 신체의 양쪽 면 그리고 온몸 전체를 동시에 수련, 연마하여 양쪽 뇌의 발달에 기여하고 있다.

대뇌피질(대뇌겉질)

앞에서 본 바와 같이 대뇌(cerebrum)는 좌반구와 우반구 두 개의 반구로 이루어져 있으며 중추신경계의 중추이다. 대뇌는 대부분이 대뇌피질(대뇌겉질, cerebrum cortex))과 대뇌수질(대뇌백질, cerebral medulla)로 구성되어 있다. 대뇌수질을 둘러싸고 있는 것이 대뇌피질이다.

대뇌피질(大腦皮質, cerebrum cortex)은 사람을 사람으로서의 이성적인 사고와 판단을 가능하게 하는 역할을 수행할 수 있도록 해준다. 인류역사 문화유산은 인간의 대뇌피질의 산물이라고 해도 과언이 아닐 것이다. 대뇌피질은 대뇌겉질이라고도 하는데 두개골(머리뼈) 안에 있는 대뇌의 가장 겉(표면)에 위치하고 있는 신경세포들의 집합체이다.

대뇌피질은 굴곡으로 주름져 있다. 그 주름의 돌출되어 불거겨 나온 부분을 이랑이라고 하고, 이랑과 이랑 사이의 안으로 들어간 부분을 고랑이라고 한다. 좌반구와 우반구의 대뇌 피질은 두정엽(마루엽), 전두엽(이마엽), 후두엽(뒤통수엽), 측두엽(관자엽) 등으로 구분된다. 이들에 대한 설명은 다음과 같다.

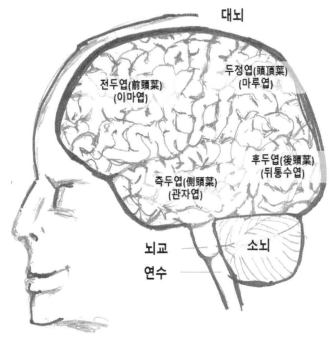

〈그림 3.3.3〉 뇌의 영역

두정엽

두정엽(頭頂葉, parietal lobe)은 마루엽이라고도 하는데, 뇌의 상층 부위이다. 전두엽의 후방에 있다. 인체의 지각, 시각, 촉각 등의 감각, 입이나 혀 등의 움직임, 신체의 자세와 운동,

시간과 공간 인식, 읽기, 계산, 연상, 사고 등과 관련된 신경들이 있어서 뇌로 들어오는 이들 정보들을 통합하고, 관리하고, 기획하고, 명령을 내리는 중추이다.

따라서 두정엽에 손상이 발생하면 무감동, 무관심 등을 동반하는 감각장애나 감각소멸, 좌측과 우측 구분의 혼돈, 손가락 인식불능, 시각인식장애, 실어증(失語症)과 같은 언어장애, 계산 불능, 글로 쓰기를 못하는 증상, 시공간 인식장애, 운동이나 행동조절 장애나 불능 등의 증상이 나타날 수 있다.

활기혈단에서 두정엽과 전두엽은 뇌단전과 뇌호흡 수련에서 중심역할을 한다. 그 이유는 두정엽에서 빛의 진기를 받아 두정엽과 전두엽에서 응축시키고 활성화시켜서 그 진기를 두정엽, 전두엽, 후두엽, 측두엽으로 발산시키고 그와 동시에 대뇌[대뇌피질, 대뇌변연계(해마, 편도체, 중격부 등)], 간뇌(시상, 시상하부, 뇌하수체, 송과체 등), 뇌간(중뇌, 교뇌, 숨뇌), 소뇌 등 뇌 전체로 발산시키기 때문이다.

백회혈과 사신총혈

두정엽과 관련하여 볼 때, 전통 동양의학에서 중요하게 여기는 백회혈(百會穴)이 있는데 이 혈은 정수리의 숫구멍 부위에 위치하고 있다고 전통 동양의학에서는 보고 있다. 정수리는 기가 드나드는 머리 꼭대기에 있는 문이라고 하여 정문(頂門) 또는 뇌천(腦天)이라고도 한다.

백회혈(百會穴)에서 百會(백회)라는 이름은 온몸의 많은 경혈(經穴)이 여기에 모이는 곳이라고 하여 지어진 이름이라고도

하고, 또는 많은 기운이 모이기 때문에 많은 병을 치료할 수 있는 곳이라고 하여 지어진 이름이라고도 한다.

백회혈과 사신총혈

- 사신총(四神聰) : 백회혈 중심 전후좌우 4개의 혈, 백회혈에서 각각 약 1촌(본인의 엄지손가락 중간마디 폭 길이) 거리
- 후정, 전정 : 백회혈에서 전후 각각 약 1.5촌(본인의 둘째와 셋째 손가락 중간마디 합친 폭 길이) 거리
- 낙각과 통천 사이 거리 : 약 1.5촌
- 낙각, 통천 : 백회에서 각각 약 1.5촌 거리

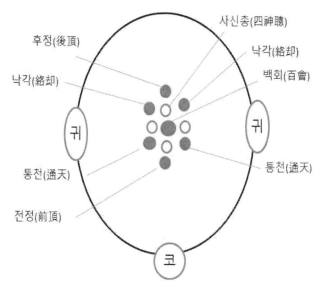

〈그림 3.3.4〉 백회혈과 사신총혈

백회혈은 두정엽 부위의 머리에 위치한다. 전통 동양의학에서 백회혈은 양쪽 귀의 가장 높은 끝에서 머리 위로 선을 그어 만나는 가로선과 경추(목뼈) 중앙에서 머리 위로 선을 그어 코 정중앙을 잇는 세로선이 만나는 교차지점에 있다.

백회혈에서 전후좌우로 본인의 엄지손가락 중간마디 폭만큼의 거리(동양의학에서는 본인의 엄지손가락 중간마디 너비만큼의 길이를 1촌이라고 한다)에 사신총혈(四神聰穴)이 있다. 사신총혈은 백회혈을 중심으로 전후좌우(前後左右)에 각각 한 개씩 총 4 개가 있는데, 인간 생명활동과 관련된 神志(신지 : 정신 또는 정신활동)와 聰明(총명)의 기운을 관장하는 총 4개의 경혈이라고 하여 四神聰穴(사신총혈)이라고 명명하고 있다.

백회혈과 사신총혈 부위를 기혈지압마사지하면 다음과 같은 질환의 예방과 치료에 도움을 줄 수 있다. 즉, 혈액순환 장애, 면역력 저하, 대뇌발육 불완전, 양기 부족, 정신이나 마음의 불안이나 초조, 두통, 편두통, 뇌기능 장애, 뇌혈관질환 후유증, 뇌졸중, 뇌수종(뇌에 물이 차는 병), 중풍, 반신불수, 간질, 광란(狂亂), 치매, 정신병, 비염이나 코막힘 등 코 질환, 이명이나 귓병 등 귀 질환, 시력장애나 결막염 등의 눈 질환, 뇌빈혈, 어지럼증, 현기증, 메스꺼움, 멀미, 눈 피로, 코피, 정신혼미, 일사병(37~40℃)이나 열사병(40℃ 이상) 등의 고열 질환, 신경쇠약이나 신경통 등의 신경증, 정신병, 불면증이나 꿈을 많이 꾸는 증상, 우울증, 실신(기절), 고혈압, 건망증이나 기억력 저하, 요통, 치질(痔疾)이나 탈항(脫肛) 등 항문질환, 밤에 잠을 자다가 오줌 싸는 야뇨증, 탈모, 흰머리, 스트레스, 변비나 설사 등 장질환 등의 예방과 치료에 도움이 될 수 있다.

【참고사항】다른 혈들을 기혈지압마사지할 때도 마찬가지지만 백회혈을 기혈지압마사지할 때 절대로 큰 힘을 가해서 압박하거나 무리한 힘을 가해서는 안 된다. 급격하게 해서도 안 된다. 부드럽게 천천히 기혈지압마사지 하여야 한다.

【주의사항】특히 주의할 것은 갓난아기나 어린아이에게는 이 곳 백회혈(정수리, 숫구멍, 숨구멍)과 사신총혈 부위를 기혈지 압마사지해서는 절대로 안 된다는 것이다. 힘을 가해 누르거나, 압박하거나, 두드려서도 절대로 안 된다. 왜냐하면 갓난아기나 어린이는 아직 머리뼈가 제대로 형성되지 않았고 또한 단단하게 굳지 않았기 때문에 이곳을 누르거나 압박하거나 두드리게 되면 생명에 위험이 올 수 있기 때문이다.

전두엽

전두엽(前頭葉, frontal lobe)은 대뇌의 중심고랑의 앞쪽에 있다고 해서 앞쪽 뇌라고도 하고, 이마 쪽에 있다고 해서 이마엽이라고도 한다. 대뇌에서 가장 넓은 영역을 가지고 있는 피질이다. 전두엽은 사회성, 기획력, 판단력, 사고력, 인내심, 창의창조력, 의사소통, 동기충전, 의욕증진, 충동과 감정과 통제 등의 자기조절과 억제, 운동인지와 수행 등의 기능을 담당한다. 또한 운동기능과 발음, 글쓰기 등의 언어기능 등도 있다.

따라서 전두엽이 손상을 입게 되면 사회성, 기획, 판단, 사고, 인내, 창의창조, 의사소통, 의욕증진, 충동과 감정과 통제 등의 자기조절과 억제, 운동 등에 문제가 발생할 수 있다.

예컨대, 전두엽이 손상되면 자폐증, 강박관념, 집착관념, 동기저하, 의욕저하, 감정조절장애, 자기조절장애, 이해는 잘 하지만 말로는 잘 표현하지 못하는 장애, 운동마비증 등이 발생하는 것이 그러한 사례이다. 또한 전두엽의 장애로 요실금(소변실금), 대변실금 등도 발생할 수 있다.

　나이가 들면서 다양한 주제의 대화를 하지 못하고 오로지 자신이 제시한 내용이나 말 또는 자신이 주장한 그 한 가지 주제에만 집착하는 사람들을 많이 보게 된다. 또한 자신의 주장에만 옳다고 옹고집을 부리고 더 나아가 자신의 주장이 받아들여지지 않을 땐 버럭 화를 내거나 상대방의 마음에 상처를 입히는 말을 서슴없이 하거나 하는 사람들을 많이 보게 된다. 이러한 사람들의 그러한 현상은 나이가 들어가면서 주로 전두엽이 노화로 인해 위축되거나 여타 이유로 문제가 발생하여 제 기능을 원활하게 수행하지 못하기 때문에 그러한 현상이 발생할 수도 있다고 해도 과언이 아니다.

　이는 남자든 여자든 마찬가지다. 문제는 정작 본인들은 이를 알아차리지 못하고 있다는데 있다. 그래서 젊었을 때는 그렇게 대화가 잘 통하고 금슬이 좋았던 부부라도 나이가 들어감에 따라 대화가 끊기고, 자신의 주장만 옳다고 밀어 붙이고, 옹고집 왕고집 다 부리고, 남자든 여자든 바가지 긁는 횟수(훈계하는 횟수)와 시간이 점점 늘어나고, 서로 언쟁과 다툼이 잦아지고, 나중에는 돌이킬 수 없는 폭력까지도 일어나게 되는 일들도 발생하게 되는 것도 모두 이러한 생리적인 노화현상이나 병리로 전두엽에 문제가 발생한 것에 그 원인의 일부를 찾을 수 있을 것이다.

　한편, 전뇌(前腦)에 위치한 대뇌 측좌핵(側坐核)에는 도파민(dopamine)이 풍부하다고 알려져 있다. 전뇌에 있는 측좌핵은 대뇌의 중심 부위에 위치하고 있고, 편도체와 해마와 연결되어 있다. 외부적으로는 이마와 귀 사이의 중간부위 정도에 위치하고 있다. 크기는 직경 약 2mm 정도이다. 운동기능보다는 감정, 정서 기능과 관련되어 있다.

【참고사항】 도파민(dopamine)은 뇌(측좌핵, 시상하부 등), 부신수질, 교감신경, 폐, 간, 소장, 말초신경 등에 많이 있는 것으로 알려져 있다.

대뇌 측좌핵 부위가 자극받게 되면 쾌락을 느끼게 하는 도파민 분비가 증가한다. 예컨대, 어떤 제품이 홈쇼핑이나 텔레

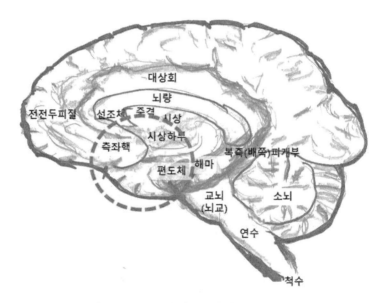

〈그림 3.3.5〉 측좌핵 부위와 편도체 부위

비전 광고에 반복되어 노출 될 때 시청하고 있는 구매자들이 갑자기 충동적으로 그 제품을 구매하고자 하는 욕구가 일어나는 것은 대뇌 측좌핵이 활성화되기 때문이라는 연구결과가 있다. 브랜드나 제품 자체에 대한 충성도가 높다고 보기보다는 (즉, 그 제품이 필요해서가 아니라) 그 제품을 구매하는 것 자

체로 쾌감을 얻는다는 것이다. 이 부분의 조절이 안 되는 사람들에겐 중독성의 충동구매가 발생한다. 그 결과 꼭 필요하지도 않는 제품들을 이것저것 마구잡이로 구매하게 되는 것이다. 이런 사람들은 일종의 측좌핵질환자들이라고 할 수 있다.

【참고사항】 인체에서 분비되는 도파민(dopamine), 세로토닌(serotonin), 엔도르핀(endorphin) 등은 쾌락, 행복감, 만족감, 동기부여 등을 느끼게 하는 화학물질들(호르몬이나 신경전달물질)이다.

대뇌 측좌핵은 변연계의 편도체와 함께 뇌의 중요한 쾌락, 행복감, 만족감, 동기부여 중추이다. 그리하여 이들 대뇌 측좌핵과 편도체 부위가 활성화되면 이들 화학물질들의 분비가 촉진되고 이들의 영향으로 행복감을 느끼게 된다.

【주의사항】 행복감을 느끼게 해준다고 하더라도 이들 화학물질들이 너무 많이 분비되어도 안 된다.

예컨대, 행복호르몬이라고 알려진 도파민과 같은 신경전달물질이 뇌에 너무 과도하게 많을 경우엔 환각, 망상, 정서장애 등의 증상이 나타나는 조현증(調絃病)이라는 정신분열증(精神分裂症)을 유발할 수 있고 만성통증도 유발할 수 있다고 학계에서는 보고되고 있다. 조현증(또는 조현병)은 정신분열증(또는 정신분열병)이 개명된 용어로서 동일한 의미이다.

반대로 이들 화학물질들이 너무 적게 분비되면 우울(불행)감을 느끼게 할뿐만 아니라 질병을 유발할 수 있다.

예컨대, 도파민이 뇌에 너무 적을 경우엔 우울증뿐만 아니라 파킨슨병과 같은 질병을 유발할 수 있는 것으로 학계에서는 보고되고 있다. 또한 세로토닌이 뇌에 너무 부족하게 되면

우울증, 불안감, 공황장애 등을 유발할 수 있고 폭식도 유발할
수 있다고 알려져 있다.

칭찬을 하거나 칭찬을 들으면 칭찬하는 사람이나 칭찬 받는
사람의 기분이 좋아지는 이유는 이들 측좌핵과 편도체가 작용
하기 때문인 것으로 연구결과가 보고되고 있다.

그러므로 아무리 친한 부부사이, 자녀사이라고 하더라도 상
대방의 무엇을 고치려고 이것저것 잔소리(훈계)하게 되면 부부
사이, 자녀사이에 갈등, 분노, 화가 일어날 수 있고 기분이 우
울해 질 수 있다.

서로 들어주고(경청하고), 이해하고(존경하고), 칭찬하게 되
면 행복감과 만족감이 모두에게 발생할 수 있다.

그러므로 부부사이 또는 자녀사이에 칭찬하며 감사하는 마
음과 말과 행동을 하게 되면 서로가 기분이 좋아지고 행복감
과 만족감을 가지게 된다. 그러므로 서로서로 칭찬합시다. 감
사합시다. 사랑합시다.

한편, 좋아하는 즐거운 음악이나 운동도 측좌핵과 편도체를
자극하여 행복감을 느끼게 할 수 있다.

그러므로 기분이 우울할 땐 즐거운 음악을 듣거나 즐거운
노래를 부르거나 즐거운 운동을 하게 되면 기분이 행복감으로
변환될 수 있다.

【참고사항】 기분이 우울할 때 슬프거나 우울한 노래(음악)를
듣거나 부르게 되면 더욱 더 우울해질 수 있다. 그러므로 기
분이 우울할 땐 즐거운 노래(음악)를 듣거나 부르는 것이 기분
을 전환하는데 도움이 된다.

한편, 초콜릿이나 케이크와 같은 식품들도 역시 측좌핵과 편도체를 자극해서 행복감을 느끼게 한다고 연구보고 되고 있다. 피로회복에도 도움이 된다. 다크초콜릿이 밀크초콜릿이나 화이트초콜릿에 비해 심장혈관질환이나 뇌졸중 예방에 도움이 된다는 주장이 있기는 하지만 초콜릿 종류를 불문하고 특별한 차이는 없다.

그러나 이러한 초콜릿이나 케이크 같이 설탕이나 포화지방산이 많이 든 식품들을 너무 과하여 먹게 되면 자신도 알지 못하는 사이에 습관이 되고 오히려 뇌와 신체에 문제를 일으킬 수 있다. 즉, 비만, 높은 중성지질, 당뇨병, 위장질환, 역류성 식도염 등의 질환을 유발할 수 있다. 그러므로 이러한 음식들은 너무 많이 섭취하지 말고 적절한 양을 섭취하는 것이 건강에 도움이 될 것이다.

【주의사항】 주의할 것은 술, 담배(니코틴), 대마초(마리화나) 등과 같은 중독성 물질들은 측좌핵과 편도체에 문제를 일으킬 수 있고 뇌를 병들게 할 수 있다는 것이다. 그러므로 예컨대, 우울증이 있는 사람에게 기분을 풀어준다며 술을 권하는 것은 일시적으로는 환자에게 기분이 좋아지는 것과 같은 환각(착각) 상태를 느끼게 할지 모르지만 결국엔 우울증을 더욱 악화시킬 수 있고 극단적인 행동을 부추길 수 있다. 그러므로 우울증이 있는 사람에게 술을 절대로 권해서는 안 된다.

앞에서도 언급했지만 활기혈단에서 전두엽은 두정엽과 함께 뇌단전과 뇌호흡 수련에서 중요한 역할을 수행한다. 그 이유는 뇌단전을 활성화시킬 때 두정엽에서 유입된 진기를 받을 뿐만 아니라 전두엽 자체에서도 진기를 축적하고 농축하고 활성화하여 그 진기를 두정엽, 전두엽, 후두엽, 측두엽으로 발산시키고 또한 그와 동시에 대뇌(대뇌피질, 대뇌변연계), 간뇌(間腦), 뇌간(腦幹), 소뇌 등으로 발산시키기 때문이다.

후두엽

후두엽(後頭葉, occipital lobe)은 뒤통수엽이라고 하는데, 두정엽의 후방 아래쪽으로 측두엽의 뒤쪽에 있다. 후두엽에 시각중추가 밀집되어 있어서 시각피질이라고도 한다. 형태나 색상 등의 시각, 물체의 움직임 등의 인식, 공간인지 등의 기능이 있다.

따라서 대뇌의 후두엽에 장애가 발생하면 눈, 시각경로 등 여타 시각기관들이 정상적이라고도 하더라도 시각장애가 발생하게 된다. 예컨대, 착시(물체가 실제 존재하고 있는 상태와는 다르게 잘 못 보임), 환시(실제로 존재하지 않는 것임에도 눈에 보이는 것처럼 느낌), 시야장애, 시각인지기능장애로 근처의 물체를 본 것을 인식하지 못하는 시각인식불능 등의 증상이 나타날 수 있다.

측두엽

측두엽(側頭葉, temporal lobe)은 관자엽이라고도 하는데, 뇌의 측면 부위이다. 청각, 후각, 감각, 감정, 언어, 기억, 물체인식 등의 기능을 담당한다. 특히 대뇌변연계에 속하는 측두엽의 해마(海馬)는 기억저장과 기억생성에 중요한 역할을 담당하며, 측두엽의 편도체(扁桃體) 역시 감정기억기능에 중요한 역할을 담당한다.

따라서 측두엽에 장애가 발생하면 실어증(언어의 이해나 표

출이나 말하기 장애), 언어기억이나 시각기억을 상실하는 기억
상실증, 정상적인 감정반응에 어려움을 보이는 증상, 청각이나
시각 자극의 의미 인식에 어려움을 보이는 증상 등이 나타날
수 있다. 예컨대, 중풍(뇌졸중) 등과 같은 질환으로 인해 대뇌
의 측두엽 부위가 손상되면 이러한 실어증, 기억상실 등과 같
은 증상들이 나타날 수 있다.

변연계(대뇌변연계)

뇌의 중심은 대뇌피질, 변연계, 원뇌 부위인데, 변연계는 대
뇌변연계라고도 하며 대뇌피질과 함께 대뇌를 구성한다.

변연계(邊緣系, limbic system)는 사람을 동물로서의 본능행
동과 감성적이고 정서적인 감정을 가능하게 하는 활동과 관련
되어 있다.

변연계는 뇌의 중심부에서 대뇌피질의 안쪽 둘레를 따라 원
처럼 도는 회로로 되어 있다. 대뇌피질에 의해서 둘러싸여져,
대뇌에 연계된 구조로 측두엽 안쪽에 위치하고 있으며, 측두
엽과 전두엽과 후두엽에 연계되어 있다. 대뇌반구의 입구를
둘러싼 부분이기 때문에 대뇌변연계 또는 둘레계라고도 한다.

또한 변연계는 대뇌피질과 시상하부 사이 또는 대뇌피질과
뇌간 사이에 위치하는 부위이다. 이 부위는 대뇌의 아랫부분
인데 외부적으로는 귀의 바로 위쪽부분에 해당한다.

변연계의 정동기능 : 감정의 뇌

변연계는 동물의 감정인 즐거움, 불쾌감, 슬픔, 쾌감, 행복
감, 싫음, 두려움, 분노 등의 정서에 관여한다. 이러한 동물 본

성적 정서기능을 정동기능(情動機能)이라고도 한다.

이러한 동물적인 감정의 기능 때문에 변연계는 감정(感情)의 뇌라고도 한다. 또한 수면, 섭식, 종족보존을 위한 성행위, 동기부여, 욕망이나 생존을 위한 공격적 행동 등에 관여하기 때문에 본능(本能)의 뇌라고도 한다. 학습과 기억에도 관여하며, 위장활동이나 타액분비 등의 내장기능에 관여하며, 후각기능에도 연계되어 있다.

따라서 변연계가 손상을 입게 되면 이러한 본능행동과 정서나 감정에 문제가 발생하게 된다. 예컨대, 억제되지 못하는 난폭한 행동, 식욕, 성적 욕구 등이 나타날 수 있다. 또한 무감각, 무관심, 무욕망, 무동기부여 등이 나타날 수 있다. 그리고 인식장애, 학습장애, 기억장애 등이 나타날 수 있다.

대뇌변연계를 구성하는 구조에 대해서는 학자마다 관점의 차이가 있다. 하지만 여기서는 해마(海馬), 편도체(扁桃體), 중격부(中隔部), 시상하부(視床下部), 시상전핵(視床前核), 변연엽(邊緣葉) 등을 중심으로 살펴보고자 한다.

해마(海馬)

해마(海馬, hippocampus)는 뇌의 변연계의 한 부분으로 학습과 기억형성에 중요한 역할을 한다. 해마는 대뇌피질 밑에, 양쪽 측두엽 안쪽에 위치하고 있는 피질이며, 원심성 신경섬유 역할을 한다. 원심성 신경섬유란 중추신경으로부터 오는 정보를 말초신경으로 전달하는 신경섬유를 말한다.

해마형성체(치아이랑, 해마, 해마이행부로 구성된 해마복합체)는 중격부(中隔部), 편도체, 대상회 등과 연결되어 있다. 해마의 왼쪽이 전두엽이고 오른쪽이 후두엽이다. 해마의 머리 끝부분엔 편도(체)가 위치하고 있다.

해마는 주로 짧은 시간 동안 간직되는 학습과 기억의 축적, 단기기억을 장기기억으로 전환, 그리고 새로운 기억의 생성 등에 관여한다. 내장활동과 같은 자율신경에도 관여한다. 주의 집중과 각성, 공간기억 활동에도 관여한다. 따라서 해마가 손상을 입으면 기억생성에 문제가 발생할 수 있다.

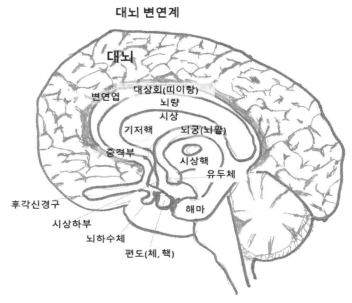

<그림 3.3.6> 대뇌변연계의 구조(단면도)

【주의사항】 주의 할 것은 술을 많이 마시게 되면 해마가 손

상을 입어서 기억의 생성과 저장에 문제가 발생할 수 있다는
것이다. 과음은 과식, 과로와 함께 건강의 큰 적이다. 또한 술
은 암 예방에도 바람직하지 않다. 그러므로 직장생활에 바람
직한 술 문화가 자리 잡도록 하여야 할 것이다.

한편, 잠이 부족할 경우 즉 밤에 잠을 충분하게 자지 못했을
경우에도 해마의 기능에 장애를 초래하여 기억의 생성과 축적
에 문제가 발생할 수 있다. 그러므로 성장발육과 학습과 기억
활동이 왕성한 어린이나 청소년들에게 잠을 충분히 자도록 배
려가 필요하다. 즉 어린이나 청소년들에게 극심한 스트레스를
주는 말, 행동, 일(공부) 등은 하지 않는 것이 어린이나 청소년
들의 정신적, 신체적 성장에 바람직하다.

편도체(扁桃體)

편도체(扁桃體, amygdala 또는 amygdaloid body)는 대뇌변연
계의 핵심이라고 할 수 있다. 전뇌에 위치한 측좌핵에 도파민
이 풍부하듯이 변연계의 편도체에도 도파민이 풍부하다. 도파
민, 세로토닌, 엔도르핀 등은 쾌락감, 행복감, 만족감, 동기부
여 등을 느끼게 하는 화학물질들이다.

편도체는 좌반구와 우반구 측두엽(관자엽) 안쪽 해마의 머리
끝부분에 각각 한 개씩 위치하고 있다. 모양이 아몬드(almond)
처럼 생겼고 그 크기도 아몬드 크기와 비슷하다고 해서 편도
(扁桃, almond)체라고 부르고 있다.

편도체는 해마를 자극하여 해마의 학습과 기억 활동에 함께
관여한다. 편도체로 들어오는 감각 정보들을 학습하고 들어오

는 정서에 등급을 매기는 역할을 수행한다.

또한 편도체는 동물 본능적인 감정과 감각인 자기방어와 공격 등의 감각과 감정, 종족보존의 성적 감각, 내장감각, 인지기능 등에 관여한다.

특히 변연계를 인간의 감정의 뇌라고 할 때 편도체가 그러한 역할의 중심에 있다고 보는 관점이 있다. 즉, 편도체는 감정조절이나 정서조절, 분노, 슬픔, 공포, 두려움 등에 대한 학습과 기억 등에 중요한 역할을 한다. 따라서 만약 좌우 양쪽 뇌의 편도체가 모두 손상되면 공포를 느끼지 못하거나 분노나 슬픔 등의 감정이나 정서를 느끼지 못할 수 있다.

정동장애(기분장애)

해마, 편도체, 시상하부 등이 위축되거나 장애가 발생하면 기억과 학습에 장애가 발생함은 물론이고, 정신장애, 공격적인 행동, 정동장애(情動障碍), 조현병(調絃病, 정신분열병) 등이 나타날 수 있다. 우리나라에도 이러한 장애, 질환에 시달리고 있는 사람들이 점점 많아지고 있다고 학계에 보고되고 있다.

여기서 정동장애(情動障碍)란 기분장애(氣分障碍)를 말한다. 즉, 기분이 너무 좋아서 들뜨다가 곧 너무 우울해지는 증상을 보이는 등 조증과 우울증이 번갈아 나타나는 조울증(躁鬱症)과 같은 양극성장애, 또는 기분이 너무 좋아서 들뜨는 조증(躁症)이나 기분이 너무 우울해 지는 우울증(憂鬱症)과 같이 한 쪽으로만 증상이 나타나는 단극성장애 등을 일으키는 정신질환이다. 이러한 질환은 남성보다 여성에게 많은 것으로 알려져 있다. 정동장애는 뇌(腦)의 구조적 요인, 뇌의 생화학적 요인, 가족의 유전적 여인, 환경적 요인 등 다양한 요인에 의해서 발생할 수 있다.

정동장애의 증상으로 말 수가 줄어들거나(우울증), 말 수가 많아지거나(조증), 피해망상(우울증), 과대망상(조증), 건강염려(우울증), 의욕상실(우울증), 지나친 자신감과 행동(조증), 과대평가(조증), 환각(우울증), 정신착란(조증), 자살시도(우울증) 등이 나타날 수 있다.

조현병(정신분열병)

한편, 조현증, 조현병(調絃病)은 정신분열증, 정신분열병(精神分裂病)을 말한다. 정신분열증, 정신분열병이라고 불리던 것이 조현증, 조현병이라고 개명되어 불리고 있다.

조현병(정신분열병)도 뇌(腦)의 구조적요인, 생화학적 요인, 유전적 여인, 환경적 요인 등 다양한 요인에 의해서 발생할 수 있다. 조현병은 사고, 감정, 행동, 지각 등에서 이상 증상을 보이는 정신질환이다.

조현병(정신분열병)환자는 뇌질환, 뇌장애로 인해 환각(幻覺) 상태에 있게 될 수 있는데 특히 환청(幻聽)과 환시(幻視)가 많고 환촉(幻觸)이나 환취(幻臭)도 있을 수 있다. 또한 조현병은 피해망상(被害妄想)이나 과대망상(誇大妄想) 등의 망상(妄想)을 가지게 될 수 있다. 충동적이거나 공격적인 행동도 보일 수 있다. 불안이나 공포를 심하게 느끼며 자살시도도 보일 수 있다. 그리고 인지장애, 사고장애, 언어장애, 감정둔화, 의욕저하 등이 나타날 수 있다.

중격부(中隔部)

중격부(中隔部, septal region, 중격영역)는 좌반구와 우반구의 중간에서 이들을 잇고 있는 작은 부위이다. 좌우 대뇌반구를 연결하는 뇌량(腦梁 : 뇌들보)과 뇌궁(腦弓 : 뇌활) 사이에 위치하고 있다. 변연엽의 내측고리 가장 앞쪽의 뇌량부리 아래쪽에 있다. 중격부의 주된 구조는 피질구조인 중격구역과 중격핵이 있는 중격으로 되어 있다.

중격부는 종족보존을 위한 성행위, 감정표출(사랑, 행복, 기쁨, 쾌감) 등의 기능과 관련되어 있다. 또는 해마를 자극해 기억력을 증진하는 기능과도 관련되어 있다.

특히, 아기를 키울 때 엄마가 모유로 키우며, 아기와 피부를 접촉하며, 온화하고 행복한 말을 많이 아기와 주고받게 되면 아기의 뇌의 중격부가 자극되어 감정정서가 훌륭하게 자란다는 연구결과가 있다.

시상하부(視床下部)

시상하부(視床下部, hypothalamus)는 시상(視床)의 앞쪽 아래에 위치하고 있는데, 뇌간(뇌줄기)의 바로 위, 입천장 바로 위에 위치해 있다. 시상이 좌반구와 우반구에 각 한 개씩 위치하여 쌍을 이루고 있듯이 시상하부도 그렇다. 시상하부는 아몬드 정도의 크기인데, 시상의 10분의 1 정도의 크기이다.

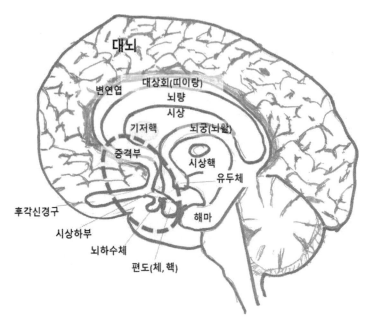

<그림 3.3.7> 중격부_시상하부_뇌하수체_편도체 부위

시상하부는 간뇌(間腦)에 속해 있으며, 교감신경과 부교감신경을 균형 있게 조절하는 역할, 뇌하수체의 호르몬 분비 조절하는 역할 등 대뇌변연계에서 중요한 역할을 한다.

시상하부를 구성하는 유두체(乳頭體, mammillary body)는 감각과 기억을 저장하는 기능을 담당한다. 유두체는 뇌하수체 줄기에로 연결되는 통로이다.

시상하부는 뇌하수체, 신경계, 내분비계를 연결하며 이들의 활동과 호르몬 분비에 관여한다. 그리하여 시상하부는 수면조절, 섭수(갈증) 조절, 배고픔과 섭식(음식물섭취)량 조절, 체온조절, 물질대사, 정동장애, 생리 및 성행동 조절, 뇌하수체 호르몬 조절 등에 관여한다.

뇌하수체(腦下垂體)

골밑샘이라고 하는 뇌하수체(腦下垂體, pituitary gland 또는 hypophysis)는 뇌하수체의 줄기를 통해 위쪽에 위치하고 있는 좌우반구의 시상하부에 연결되어 있다. 뇌하수체는 내분비샘의 일종인데, 인체 호르몬 분비의 주된(master) 역할을 한다고 할 수 있다. 사람의 코 뒤쪽 두 눈 사이에서 뒤쪽으로 약 7cm 지점, 뇌의 정중앙부 하단 한가운데에 위치하고 있다. 코 뒤쪽에 있는 접형동(나비굴)의 위쪽 뼈를 이루고 있는 터키안장 뼈 위에 있다. 길이 약 1cm, 무게 약 0.6g 정도 완두콩 크기의 타원형이다. 일반 동물에는 전엽, 중엽, 후엽의 세 개가 있으나 인간에는 중엽이 퇴화하여 전엽(뇌하수체의 약 3/4)과 후엽(약 1/4)이 기능한다.

뇌하수체는 시상하부의 지배를 받아서, 다른 내분비기관들을 자극하고, 사람의 전체적인 성장 호르몬, 남성 호르몬, 여성 호르몬, 옥시토신(oxytocin, 여성 자궁 수축 자극), 프로락틴(prolactin, 임신 시 유방 젖 생산 지원), 갑상선 자극 호르몬, 부신피질 자극 호르몬 등 인체가 필요로 하는 여러 종류의 호르몬들을 분비하도록 하거나 조절하는 기능을 수행한다.

시상전핵(視床前核)

시상핵은 전핵, 후핵, 내측핵, 외측핵 등으로 구분되기도 하는데, 이들 중 시상전핵(視床前核, anterior nuclei of thalamus)은 시상앞핵이라고도 하며 시상하부에 위치하고 있다. 변연계와 연결되어 회로를 형성하고 그 기능을 수행한다고 하여 변연중계핵(邊緣中繼核)이라고도 한다. 시상전핵은 감정기능과 내장기능에 관계되어 있다. 남성의 성적홍분을 일으켜 남성호르몬 분비를 촉진하는 기능도 수행한다.

변연엽(邊緣葉)

변연엽(邊緣葉, limbic lobe)은 둘레엽이라고도 한다. 변연계의 외측내실 주위를 둘러싸고 있는 피질이다. 변연엽은 대상회(띠이랑), 해마옆이랑, 대상이랑협부, 해마형성체, 편도핵복합체 등으로 구성되어 있다. 변연엽은 혈압, 심장박동, 주의집중력, 공간인지 등 인지기능, 새로운 기억 생성 등에 관여한다.

간뇌(間腦)

간뇌(間腦, interbrain)는 사이뇌 또는 사이골이라고도 하는 신경복합체이다. 간뇌는 대뇌와 소뇌 사이, 또는 대뇌와 뇌간 사이에 위치하고 있으며, 뇌간의 중뇌(중간뇌) 위에 위치하고 있다. 간뇌에는 시상(視床), 시상하부(視床下部), 뇌하수체(腦下垂體, 골밑샘), 송과선(松果腺 : 송과체, 솔방울샘, 골윗샘) 등이 포함되어 있다. 이들에 대한 설명은 다음과 같다.

시상(視床)

시상(視床, thalamus)은 시상하부 위쪽에 위치하고 있으며 두 개의 작은 달걀모양(길이 약 3cm, 높이 약 1.5cm)의 회백질이다. 시상은 10여 개의 시상핵으로 구성되어 있다. 시상에는 지각신경세포집단이 존재한다. 시상은 감각계통과 운동계통을 통합하고 조절하는 역할도 수행한다. 온몸에서 오는 지각정보를 대뇌피질에 연락하거나 지각신경세포집단에 기존에 입력된 지각에 의존하여 대뇌피질에 연락하지 않고 필요한 곳에 직접 전달함으로써 신속한 반사작용을 취할 수 있도록 한다.

시상하부(視床下部)

시상하부(視床下部, hypothalamus)에 대해서는 앞에서 대뇌변연계를 구성하는 뇌들을 언급할 때 설명했으니 그곳을 참고하도록 한다. 시상 아래에 위치하고 있는 시상하부는 내장, 심장, 혈관, 혈당, 체온, 대사, 소화, 삼투압, 호르몬분비 등 자율조정기능에 관여하여 인체의 대사기능의 조절과 항상성을 유지하는데 관여한다.

뇌하수체(腦下垂體)

간뇌의 시상하부 아래에 뇌하수체(腦下垂體, pituitary gland)가 있는데, 골밑샘이라고도 한다. 이에 대해서는 앞에서 설명하였으니 그곳을 참고하도록 한다. 뇌하수체는 성장 호르몬, 남성 호르몬, 여성 호르몬, 갑상선 호르몬, 부신피질 호르몬 등 인체가 필요로 하는 여러 가지 호르몬들 분비하도록 한다.

송과선(松果腺)

송과선(pineal gland)은 송과체(松果體), 상생체(上生體), 솔방울샘, 또는 골윗샘이라고도 한다. 완두콩만한 크기인데 솔방울 모양을 하고 있다고 해서 송과체 또는 솔방울샘이라고도 한다.

송과선은 좌반구 시상과 우반구 시상이 연결되는 정중선의 접합부의 좌우의 두 반쪽 홈에 둘러싸여 한 개의 샘(腺)을 형성하고 있다.

송과선은 혈류의 공급을 원활하게 하고, 멜라토닌(melatonin) 호르몬을 생성하고 분비하는 내부분비기관이다. 송과선은 멜라토닌 분비가 왕성할 때는 줄이고 적을 때는 촉진하는 조절 기능을 수행한다. 따라서 멜라토닌은 성적발육이 왕성한 사춘기에는 생식세포, 성적발육을 억제하는 작용을 한다.

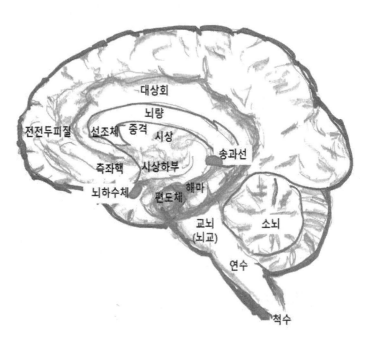

〈그림 3.3.8〉 시상_시상하부_뇌하수체_송과선(송과체)

또한 송과선은 교감신경과 부교감신경의 지배를 받고 있으며, 송과선이 분비하는 멜라토닌은 생체리듬을 조절하는 중요한 역할을 하고 있다.

예컨대, 빛이 눈으로 들어오면 멜라토닌 분비가 억제되고, 빛이 없으면 분비가 촉진된다. 따라서 청소년은 물론이고 성인들도 가능하면 밤 10시경에는 잠자리에 들도록 하며, 또한 잠을 잘 때는 전등불을 완전히 끄고 자면 멜라토닌 분비가 왕성하여 성장발육에 도움이 될 수 있다. 멜라토닌의 적절한 분비는 잠을 평안하게 자게 해주는 역할도 한다.

원뇌(原腦)

원뇌(原腦, archencephalon)는 사람을 생물체로서의 생명유지가 가능하도록 해준다. 즉, 원뇌는 생명체의 생명유지에 필요한 호흡, 혈압, 심장박동, 맥박, 체온, 운동, 평형감각 등을 조절 가능하게 해 주는 역할을 수행한다.

따라서 원뇌에 손상을 입게 되면 이러한 기능에 장애가 발생할 수 있다. 예컨대, 호흡, 혈압, 심장박동, 맥박, 체온에 문제가 발생하여 뇌사상태에 이르게 될 수도 있다.

원뇌(原腦)의 주된 구성부분은 뇌간(腦幹)이다. 뇌간과 이를 구성하는 뇌들에 대해서 살펴보고자 한다.

뇌간(腦幹)

뇌간(腦幹, brain stem)은 뇌와 척수를 이어주는 줄기역할을 한다고 하여 뇌줄기라고도 한다. 인간의 뇌에서 가장 오래된 부위이다. 뇌와 척수를 이어주는 신경들이 뇌간으로 통하고 있다. 뇌간은 뇌에서 대뇌반구, 간뇌, 소뇌를 제외한 나머지 부분이다. 뇌간은 파충류의 뇌를 닮았다고 해서 파충류 뇌라고도 한다.

대뇌반구, 간뇌, 소뇌가 의식적인 활동이나 기능이나 정서적인 것에 관련된 것이라면, 뇌간은 내장기능, 반사운동, 호흡, 심장운동과 같은 무의식적인 활동과 생명활동과 주로 관련되어 있다. 그리하여 뇌간은 생명의 중추라고 할 수 있다.

뇌간(腦幹)은 연수(延髓 : 숨뇌), 뇌교(腦橋 : 다리뇌), 중뇌(中腦 : 중간뇌) 등으로 구성된다. 간뇌(間腦 : 사이뇌)를 뇌간에 포함시켜 설명하는 관점도 있다. 간뇌에 대해서는 앞에서 설명했다. 여기서는 중뇌, 뇌교, 연수에 대해서 살펴보고자 한다.

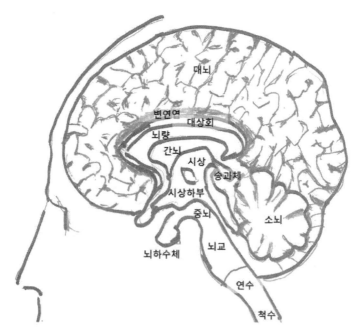

〈그림 3.3.9〉 간뇌_중뇌_뇌교_연수

중뇌(中腦)

중뇌(中腦, midbrain 또는 mesencephalon)는 중간뇌라고도 한다. 중뇌는 간뇌와 소뇌 사이, 뇌교(다리뇌) 위에 위치하고 있다. 중뇌는 시각운동, 안구운동, 홍채의 수축과 이완, 반사적 운동 기능 등에 관여한다.

뇌교(腦橋)

뇌교(腦橋, pons)는 교뇌(橋腦) 또는 다리뇌라고도 한다. 뇌교는 중뇌(중간뇌)와 연수(숨뇌) 사이에 위치하고 있으며 앞쪽으로 약간 돌출 되어 있다. 뇌교는 또한 뒤로는 좌우로 나누어져 있는 소뇌와 이어져 있다. 그리하여 뇌교는 중뇌와 숨뇌와 소뇌를 다리처럼 이어주고 있다.

뇌교에는 많은 뇌신경의 핵이 있어서 대뇌와 소뇌 사이의 정보전달 기능에 관여하고 있다. 또한 연수(숨뇌)와 함께 호흡, 감각, 운동과 같은 기능에도 관여하고 있다.

연수(延髓)

연수(延髓, medulla oblongata)는 숨뇌 또는 숨골이라고도 한다. 연수는 뇌교(다리뇌)의 아래쪽에 위치하고 있으며 후뇌와 척수를 연결하며 뇌의 명령을 전달하는 통로의 역할을 수행한다.

연수는 호흡 운동 이외에도 심장박동 운동, 저작(咀嚼 : 음식을 입에 넣어 씹는 것) 운동, 연하(嚥下: 씹은 음식물을 위장

으로 보내는 것) 운동, 소화 운동, 구토, 기침, 재채기, 하품 등
과 관련된 기능에 관여하고 있다.

소뇌(小腦)

소뇌(小腦, cerebellum)는 작은 뇌 또는 작은골이라도 한다.
대뇌의 후두엽 아래쪽에 위치하고 있는데, 연수(숨뇌)의 뒤에
있으며, 뇌간과 붙어 있다. 전체 뇌 용량의 약 10%를 차지한
다.
일반적으로 소뇌는 인체의 균형감각, 근육운동 등을 조절하
는 기능에 관여하고 있다. 따라서 소뇌위축증과 같은 질환이
소뇌에 발생하게 되면 머리가 어지럽고, 몸의 균형감감을 잡
기 어려고, 길을 가면 한쪽으로 쓰러질 것 같으며, 일상생활을
하는데 많은 어려움이 발생하는 장애들이 나타날 수 있다.

뇌의 전체성

현대 과학의 지식으로도 뇌에 관한 연구는 아직도 미개척분
야가 많은 곳이라고 해도 과언이 아니다.

예컨대, 소뇌 하나만 보더라도 소뇌는 일반적으로 운동기능,
균형감각 등을 조정하는 것으로 지금까지 알려져 왔지만 최근
의 연구에 따르면 소뇌도 인지기능, 주의기능, 시간관리기능
등과 같은 기능들에도 관여하고 있는 것으로 알려지고 있다.

또한 예컨대, 과거에는 기쁨(喜)과 노여움(怒)과 슬픔(哀)과
즐거움(樂)의 희로애락(喜怒哀樂)과 놀람, 공포, 근심, 걱정, 불

안, 우울, 두려움, 스트레스, 화, 분노, 행복, 사랑 등과 같은 사람의 감정(feeling), 정서(emotion)를 주관하는 뇌는 변연계로 인식되었다. 그러나 현대에 와서는 사람의 정서(감정)는 변연 계뿐만 아니라 뇌 전체와 신체의 상호작용은 물론이고, 음식, 수면, 운동 등의 요인들과도 상호의존적인 작용의 결과라는 것이 설득력을 갖고 있다.

예컨대, 상대방과의 대화에서나 일에 있어서 그것이 큰일이 든 사소한 일이든 습관적으로 과민반응, 과잉반응하게 되면 일반적으로 한국 사람에게는 위궤양이나 십이지궤양이 많이 발생한다는 사실, 그리고 그러한 습관적인 반응은 고혈압, 두통, 심장질환과 같은 질환도 많이 발생한다는 사실들은 뇌와 신체의 상호의존적인 상호작용이라는 예가 될 수 있다.

이러한 사실은 활기혈단이 강조하고 있는 전체론 관점과 일 맥상통한 것이라고 할 수 있다. 예컨대, 활기혈단에서 강조하고 있는 조심, 조신, 조식, 조환, 조동이 상호의존적으로 감정 이나 정서에 영향을 미친다는 것이다. 이는 뇌는 신체의 일부분이고 뇌는 신체의 영향을 받기 때문에 뇌와 신체는 분리해서 생각할 수 없다는 것을 강조한다.

또한 예컨대, 과거에는 뇌의 특정 부위가 사람의 특정 행동을 지배하는 것으로 알려져 있었지만 지금은 뇌의 모든 부분이 서로 연관되어 발달하고, 기능하고 있는 것으로 학계에 보고되고 있다. 즉, 뇌의 한 부분에 장애가 발생하면 다른 부분에도 장애를 유발할 수 있고 또한 그 반대로 그 장애가 발생한 뇌의 기능을 대신하여 뇌의 다른 부분이 이를 이어받아 발달할 수 있다는 것이다.

예컨대, 뇌졸중으로 뇌의 언어기능을 상실하여 말을 전혀 하지 못하는 신체조건이 되었을 때, 언어개발을 위해 부단히 지속적으로 수련하고 노력하면 뇌의 다른 부위가 그 언어기능을 대신 이어받아서 발달할 수 있다는 것이다. 그리하여 비록 뇌졸중이 발생하기 이전의 상태처럼 완벽하지는 않을지 몰라도 언어기능이 회복될 수 있다는 것이다. 이러한 사실은 뇌졸중의 후유증으로 언어기능을 상실했더라도 활기혈단으로 꾸준하게 인내를 갖고 수련, 연마하면서 언어개발을 위해 부단히 노력하면 언어기능을 회복할 수 있다는 주장을 뒷받침해주는 증거가 된다.

건강하고 행복한 뇌와 삶 : 건강하고 행복한 삶을 누리기 위해서는 뇌가 건강하고 행복해야

지금까지 뇌의 다양한 구조와 기능들을 살펴보았다. 이렇게 개략적이나마 구체적으로 살펴본 이유는 건강하고 행복한 뇌를 위한 것이다. 앞에서도 언급했지만 건강하고 행복한 삶을 누리기 위해서는 뇌가 건강하고 행복해야 한다는 것이 활기혈단의 기본명제의 하나이다. 뇌를 건강하고 행복하게 위해서는 영양, 수면, 운동이 필수적이라는 것이다. 특히 운동과 관련하여 활기혈단에서는 뇌의 행복과 건강을 위한 운동에는 육체적 운동과 정신적 운동을 모두 포함한다. 이들 운동은 뇌를 더욱 건강하고 행복하게 하고, 더욱 건강하고 행복해진 뇌는 사람의 삶을 더욱 건강하고 행복하게 한다.

그러한 운동의 한 유형이 활기혈단의 뇌단전과 뇌호흡 수련,

연마이다. 뇌단전과 뇌호흡 수련을 할 때 지금까지 언급한 이들 뇌들의 하나하나에 기혈을 순환시키는 수련, 연마할 것을 권유하고 있고 또 그렇게 수련, 연마하고 있다.

예컨대, 기도와 빛 에너지 충전·치유 명상(묵상)을 수행하는 과정에서 뇌단전과 뇌호흡 수련을 실시할 때 대뇌피질(두정엽, 전두엽, 후두엽, 측두엽), 대뇌변연계(해마, 편도체, 중격부, 변연엽 등), 간뇌(시상, 시상하부, 뇌하수체, 송과체 등), 뇌간(중뇌, 교뇌, 연수), 소뇌 그리고 중추신경과 말초신경 등에 구체적으로 기혈을 순환시켜 이들의 기능이 원활하도록 하여 바람직한 효과가 나타나도록 수련하여야 한다. 또한 활기혈단 조동(調動)의 수련과정에서도 역시 그러한 효과가 나타나도록 수련하여야 한다.

나이 먹음과 뇌의 발달 관계

일반적으로 뇌도 다른 신체기관들과 같이 사람이 나이가 들어감에 따라 함께 늙어가서 그 기능이 쇠퇴하는 것으로 알려져 있다. 물론 인체의 다른 기관들의 노화로 인해 뇌가 그 영향을 받는 것은 사실이다. 즉, 나이가 들어감에 따라 인체의 다른 기관들의 노화와 함께 뇌의 노화가 일어나는 것은 사실이다.

하지만 뇌는 사람의 나이 먹음과는 무관하게 일생동안 발달할 수 있다. 즉, 사람이 나이를 먹더라도 지속적으로 뇌에 기혈순환을 원활하게 하고 뇌의 활동을 지속하게 하면 뇌는 일생동안 변함없이 발달할 수 있다.

예컨대, 운동, 학습, 교육, 게임, 노래, 악기연주, 또는 봉사활동 등 이 모든 활동들이 뇌의 발달을 돕는 것이다. 또한 영양과 수면도 뇌의 발달에 기본적인 것임은 물론이다.

활기혈단(活氣血丹)은 뇌의 건강과 행복을 증진하여 인간의 건강하고 행복한 삶을 증진하는데 기여할 수 있도록 뇌단전의 수련, 연마를 강화하고 있다.

뇌와 신체

활기혈단에서는 어떤 행동장애를 초래하는 뇌의 문제의 근본원인은 신체장애의 문제일 수도 있다고 보고 있다. 따라서 어떤 장애나 질병에 있어서 특정 뇌 부위와 신체 부위의 상호 연관성을 강조하고 있다. 그리하여 그러한 장애나 질병을 치유하기 위해서 활기혈단에서는 그러한 특정 신체의 문제와 뇌의 문제를 동시에 접근하여 치유하는 수련, 연마를 강조하고 있다.

예컨대, 눈(예컨대 시력, 시신경)에 문제가 발생하면 뇌에도 그 영향을 미치게 되고, 그 영향을 받은 뇌는 다시 눈에 그 결과를 반영시키게 된다. 그리고 이것이 지속될 때 질병으로 이어진다. 그 결과, 예컨대, 유아기에 시각장애가 발생한 어린이에게 자폐증이나 난독증이 발생할 수 있다. 또한 오감(시각, 청각, 후각, 미각, 촉각)에 문제가 있는 어린이에게도 역시 그러한 질병이 발생할 수 있다.

어린이들에게 더욱 심각한 것은 그러한 신체적 질병들 때문에 발생되는 뇌의 문제 때문에, 그리고 그 뇌의 지시에 따라 일어나는 행동장애의 문제들 때문에, 가족, 친구, 또는 주위 사람들로부터 받는 심리적, 사회적 고통으로 인한 질병이 더욱 더 큰 문제를 야기하고 있다는 사실이다.

그러므로 예컨대, 부모들은 자녀들이 특정한 종류의 옷 입기를 싫어하거나, 특정 음식을 싫어하거나, 사람들이 많이 모인 장소에 가는 것을 싫어하거나, 나무와 같은 사물이 갑자기 자신 앞으로 튀어 나온다고 말하거나, 여러 사물들을 동시에 보는 것을 기피하거나 할 경우 등의 현상들이 일어날 경우에 있어서 자녀들을 윽박지르거나 강제하지 말고 또는 자녀의 가슴에 큰 상처를 남길 험한 말을 자녀들에게 하지 말고, 병원에 가서 전문의의 진찰을 받아보도록 하여야 한다.

재차 강조하지만, 이러한 상태의 자녀들의 문제를 정신적인 문제, 심리적인 문제, 사회(사교)성의 문제, 또는 뇌질환의 문제로 지레짐작하여 편견을 갖고 보지 말아야 할 것이다. 일단 그러한 상태의 자녀들의 시각문제, 청각문제, 후각문제, 미각문제, 촉각문제 등의 신체적 결함문제로 보고 전문의의 진찰을 먼저 받아보도록 하여야 할 것이다.

왜냐하면 인간의 뇌는 그러한 시각, 청각, 후각, 미각, 촉각의 문제들로 인해서 장애를 받고 명령을 내리기 때문에 그 장애를 입은 명령대로 어린이들이 행동하기 때문이다. 따라서 어린이의 그러한 행동의 근본 원인은 어린이의 뇌의 문제, 심리적인 문제, 또는 사회적인 문제에 있는 것이 아니라 어린이의 시각, 청각, 후각, 미각, 촉각의 문제에 있는 것일 수 있기 때문이다.

물론 정확한 근본원인을 찾아서 치료를 받아야 할 것이다. 어린아이 때 잘못된 병원 진단 즉 오진(誤診)으로 인하여 그

아이가 성장하면서 평생을 고통 속에서 생활한 사건들이 서양에서나 동양에서나 일어나고 있기 때문이다.

이러한 신체적 질병으로 인한 뇌문제와 행동장애의 현상은 어린이뿐만 아니라 성인에게도 동일하게 적용된다. 예컨대, 녹내장이 있는 사람은 뇌의 문제(예컨대, 뇌졸중)를 야기 시킬 수 있고, 이는 다시 눈 질병을 더욱 악화시킬 수 있다.

또한 위장이나 오장육부에 장애가 있는 사람은 뇌의 대뇌피질과 변연계에도 영향을 미치게 되고, 이는 다시 그 영향을 받은 장기에 그 결과를 반영시키게 되어 그 장기의 질병은 더욱 악화될 수 있다.

그렇기 때문에 예컨대, 갑자기 욱하며 자신의 성질을 타인에게 터뜨리거나 갑자기 행동조절이 안 되는 분노폭발이 상대방을 향하여 일으키는 사람은 자신의 오장육부나 신체의 각 부위의 질병 때문에 뇌에 문제를 야기 시키고 있기 때문일 수 있다. 즉, 그러한 파괴적이고 질병적인 행동의 근본원인은 뇌의 문제라기보다는 신체의 문제일 수 있다. 특히 우리나라 사람에게 많은 위장질환은 그와 같이 처음에 발생한 사소한 위장질환으로 인해 뇌가 장애를 받게 되고, 이로 인해 그 뇌가 장애 행동이나 생각을 유발하게 되고, 그러한 질병적인 생각이나 행동은 다시 위장질환을 더욱 악화시켜 큰 위장질환을 초래하게 되는 악순환이 반복되는 것이다. 그러므로 이러한 악순환 고리의 반복이 일어나기 전에 근본원인을 찾아서 치유하도록 하여야 한다.

그러한 질병적인 돌발행동의 발생이나 질병을 치유하기 위해서는 그러한 것을 야기하는 뇌의 문제(예컨대, 변연계의 문제)를 해결하여야 하는데, 그 뇌의 문제를 해결하기 위해서는 그 근본원인인 신체기관의 질병(외부적인 것이든 내부적인 것이든)을 먼저 다스리며 치료해야 한다는 것이 활기혈단에서는 강조하고 있다. 이는 활기혈단 수련, 연마가 지속적으로 필요한 이유이기도 한다.

뇌단전 수련과 건강증진

건강하고 행복한 삶을 누리기 위해서는 뇌가 건강하고 행복해야 한다. 뇌단전 수련은 빛 에너지 충전·치유의 참된 기 즉 진기(眞氣)가 뇌단전을 강화하여 건강하고 행복한 삶을 누리는 데 기여하도록 하여야 한다.

뇌단전 수련에서뿐만 아니라 활기혈단(活氣血丹) 수련 시 기도합장자세로 기도하고, 빛 에너지 충전·치유 명상(묵상)하고, 십이단전 수련을 강화하고, 단전호흡과 뇌호흡 등을 통해서 뇌의 기혈순환을 강화하는 것에도 뇌의 노화를 지연 또는 방지하고자 함의 목적도 포함되어 있다.

지금까지 뇌의 구조와 기능에 관해서 개략적이나마 일일이 구체적으로 열거한 것은 기도합장자세의 기도와 빛 에너지 충전·치유 명상(묵상) 시의 수련에서 그리고 뇌단전과 뇌호흡 수련에서 적용하여 뇌를 건강하고 행복하게 위한 것이다.

예컨대, 대뇌, 대뇌변연계, 간뇌, 뇌간, 소뇌를 건강하고 행복하게 하도록 하여야 한다. 즉, 대뇌의 대뇌피질의 두정엽,

전두엽, 후두엽, 측두엽을 건강하고 행복하게 하여야 한다. 그리고 대뇌의 대뇌변연계의 해마, 편도체, 중격부, 변연엽 등을 건강하고 행복하게 하여야 한다. 간뇌의 시상, 시상하부, 뇌하수체, 송과체 등을 건강하고 행복하게 하여야 한다. 또한 뇌간의 중뇌, 교뇌, 연수를 건강하고 행복하게 하여야 한다. 그리고 소뇌를 건강하고 행복하게 하여야 한다. 이들 각각의 뇌와 조직들이 건강하고 행복하도록 의념하며 수련하도록 하여야 한다.

그리하여 뇌의 각 부위별, 종류별, 조직별 기혈순환을 원활하게 하며 중추신경과 말초신경에 기혈순환을 원활하게 하는 수련이 이루어지도록 하여야 한다.

또한 더하여서 조동(調動) 수련 시에 손, 발, 몸을 움직여 뇌와 척수의 중추신경을 활성화시켜 말초신경과 자율신경에 기혈순환을 원활하게 하는 것과 같은 수련 역시 바로 이러한 인체의 노화를 방지하거나 지연시키고 뇌를 발전시켜서 건강하고 해복한 삶을 누리는데 기여하기 위한 것이다.

결국 활기혈단(活氣血丹)에서 뇌단전과 뇌호흡 수련은 뇌단전과 뇌호흡 그 자체의 수련을 통해서도 일어나지만 온몸의 수련을 통해서도 일어난다. 그러하기 때문에 앞에서도 언급했지만 활기혈단에서 운동은 정신운동(精神運動)과 육체운동(肉體運動) 모두를 포함한다.

이들 운동은 뇌에는 물론이고 인체 전체에 화학적, 생물학적 변화를 일으켜 더 건강하고 행복한 뇌와 신체를 만든다. 결국 건강하고 행복한 뇌와 신체를 만들어 인간의 건강하고 행복한 삶의 증진에 기여하는 것이다.

이러한 이유는 뇌는 인체의 다른 기관들에게 영향을 미치지만 또한 인체의 다른 기관들의 작용에 의해서도 영향을 받기 때문이다. 뇌와 인체의 다른 기관들은 상호 영향을 주고받는 일체인 것이다.

또한 인간의 뇌는 무한한 가능성을 가졌지만 신체(특히 두뇌) 상해나 노화로 인해 육체적인 한계를 가지게 된다. 특히 나이가 들어가면서 노인성 기억력 쇠퇴로 인해 기억력에 문제가 발생하기도 한다. 즉, 일반적으로 70세 전후하여 나이가 들어가면서 기억력이 점차로 떨어지는 것으로 알려져 있다.

그러나 이러한 신체의 노화로 인한 노인성 치매는 알츠하이머병(Alzheimer病) 환자의 치매와는 다른 것이다. 알츠하이머병 환자는 매일 보는 물건들이나 사람들의 이름도 갑자기 기억하지 못하게 될 뿐만 아니라 언어력, 지각력 등에서도 갑자기 떨어진다. 그러므로 이러한 알츠하이머병 환자는 조기진단과 조기치료가 매우 중요하다.

더구나 과거에는 노인들은 노화로 인해 기억력과 관련된 뇌 신경세포가 전반적으로 손실되어 기억력이 감퇴된다고 믿었으나 현대에서는 그러한 연구가 잘못되었다고 보는 것이 일반적이다. 즉, 노인들도 학습, 운동, 영양공급, 수면 등을 젊은 사람들처럼 왕성하게 하면 비록 젊은이들만큼은 안 되더라도 뇌 신경세포가 지속적으로 발전할 수 있다.

그러므로 일반적인 노인들의 노화로 인한 기억력 감퇴는 반복적인 자극에 의해서 기억력 손실을 지연시키거나 기억력을 회복시킬 수 있다. 그 자극은 학습, 운동, 영양공급, 수면 등이다. 예컨대, 80세의 할아버지는 1년에 한 번도 찾아오지 않고 인사도 안하는 손자들의 얼굴과 이름은 기억에 가물거릴 수는 있지만 손자들이 일주일마다 한 번이라도 할아버지께 인사드리고자 찾아오게 되면 (즉, 자극을 반복하게 되면) 할아버지는 손자들의 얼굴과 이름을 잊어버리지 않는다. 또한 이러한 기억력 증진은 활기혈단 뇌단전과 뇌호흡 수련, 연마를 통해서도 가능하다.

이러한 사실은 결국, 활기혈단의 수련과 연마는 뇌의 노화를 방지하거나 지연시키는 것은 물론이고 인체의 노화도 방지하거나 지연시키고, 심(心), 신(身), 정(精)을 건강하고 행복하게 하고, 인간의 건강하고 행복한 삶을 증진하는데 기여하고 있다는 것을 입증하고 있다고 할 것이다.

제3.4장 경단전과 건강

활기혈단(活氣血丹)에서 경단전(頸丹田)은 목 부위의 단전이다. 생명활동에 중요한 역할을 하는 뇌가 속해 있는 머리와 인체의 중요한 장부들이 속해 있는 몸통을 연결하는 중요한 위치에 있는 단전이 경단전이다.

경단전(頸丹田) 부위

경단전(頸丹田)은 목 부위의 단전으로 그 영역은 머리와 몸통을 잇는 부위이다. 경단전에는 목, 갑상선, 인후(咽喉), 기도(氣道), 식도(食道), 경추(頸椎, 목뼈), 경추강(頸椎腔), 경추척수(경추신경), 혈관, 림프조직 등이 포함된다.

경단전에 있는 인체의 경추(頸椎, 목뼈)는 7개이다. 7개 목뼈 가운데 제1경추를 환추(環椎), 제2경추를 축추(軸椎), 제7경추를 융추(隆椎)라고 한다.

경단전의 중심은 경추강이 포함된 목이다. 경단전에 기를 쌓고 운행하고자 할 땐 목을 중심으로 기를 쌓고 운행하도록 한다. 빛 에너지 충전·치유의 참된 기 즉 진기(眞氣)가 경단전의 각 기관과 조직을 잘 순환하도록 하여야 한다.

목 부위는 머리와 몸통을 이어주며, 뇌와 오장육부 각 기관들과의 정보소통의 교량역할을 원활하게 해 주는 중요한 기능을 수행한다.

특히 목에는 7개의 경추(목뼈)가 있고 또한 목은 척수(脊髓)

와 척추동맥(脊椎動脈)의 신경들이 지나가는 통로이다. 따라서
이 부위가 손상되면 일상생활에 지장을 받게 되고 그 손상이
심할 경우엔 상반신 또는 하반신 부위에 마비가 올 수 있다.

　따라서 이에 대한 예방이나 치료를 위해서 활기혈단 수련
시에 경단전 수련을 꾸준하게 잘 연마하도록 해야 한다.

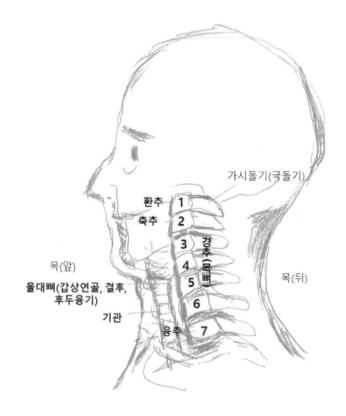

〈그림 3.4.1〉 경단전 부위와 경추(목뼈)

　경추(목뼈) 질환에 관한 구체적인 내용은 "추단전과 건강"
의 장의 "경추(목뼈)신경과 목디스크 부위별 증상"을 참고하

기 바란다. 여기서는 개요 정도로 설명하고자 한다.

- **1번 경추신경(두개골~경추1번) :** 이 부위엔 디스크(disk, disc)라고 불리는 추간판(椎間板, 추간연골)은 없지만 손상을 입게 되면 두통, 불면증, 호흡곤란, 감기, 고혈압, 혼수상태 등의 증상이 일어날 수 있다.

- **2번 경추신경(경추1번~경추2번) :** 이 부위에도 추간판은 없지만 손상을 입게 되면 두통, 안질환, 시력장애, 호흡곤란, 알레르기, 혼수상태 등의 증상이 일어날 수 있다.

- **3번 경추신경(경추2번~경추3번 사이 디스크) 이상 시엔** 목통증(신경통), 어깨통증, 뒤통수통증, 발진 등의 증상이 나타날 수 있다.

- **4번 경추신경(경추3~4번 사이 디스크) 이상 시엔** 청각질환, 목통증, 어깨통증, 가슴통증 등의 증상이 나타날 수 있다.

- **5번 경추신경(경추4~5번 사이 디스크) 이상 시엔** 편도선, 후두염, 어깨와 삼각근, 팔꿈치, 가슴에 통증과 저림 증상이 발생할 수 있다.

- **6번 경추신경(경추5~6번 사이 디스크) :** 대부분의 목디스크 질환이 이 부위에서 발생한다. 질환이 발생하면 목을 회전하기가 어렵게 되고, 후두염, 호흡곤란, 목덜미, 어깨, 팔(바깥쪽), 엄지와 검지까지 통증과 저림 증상이 발생할 수 있다.

- **7번 경추신경(경추6~7번 사이 디스크) :** 이 부위에도 목디스크 질환이 많이 발생한다. 질환이 발생하면 갑상선, 목덜미, 어깨뒤쪽, 견갑골 또는 양쪽 견갑골 사이, 팔(뒤쪽), 이두박근, 팔꿈치, 가운데 손가락과 넷째손가락까지 통증과 저림 증상이 발생할 수 있다.

- **8번 경추신경(경추7~흉추1번 사이 디스크) 이상 시엔** 갑상선, 천식, 호흡곤란, 어깨와 상완삼두근과 팔꿈치와 아래팔(안쪽) 그리고 넷째손가락과 새끼손가락까지 통증과 저림 증상이

발생할 수 있다.

목근육의 부드러운 이완

또한, 경단전을 수련할 때, 먼저, 목의 근육을 이완시키고, 다음, 얼굴근육을 이완시켜서 온화한 표정을 짓도록 하여야 한다. 왜냐하면 목근육은 얼굴근육과 붙어 있기 때문에 목의 근육이 경직되면 얼굴근육도 함께 경직되어 나쁜 인상의 얼굴로 나타나기 때문이다.

예컨대, 안면표정을 담당하는 근육 중에서 광경근(넓은 목근), 흉쇄유양돌기근(목빗근), 턱근, 등세모근 등이 그러하다.

따라서 부드러운 미소 얼굴을 만들기 위해서는 먼저, 목의 근육을 부드럽고 미소가 넘치도록 방송(放鬆)하여 이완시키고, 다음으로, 얼굴 안면 근육을 부드럽게 미소가 넘치도록 방송하여 이완시키도록 하여야 한다.

특히 학교나 직장에서 어떤 발표(presentation)를 할 때 잘하려고 긴장하게 되면 몸의 근육과 목의 근육이 긴장되어 얼굴도 긴장되고 목소리가 오히려 제대로 나오지 않게 되고 발표자의 의도하는 바가 청중에게 제대로 전달되지 않는 경우를 종종 볼 수 있다. 그래서 연습은 실전처럼 열심히 노력하되 실전에서는 평소 대화하는 것처럼 긴장하지 말고 부드럽게 이완시켜 방송(放鬆)하여 발표하라는 것이다.

부드러운 발성

또한 목소리를 부드럽게 낼 수 있도록 수련하도록 하여야 한다. 왜냐하면 사람이 나이가 들어갈수록 발성기관(발음기관)

의 근육들이 수축되고 경직되어져서 말하는 사람 자신의 의지와는 관계없이 경직되고 귀에 거슬리는 고성의 목소리가 나오기 때문이며, 또한 이러한 현상은 그 목소리를 듣는 상대방은 이를 불쾌하게 생각할 수 있고, 상대방에게 화, 분노, 노여움 등에 의한 목소리로 비춰질 수 있기 때문이다.

말하는 사람 자신은 자신의 목소리에 만성적으로 도취되어 있기 때문에 그러한 경직되고 귀에 거슬리는 고성의 목소리를 알아차리지 못한다. 그러나 상대방은 알고 있다. 상대방은 그 목소리를 불쾌하게 여기지만 참고 있을 뿐이다. 따라서 그러한 불쾌한 고성의 목소리를 예방하기 위하여 발성기관을 부드럽게 하여야 하며 그에 관련된 근육들을 이완, 방송시키는 수련을 하여야 한다.

사람의 발성기관(발음기관)은 크게 보아 얼굴부위, 목부위, 몸통 부위 등으로 구성되어 있다. 구체적으로 보면, 사람의 발성기관은 입술(윗입술, 아랫입술), 이(윗니, 아랫니, 치근, 치조), 잇몸, 입천장(경구개, 연구개), 혀(혀끝, 뿌리, 혀의 앞·중앙·뒤), 목젖, 후두개(喉頭蓋), 인두(咽頭), 성대(聲帶), 성문(聲門 : 양쪽 성대 사이에 있는 숨이 통하는 좁은 틈), 폐, 체강(體腔), 흉강(胸腔), 구강(口腔), 비강(鼻腔), 인두강(咽頭腔), 이들 기관들의 근육(筋肉) 등으로 구성되어 있다.

그런데 나이가 들어갈수록 자신의 의지와는 무관하게 이들 기관들과 그에 연결된 근육들이 수축되고 굳어지고 경직되어지게 된다. 그 결과 말하는 사람 본인은 의식하지 못하지만, 말하는 사람의 목소리가 상대방이 듣기에 경직되고 불쾌한 고성으로 나오게 된다. 이러한 목소리는 상대방에게 화, 분노, 노여움 등에 의한 목소리로 비춰질 수 있다.

그러므로 경단전을 수련할 때 부드럽고 고운 목소리가 나올 수 있도록 목의 근육을 이완시키고, 특히 광경근(넓은 목근), 흉쇄유양돌기근(목빗근), 턱근, 등세모근 등을 이완시키고, 얼굴근육을 이완시키며, 온화한 얼굴 표정을 지으며 기혈순환이 부드럽게 잘 되도록 수련하도록 하여야 한다.

경단전 수련과 건강증진

경단전 수련에서는 빛 에너지 충전·치유의 참된 기 즉 진기(眞氣)가 경단전을 잘 순환하고, 기혈의 순환을 원활하게 하고, 경단전을 강화하고, 질병을 예방하고 치료하는데 기여하도록 하여야 한다.

즉, 경단전을 수련하여 연마함으로써 목에 발생할 수 있는 각종 질병을 예방하고 치료할 수 있도록 하여야 할 것이다. 예컨대, 목감기, 목디스크질환, 식도염(食道炎), 갑상선염(甲狀腺炎), 편도선염(扁桃腺炎), 인두염(咽頭炎), 후두염(喉頭炎), 삼차신경통(三叉神經痛, 안면신경통) 등 각종 목질환과 안면질환을 예방하고 치료하는데 기여할 수 있도록 경단전을 수련, 연마하도록 하여야 할 것이다.

경단전이 속해 있는 목은 인체의 머리와 상체를 잇는 중요한 위치에 있다. 그 결과 목 특히 경수(頸髓)와 경척수(경추신경)에 손상이 발생하게 되면 이는 전신에 문제를 야기할 수 있다. 극단적인 경우엔 사람이 사망할 수도 있다. 그러므로 평소에 항상 목을 잘 관리하여야 할 뿐만 아니라 경단전의 수련을 게을리 하여서는 안 된다.

제3.5장 견단전과 건강

활기혈단(活氣血丹)에서 견단전은 어깨에 있는 공간인 견강(肩腔)에 기를 축적하고 운행하여 어깨를 건강하게 하는데 도움을 주는 단전이다. 어깨는 인체에서 가장 많이 활용되는 기관들 가운데 하나이다. 많이 사용하는 것만큼 손상도 커질 수 있다. 특히, 나이가 들면서 어깨에 각종 질병이 발생할 수 있기 때문에 잘 관리하여야 한다.

견단전(肩丹田) 부위

견단전(肩丹田)은 어깻등과 어깨와 어깻죽지 부위에 있는 단전이다. 어깻등이란 어깨와 등이 이어지는 부분이다. 어깨란 팔이 몸에 붙은 관절의 윗부분을 말한다. 어깻죽지란 팔이 어깨에 붙어 있는 부분을 말한다.

견단전의 영역은 목 아래에서 팔 위 끝까지의 어깨에 이르는 부위이다. 즉, 목 아래(목의 뿌리)와 어깻등에서 가슴과 등의 팔 위 끝의 어깨에 이르는 부위이다.

견단전 부위에는 팔을 지탱하는 흉곽(胸廓 : 가슴우리), 어깻등, 쇄골(鎖骨 : 빗장뼈), 견갑(肩胛 : 어깨뼈가 있는 자리), 견강(肩腔), 관절강(關節腔), 대추혈(大椎穴 : 7번 경추와 1번 흉추가 접속하는 부위에 있는 혈자리), 어깨, 어깻죽지, 견갑골(肩胛骨 : 어깨뼈, 주걱뼈), 겨드랑이, 승모근(僧帽筋, 등세모근), 삼각근(三角筋, 어깻죽지삼각근), 회전근개(回轉筋蓋, 어깨관절낭 주의 근육힘줄), 혈관, 신경 등이 포함된다.

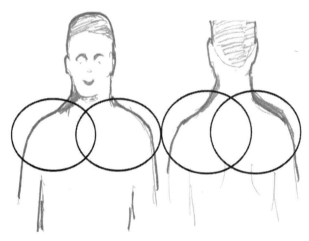

〈그림 3.5.1〉 견단전의 어깨 부위

또한 어깨에는 중요한 관절이 4개가 있는데 견관절, 견갑흉곽관절, 견쇄관절, 흉쇄관절이 그것이다. 그 내용은 다음과 같다. 〈그림 3.5.2〉, 〈그림 3.5.3〉 참조.

● **견관절(肩關節)** : 견관절(肩關節)은 어깨관절이라고도 한다. 견관절은 어깨뼈와 위팔뼈를 잇는 관절이다. 견관절은 운동범위가 넓기 때문에 운동성이 좋지만 관절을 받치는 인대가 견고하지 못하고 취약하여 탈구와 같은 질환도 발생할 확률이 높다.

【주의사항】 특히 주의할 것은 어린이는 견관절 탈구가 성인에 비해 자주 발생할 수 있기 때문에 부모나 교사가 어린이를

붙잡을 때 팔이나 어깨를 힘을 주어 무리하게 붙잡게 되면 어깨관절 탈구가 일어날 수 있기 때문에 각별히 조심해야 한다는 것이다. 한 번 탈구된 견관절은 습관적으로 자주 탈구 될 수 있다.

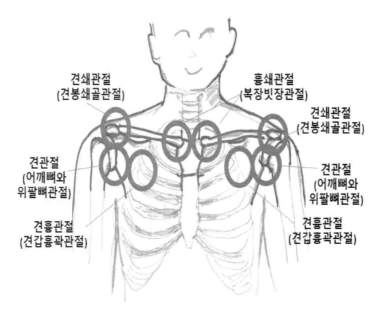

<그림 3.5.2> 어깨의 관절(가슴쪽)

● **견갑흉곽관절(肩胛胸廓關節)** : 견갑흉곽관절(肩胛胸廓關節)은 견흉관절 또는 어깨가슴관절이라고도 한다. 견갑흉곽관절은 견갑골과 흉곽을 잇는 관절이다. 어깨뼈의 앞면과 흉곽의 뒤가쪽에 있다. 견갑흉곽관절은 일반적인 의미의 관절구조(인대, 관절낭, 활액막, 활액 등을 가진 관절구조)를 가지고 있지 않기 때문에 가성관절에 해당한다.

【참고사항】 **가성관절과 진성관절 :** 인대, 관절낭, 활액막, 활액

등을 가진 관절구조가 이미 존재하는 관절을 진성관절(眞性關節) 또는 진관절이라고 하고, 그러한 관절구조가 없는 관절을 가성관절(假性關節) 또는 가관절이라고 한다.

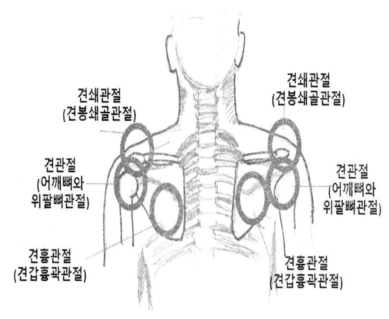

〈그림 3.5.3〉 어깨의 관절(등쪽)

● **견쇄관절(肩鎖關節)** : 견쇄관절(肩鎖關節)은 견봉쇄골관절 또는 봉우리빗장관절이라고도 한다. 견쇄관절은 어깨의 가장 윗부분에 어깨의 견봉과 빗장뼈를 잇는 관절이다. 각종 운동경기에서 어깨를 지면에 부딪거나 상대방과 충돌할 때 또는 자전거를 타다가 바닥에 넘어지는 경우에 견쇄관절 손상이 자주 발생한다.

● **흉쇄관절(胸鎖關節)** : 흉쇄관절(胸鎖關節)은 복장빗장관절이라고도 한다. 흉쇄관절은 복장뼈(흉골)와 빗장뼈(쇄골)를 잇는 관절이다. 흉쇄관절은 다른 어깨 부위의 관절에 비해 손상이 일어나는 빈도가 낮다.

견단전을 수련할 때는 이들 관절들을 원형으로 연결하여서 형성되는 어깨 공간인 견강(肩腔)에 기를 축적하고 운행하도록 한다.

견단전과 등골

견단전에서는 등골(등뼈)이 시작되는 지점이 포함되어 있다. 인체에서 등은 가슴과 배의 반대쪽 부분으로 흉추(胸椎 : 가슴등뼈, 등뼈), 요추(腰椎 : 허리등뼈, 허리뼈), 천골(薦骨 : 엉치등뼈, 엉치뼈), 미골(尾骨 : 꽁무니뼈, 꼬리뼈)까지에 이른다.

등뼈는 어린아이에게는 흉추(胸椎) 12개, 요추(腰椎) 5개, 천추(薦椎) 5개, 미추(尾椎) 4~5개로 되어 있다. 성인에게는 어린아이 때의 천추와 미추가 각각 하나로 붙어버려 천골(薦骨) 1개, 미골(尾骨) 1개로 각각 된다. 그리하여 성인에게는 흉추(胸椎) 12개, 요추(腰椎) 5개, 천골(薦骨) 1개, 미골(尾骨) 1개로 되어 있다.

이들 흉추(胸椎), 요추(腰椎), 천골(薦骨), 미골(尾骨)은 경추(頸椎, 목뼈) 7개와 함께 인체의 주요 골격인 척추를 이룬다. 즉, 위로는 머리에 연결되어 있고 아래로는 골반과 연결되어, 인체의 목, 등, 허리, 엉덩이, 꼬리 부분에 이르며 인체의 주요 골격을 형성하고 있다.

견단전 수련과 건강증진

견단전 수련에서는 빛 에너지 충전·치유의 참된 기 즉 진기 (眞氣)가 견단전을 잘 순환하고, 기혈의 순환을 원활하게 하고, 견단전을 강화하고, 질병을 예방하고 치료하는데 기여하도록 하여야 한다.

견단전의 중심은 어깨이며, 견강(肩腔), 관절강(關節腔)이다. 특히 손과 팔의 운동과 일(작업) 등의 움직임의 중심인 어깨의 관절과 관절강이다. 견관절, 견갑흉곽관절, 견쇄관절, 흉쇄관절에 기를 쌓고 운행하고자 할 땐 어깨를 중심으로 기를 쌓고 어깻등, 어깻죽지, 견관절, 견갑흉곽관절, 견쇄관절, 흉쇄관절 등에 이르도록 운행하도록 한다. 어깨 공간인 견강(肩腔)에 기를 축적하고 운행하도록 한다.

그리하여 나이가 들수록 어깨통증, 어깨근육파열, 어깨염증, 어깨관절뼈가 자라남, 오십견(동결견, 유착성 관절낭염), 어깨 석회화건염 등 각종 어깨질환의 발생이 빈발하고 있는 것이 일반적인데, 견단전 수련은 이러한 질환을 예방하고 치료하는데 기여하도록 하여야 한다.

평소에 어깨를 잘 관리하도록 하여야 할 것이며, 견단전 수련을 꾸준하게 하여 건강하고 행복한 삶을 누리는데 기여하도록 하여야 할 것이다.

제3.6장 수단전과 건강

사람의 손은 인체의 오장육부의 기가 흐르는 중요한 곳이라고 전통 동양의학에서는 보아왔다. 손과 팔은 겉보기에는 간단한 것 같으나 매우 미세한 신경과 뼈로 구성되어 있다.

수단전(手丹田) 부위

활기혈단(活氣血丹)에서 수단전(手丹田)은 손과 팔 부위의 단전이다. 그 영역은 어깨에서 팔(어깨에서 손목까지)과 손(손목에서 손가락)까지에 이르는 부위이다. 어깨, 팔, 팔꿈치, 손등, 손바닥, 손목, 손가락, 뼈, 혈관, 신경 등이 포함된다.

수단전의 중심은 손이다. 손에는 오른손과 왼손 양쪽을 합하여 총 54개의 뼈가 있으며 이 뼈들은 관절과 관절강(關節腔)을 이루고 있고, 인체의 오장육부로 흐르는 신경과 혈관이 흐르고 있는 중요한 곳이다. 그러므로 수단전에 기를 쌓고 운행하고자 할 땐 이러한 손의 중요성을 인식하고 손(특히, 장심, 노궁혈)을 중심으로 기를 쌓고 운행하도록 한다.

손은 아래팔뼈의 요골(橈骨, 노뼈)과 척골(尺骨, 자뼈)에 관절로 이어져 있다. 아래팔뼈의 요골과 척골은 위팔뼈에 관절로 이어져 있다. 요골(橈骨)은 노뼈라고도 하며, 아래팔뼈의 두 뼈 가운데 바깥쪽(엄지손가락쪽)에 있는 뼈이다. 척골(尺骨)은 자뼈라고도 하며, 아래팔뼈의 두 뼈 가운데 안쪽(새끼손가락쪽)에 있는 뼈이다.

  손은 손가락뼈, 손허리뼈, 손목뼈들과 관절들로 구성되어 있다. 손목뼈에는 갈고리골, 세모골, 콩알골, 반달골, 손배골, 큰마름골, 작은마름골, 머리골 등의 뼈들로 구성되어 있다. 이들 가운데 어느 하나가 잘 못되더라도 손의 전체적 활용에 지장을 받게 된다. 〈그림 3.6.1〉, 〈그림 3.6.2〉 참조.

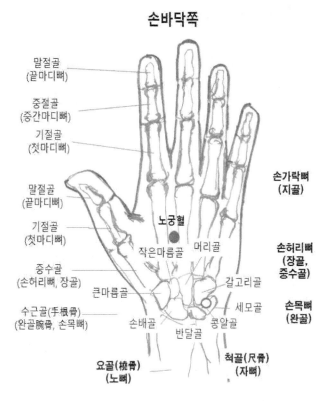

손바닥쪽

〈그림 3.6.1〉 노궁혈과 손의 구조(손바닥)

  손에는 27개의 뼈가 있고 이 27개의 뼈가 손의 뼈대를 구성하고 있다. 오른손과 왼손 양쪽을 합하여 모두 54개의 뼈가 있다. 〈그림 3.6.1〉, 〈그림 3.6.2〉 참조.

손등쪽

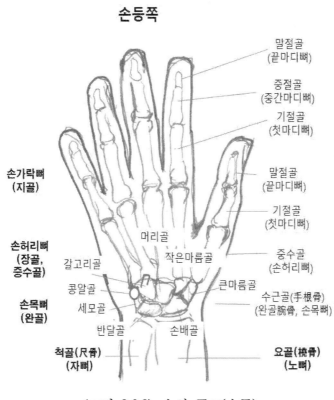

말절골
(끝마디뼈)

중절골
(중간마디뼈)

기절골
(첫마디뼈)

말절골
(끝마디뼈)

기절골
(첫마디뼈)

중수골
(손허리뼈)

수근골(手根骨)
(완골腕骨, 손목뼈)

요골(橈骨)
(노뼈)

손가락뼈
(지골)

손허리뼈
(장골,
중수골)

손목뼈
(완골)

머리골

작은마름골

큰마름골

갈고리골

콩알골

세모골

반달골

손배골

척골(尺骨)
(자뼈)

〈그림 3.6.2〉 손의 구조(손등)

수단전 노궁혈(勞宮穴)과 건강

수단전에 기를 쌓고 운행하고자 할 땐 손, 특히 손바닥 한 가운데 장심에 있는 노궁혈(勞宮穴)을 중심으로 기를 쌓고 운행하도록 한다.

노궁혈(勞宮穴)은 손바닥 중앙 부위의 장심에 위치한다. 즉, 주먹을 가볍게 쥐었을 때 손바닥에 닿는 셋째 손가락 끝과 만나는 지점에 노궁혈이 있다. 이 지점은 둘째와 셋째 손허리뼈 사이의 몸 쪽으로 오목하게 들어 간 지점이다. 〈그림 3.6.2〉 참조.

한편, 셋째·넷째 손가락 끝이 만나는 가운데 지점에 노궁혈이 있다고 보는 관점도 있다. 이 관점에서 보면 셋째와 넷째 손허리뼈 사이의 몸 쪽으로 오목하게 들어 간 지점이 된다.

노궁혈은 몸과 마음의 피로가 모인다는 곳이다. 이곳을 기혈지압마사지하면 피로가 풀리고, 피로나 스트레스로 인해서 발생하는 화(火)가 풀린다. 즉, 긴장이 이완되고, 피로가 풀리고 스트레스가 풀리는데 도움이 된다.

운전이나 업무로 머리가 혼미하거나 희미해질 때 노궁혈을 기혈지압마사지해주면 회복에 도움이 될 수 있다.

또한 피로해서 입안이 터지거나 염증이 발생했을 때 노궁혈을 기혈지압마사지해주면 치료에 도움이 될 수 있다.

소화불량, 황달이 있을 때 또는 류마티스 관절염이나 중풍에도 노궁혈을 기혈지압마사지하면 치료에 도움이 될 수 있다.

또 스트레스로 인해 손에 땀이 많이 날 때 노궁혈을 기혈지압마사지해주면 치료에 도움이 될 수 있다.

노궁혈과 용천혈

수단전의 노궁혈을 기혈지압마사지할 때 족단전의 용천혈(湧泉穴)도 함께 기혈지압마사지해주면 피로회복과 활력증진에 도움이 된다. 전통 동양의학에서는 용천혈을 기혈지압마사지 해주면 신장계통의 건강을 증진해 주는 것으로 보고 있다. 용천혈에 관해서는 "족단전과 건강"의 장에서 구체적으로 설명하고 있다.

활기혈단과 수단전과 건강

활기혈단(活氣血丹) 수련 시 기도합장자세로 수련할 때 합장한 두 손에 기가 소통하여 흐르고 따뜻해지면 피로가 풀리고 심신이 안정되고 평안해 지는 이유도 이 노궁혈을 통해서 심장(心臟)과 심장을 둘러싸고 있는 심포(心包)에 기혈이 잘 순환되게 하여 거기에 심신의 피로에 의해서 쌓인 열을 내려주기 때문이다.

즐거운 노래(찬송)를 부르며, 즐겁게 손뼉을 치면서 장단을 맞출 때도 역시 그러한 좋은 효과를 볼 수 있다. 따라서 즐거운 노래를 부를 땐 그냥 입으로만 부르는 것보다 손뼉을 치면서 부르면 기혈순환과 건강에 더 좋은 효과가 있을 수 있다.

대화를 할 때 상대방에게 호감이 있을 때 미소를 지으면서 양손바닥을 마주치면서 맞장구를 치면 듣는 사람이나 말하는 사람이나 모두 기분도 좋아져서 상대방에게 더 좋은 인상을 남길 수 있다.

그러나 분노를 품고 손뼉을 치게 되면 오히려 그 반대로 역효과가 나타나 심장과 뇌에 나쁜 결과를 초래할 수 있다. 따라서 박수(손뼉)를 칠 때는 즐겁고 행복한 마음으로 쳐야 심신의 건강에 도움이 된다.

수단전 수련과 건강증진

수단전 수련에서는 빛 에너지 충전·치유의 참된 기 즉 진기(眞氣)가 수단전을 잘 순환하고, 기혈의 순환을 원활하게 하고, 수단전을 강화하고, 질병을 예방하고 치료하는데 기여하도록 하여야 한다.

손에는 인체의 오장육부의 기혈(氣血)이 흐르기 때문에 수단전 수련을 잘 연마함으로써 손과 팔의 건강은 물론이고 오장육부의 건강을 증진시키는데 도움이 된다. 이는 결국 수단전 수련으로 심신의 건강을 증진시키는 것에 도움이 된다는 것을 의미한다. 그러므로 수단전을 수련하여 손과 팔, 오장육부, 심신의 건강을 증진하는데 기여하도록 하여야 한다.

수단전 수련에서뿐만 아니라 활기혈단 수련 시 기도합장자세로 기도(祈禱)하고, 노래(찬송)하고, 빛 에너지 충전·치유 명상(묵상)할 때도 수단전을 수련하며 연마하도록 한다.

또한 활기혈단 조동(調動) 수련 시에도 손과 팔을 움직여서 수단전을 수련하며 연마하도록 한다.

그리하여 손과 팔의 기혈순환은 물론이고 나아가 오장육부, 심신의 건강을 증진하는데 기여하도록 하여야 할 것이다.

제3.7장 심단전과 건강

심단전(心丹田)은 흉부(가슴)의 흉강(胸腔) 부위에 있는 단전
으로 심장과 폐(허파)에 관련된 단전이다.

심단전(心丹田)

활기혈단(活氣血丹)에서 심단전(心丹田)은 흉부(가슴) 부위에
있다. 즉, 심단전의 영역은 목 아랫부분에서부터 횡격막부분까
지의 흉강(胸腔) 부위이다.

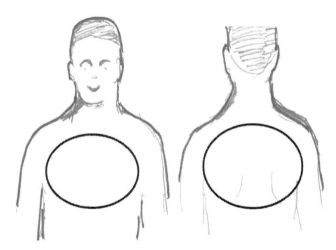

〈그림 3.7.1〉 심단전 부위

심단전에는 심장, 심포(心包), 폐(허파), 식도, 기도, 흉선(가
슴샘), 혈관, 림프조직, 흉곽, 횡격막, 혈관, 신경, 피부 등이 포

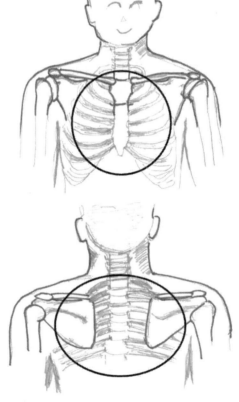

〈그림 3.7.2〉 심단전과 늑골 부위

함된다. 또한 심단전 부위에는 빗장뼈(쇄골), 복장뼈(흉골), 갈비뼈(늑골), 등뼈(등골) 등의 뼈들이 포함되어 있다.

이들 가운데 심포(心包)는 전통 동양의학에서 형체는 없고 기능만 있다고 보는 무형의 장기이다. 심포는 심장을 둘러싸고 있으며 심장을 보호하는 기능을 수행한다.

심장과 심단전

과거로부터 지금까지 심장(心臟)은 마음이 있고 생명이 있는 곳으로 여겨져 왔다. 그래서 마음을 심장(heart) 모양(♡)으로 표현하여 왔다. 심장이 멈추면 생명은 멈춘다.

심장은 원추형 모양으로 양쪽 허파 사이의 공간에 위치한다. 일반적으로 심장은 위로는 대략 제2늑연골(肋軟骨)에서 아래로는 대략 제5늑연골까지 걸쳐져 있다. 인체 가슴의 정중선에서 약 2/3가 왼쪽에 있고 약 1/3은 오른쪽에 있다. 심장은 근육으로 이루어져 있다.

일반적으로 성인 심장의 무게는 약 260~340g 정도이고, 그 크기는 길이가 약 12~13cm 정도이고, 폭은 약 8~9cm 정도이고, 앞뒤 두께는 약 6~7cm 정도이다. 개략적으로 말해서, 성인 주먹 하나의 크기 정도라고 보면 된다.

심장은 심장내의 동방결절(洞房結節)에서 주기적으로 전기자극을 스스로 발생시켜 근육의 수축과 이완을 반복하며 산소와 영양분을 싣고 있는 혈액을 전신의 각 부분에 공급하는 기능을 수행한다. 동방결절은 상대정맥(上大靜脈)과 우심방(오른쪽 심방)이 접합하는 부위에 있다. 〈그림 3.7.3〉 참조.

심장의 내부는 크게 오른쪽과 왼쪽의 둘로 구분되어 있다. 오른쪽과 왼쪽에는 각각 심방과 심실이 있어서 심장에는 4개의 방이 있다. 오른쪽 부분은 온 몸을 돌고 온 정맥피를, 즉, 이산화탄소와 노폐물 등을 포함하고 있는 정맥혈액을, 상대정맥(上大靜脈)을 통해서 받아서 우심방(오른쪽 심방)과 우심실

(오른쪽 심실)을 거쳐 허파동맥(폐동맥)을 통해서 허파로 보내는 역할을 한다.

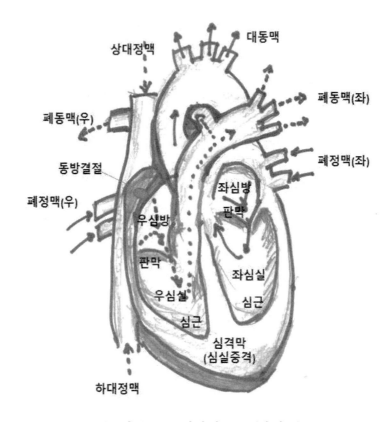

〈그림 3.7.3〉 심장의 구조(단면도)

허파로 보내진 피는 다시 허파로부터 신선한 산소를 공급받은 동맥피를, 즉, 동맥혈액을, 왼쪽 부분의 허파정맥(폐정맥)을 통해서 받아서 좌심방(왼쪽심방)과 좌심실(왼쪽심실)을 거쳐 대동맥(大動脈)을 통해서 온몸으로 보내는 역할을 수행한다.

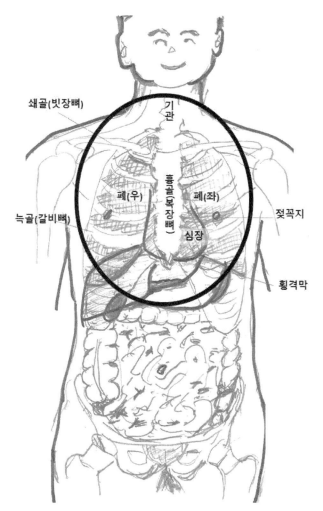

쇄골(빗장뼈)

기
관

흉골(복
장뼈)

폐(우)

폐(좌)

젖꼭지

늑골(갈비뼈)

심장

횡격막

<그림 3.7.4> 심단전의 심장과 폐

심단전의 중심은 심장(心臟)이다. 심단전에 기를 쌓고 운행
하고자 할 땐 심장을 중심으로 기를 쌓고 운행하도록 한다.

심장에 기를 축적하여 양쪽 허파와 기관들로 확산, 발산하며 운행하도록 한다.

예컨대, 빛 에너지 충전·치유 명상(묵상) 수련 때 심장을 중심으로 빛 에너지를 충전하고 축적하고 치유하면서 좌우 양쪽 허파와 기관들로 확산, 발산하며 운행하는 것이다.

심단전에 있는 심장과 폐는 서로 협력하여 전신에 혈액을 공급한다. 외부로부터 들이마신 공기 중에서 뽑은 산소를 혈액 세포에 담아서 전신에 공급하는 중요한 기관들이다. 즉 사람의 온몸에 있는 세포들은 항상 산소가 공급되어야 제 기능을 원활하게 수행하게 되는데 이를 위해 심장과 폐의 협동적 역할이 매우 중요하다. 또한 반대로 온몸에서 발생된 이산화탄소와 노폐물을 몸 밖으로 내 보내야 하는데 이를 위해서도 심장과 폐의 협동적 역할이 매우 중요하다. 따라서 심장과 폐는 분리될 수 없는 중요한 기능을 수행하고 있다.

혈압과 혈압측정

심장과 관련하여 혈압과 맥박을 생각하게 된다. 혈압(血壓, blood pressure)은 혈액의 압력이다. 즉, 혈압은 심장의 박동에 따라서 혈액이 혈관을 따라 흐르면서 혈관의 벽에 미치는 압력이다. 그런데 이 압력은 각 사람의 심장에서 나오는 심장박동의 힘과 혈액이 흐르는 혈관의 상태에 따른 저항 등의 요인에 따라 높고 낮음의 차이가 사람마다 다르게 나타나게 된다.

그리하여 혈액은 최고혈압(수축기혈압)과 최저혈압(이완기혈압) 사이를 오가면서 흐르게 되고, 혈압측정을 위해 병원에 설치된 혈압측정기엔 최고혈압(수축기혈압)과 최저혈압(이완기혈압)이 표시된다.

혈압은 심장에서 멀어질수록 낮아지게 되기 때문에 일반적으로 심장에서 가까운 팔 윗부분의 팔꿈치 안쪽의 상완동맥의 혈관을 흐르는 혈액의 압력을 혈압의 값으로 측정한다.

따라서 혈압을 측정할 때는 가능한 팔꿈치 안쪽의 위쪽 팔 상완동맥의 높이가 심장이 있는 위치와 수평을 이루도록 하여 측정하여야 한다.

또한 혈압을 측정할 때는 주먹을 쥐지 말고 손가락을 가볍게 펴도록 하여 혈액이 잘 흐르도록 한 상태에서 측정하여야 한다.

윗옷은 벗어서 혈압을 측정하는 위쪽 팔에 압력이 가해지지 않도록 한다. 윗옷을 입고 혈압을 재면 압력이 이중으로 팔에 가해지기 때문에 윗옷을 벗고 재는 것보다 혈압이 높게 나타난다.

식사 후나 운동 후 또는 흥분된 상태에는 혈압이 높게 나타나기 때문에 안정된 시기에 혈압을 측정하도록 하여야 한다.

한 번 측정한 후에 5~8분 정도 간격으로 2~3번 정도 측정하여 혈압이 고르게 나오고 있는지를 확인하도록 한다.

성인의 정상혈압과 고혈압 범위

각 나라마다 통일된 것은 아니지만 일반적으로 성인의 정상혈압의 범위는 120~80mmHg이다. 〈표 3.7.1〉 참조.

〈표 3.7.1〉 성인의 혈압 범위 (단위, mmHg)

	최고혈압 (수축기)	최저혈압 (이완기)
정상혈압	120미만	80미만
고혈압전단계	120~139	80~89
고혈압1단계	140~159	90~99
고혈압2단계	160~179	100~109
매우위험단계	180이상	110이상

연령대별 정상맥박수

한편, 병원에 설치된 혈압측정기엔 최고혈압(수축기혈압)과 최저혈압(이완기혈압)이 표시에 더하여 맥박도 표시되는 경우가 일반적이다.

맥박(脈搏, pulse)은 심장의 박동에 따른 동맥 혈관벽에 나타나는 동맥의 주기적인 파동이다. 일반적으로 성인의 1분당 정상 맥박수는 60~100회이다. 〈표 3.7.2〉 참조.

그러나 마라토너, 사이클 선수 등 전문운동선수의 맥박수는 60회 이하로 40~60회 범위에 나타날 수 있다.

〈표 3.7.2〉 연령대별 1분당 정상맥박수(심장박동수)

연령대	정상맥박수
출생~1개월	80~190회
2개월~11개월	80~160회
12개월~3세	80~140회
4세~6세	80~120회
7세~9세	70~110회
10세 이상	60~100회

【주의사항】 주의할 것은 성인의 경우 정상범위 내에서 맥박이 뛴다고 하여도 90~100회 사이로 지속적으로 나타나면 병원 진료를 받아보도록 하여야 한다. 왜냐하면 이런 사람들에게는 저혈압의 사람들보다 고혈압, 당뇨병, 심장질환, 대사증후군 등의 질환들이 훨씬 더 많이 나타난다는 연구결과가 있기 때문에 이들 질환을 의심해 보아야 하기 때문이다.

대사증후군(代謝症候群, metabolic syndrome)이란 물질대사증후군 또는 신진대사증후군을 말하는데, 비만(특히 복부비만, 예컨대, 허리둘레가 남자 90cm 이상, 여자 85cm 이상), 고혈당(당뇨병), 고혈압, 고지혈증, 뇌혈관질환, 심혈관질환 등의 여러 질환들이 동시다발적으로 나타나서 만성적인 대사 장애가 나타는 증상을 말한다. 현대인들은 서구화된 음식습관으로 인해 많은 당(糖. 설탕, 사탕), 많은 염(鹽, 소금), 높은 칼로리(calorie), 높은 지방질 등의 음식을 많이 섭취하는데 비해 운동량은 절대적으로 부족하여 대사증후군이 많이 발생한다고 학계에 보고되고 있다.

폐(허파)와 심단전

심장의 구조와 기능을 설명하면서 심장과 폐는 그 기능면에서 분리할 수 없는 중요한 역할을 한다는 것을 앞에서 보았다. 여기서는 폐에 대해서 좀 더 설명하고자 한다.

폐(肺)는 호흡의 필수 중심기관으로서 허파이다. 허파는 호흡(呼吸) 즉 날숨(呼)과 들숨(吸)을 통하여 노폐물과 이산화탄소를 몸 밖으로 배출하고 신선한 산소를 얻어서 심장과 협력하여 온 몸 구석구석으로 공급하는 기능을 수행한다.

허파에는 근육이 없기 때문에 허파 스스로 수축과 이완을 할 수 없다. 즉, 허파는 허파를 둘러싸고 있는 흉곽, 근육, 횡격막 등의 도움을 받아서 수동적으로 움직이게 된다.

허파는 흉곽(가슴우리) 안에 위치하고 있다. 허파는 흉곽의 대부분을 차지하고 있다. 흉곽에 의해서 폐가 보호되고 있다.
하파는 횡격막(가로막) 바로 위에서 쇄골(빗장뼈)까지에 걸쳐 있는데 왼쪽 허파와 오른쪽 허파로 구성되어 있다. 왼쪽 허파와 오른쪽 허파 사이에 심장이 위치하여 폐정맥(허파정맥)들과 폐동맥(허파동맥)들을 통해서 심장과 허파가 산소공급과 이산화탄소배출 작용을 통해서 피로하고 노폐한 혈액을 신선하게 하는 작용을 상호간에 수행한다.

일반적으로 성인 허파의 무게는 오른쪽 허파와 왼쪽 허파를 합하여 약 900~1,200g 정도이다.

허파의 윗부분은 쇄골보다 대략 2~3cm 위에 있다. 허파의 아랫부분은 앞면은 쇄골 아래로 수직선을 그을 때 대략 제6~7번째 갈비뼈사이까지 그리고 뒷면은 대략 제11~12번째 갈비뼈사이까지 이른다. 그러므로 허파는 쇄골보다 대략 2~3cm 위에서부터 제11~12번째 갈비뼈까지에 위치한다.

오른쪽 허파는 3엽(三葉 : 상엽, 중엽, 하엽)이고 왼쪽 허파는 2엽(二葉 : 상엽, 하엽)으로 되어 있다. 오른쪽 허파가 왼쪽 허파보다 조금 더 크다. 그 이유는 심장의 2/3가 왼쪽으로 치우쳐져 있기 때문이다.

오른쪽 허파의 높이가 왼쪽 허파보다 약간 더 높게 되어 있다. 목에서 허파로 이어지는 기관(氣管)은 대략 제5흉추 높이에서 좌우 기관지로 분리되어 양쪽 허파로 들어간다.

양쪽 허파로 들어간 기관지는 양쪽 기관지에서 갈라져 나온 더 작은 기관지들로 갈라지고 이 더 작은 기관지들에서 보다 더 작은 세기관지(細氣管支)들로 무수히 갈라진다. 그리고 이들 세기관지들에 연결된 포도송이처럼 생긴 그리고 모세혈관으로 덮여진 폐포(肺胞)가 있다. 폐포는 허파꽈리 또는 공기주머니라고도 한다. 성인 허파에 있는 폐포의 수는 약 3~7억 개정도로 무수히 많다.

일반적으로 성인 폐포의 지름은 약 100~200㎛(마이크로미터)이다. 1마이크로미터는 0.001밀리미터이므로 100~200㎛은 약

0.1~0.2mm이다. 따라서 폐포의 크기는 매우 작다.

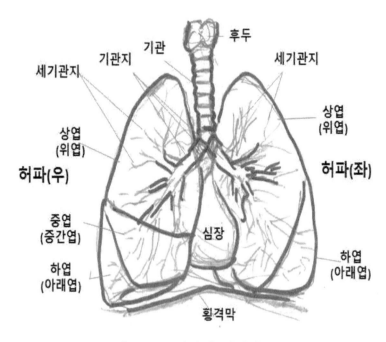

〈그림 3.7.5〉 허파의 위치와 구조

이 매우 작지만 약 3~7억 개의 무수히 많은 폐포들을 통하여 혈액교환과 함께 이산화탄소와 산소의 교환 즉 가스교환이 이루어진다.

혈액교환이 이루어질 땐 정맥류(靜脈瘤)에서 발생되어 들어온 혈전(血栓 : 피가 엉겨 굳은 덩어리)도 걸러내어 새 혈액으로 교체해 준다.

또한 같은 방식으로 동맥류(動脈瘤)에서 발생한 좋지 못한 물질도 깨끗하게 해 주는 역할도 수행한다.

혈액이 폐포에 머무르는 시간은 약 0.5~0.7초 정도인데 그 사이에 이 모든 활동들이 이루어진다.

그런데 폐포에는 근육이 없으므로 폐포 스스로는 움직일 수 없기 때문에 허파가 운동을 하도록 해주어야 그러한 활동들이 원만하게 수행된다. 즉, 늑골(갈비뼈)과 횡격막(가로막)의 상하 움직임에 의하는 허파운동에 의해서 혈액교환과 함께 가스교환작용을 하는 것이다.

그리하여 사람의 호흡운동을 통하여 허파를 움직임으로써 혈액교환과 함께 이산화탄소와 산소의 교환이 이루어지는 것이다. 사람이 밤에 잠을 잘 때의 호흡은 뇌의 호흡중추(연수)에 의하여 이루어진다.

심단전 수련과 건강증진

심단전 수련에서는 빛 에너지 충전·치유의 참된 기 즉 진기(眞氣)가 심단전을 잘 순환하고, 기혈의 순환을 원활하게 하고, 심단전을 강화하고, 질병을 예방하고 치료하는데 기여하도록 하여야 한다.

인체에서 중요한 역할을 하는 심장과 폐를 단련하기 위해 활기혈단(活氣血丹)에서는 햇볕이 있고 신선한 공기가 충만한 환경에서 걷기운동과 같은 유산소운동을 통해서 체력에 맞게 꾸준히 운동하여 줄 것을 권장하고 있다.

【참고사항】 폐암 예방 : 2016년 통계청의 사망원인통계 자료에 의하면 한국인의 암으로 인한 사망률은 인구 10만 명당 폐

암 사망자 수 35.1명, 간암 21.5명, 대장암 16.5명, 위암 16.2명, 췌장암 11.0명, 유방암 4.8명으로 조사되었다. 폐는 다른 기관에 비해 체온이 상대적으로 낮기 때문에 노년이 될수록 더욱 낮아질 수 있어서 폐렴, 폐암에 취약하게 되기 때문이라고 할 수 있다. 이를 예방하기 위해서 활기혈단 수련 특히 심단전 수련을 잘하여 심장과 폐를 정상체온으로 유지하도록 하여야 할 것이다. 또한 음주, 흡연(간접흡연 포함) 등은 삼가야 할 것이며, 실내공기 환기도 잘하여 라돈(radon), 석면 등이 실내에 존재하지 않도록 하여야 할 것이다.

걷기운동과 같은 유산소 운동이라도 자신의 건강상태에 따라서 조절하도록 한다. 예컨대, 우울증이나 공황장애와 같은 증상이 있는 사람은 보통 걸음으로 걷기 보다는 빠른 걸음으로 걷기, 조깅, 달리기(숨이 차지 않을 정도의 유산소 달리기) 등을 권장한다.

왜냐하면 활기혈단에서는 다리는 제2의 심장으로 취급하고 있기 때문이다. 즉, 다리가 튼튼하면 오래 산다. 활기혈단 수련을 통하여 다리가 튼튼하게 되면 심장과 폐의 기능을 증진시킬 수 있기 때문이다.

활기혈단 기도와 빛 에너지 충전·치유 명상(묵상)과 단전호흡으로 심단전을 강화하여 심장과 폐의 기혈순환을 원활하게 하는 것은 물론이고 더 나아가 온몸 전체의 기혈순환을 원활하게 하는 활기혈단 조동(調動) 수련도 함께 잘 수행하여야 할 것이다. 그리하여 건강하고 행복한 삶을 증진하는데 기여하도록 하여야 할 것이다.

제3.8장 완단전과 건강

활기혈단(活氣血丹)에서 완단전(脘丹田)이란 위장과 간장 등의 기관이 위치한 상복부(上腹部) 즉 윗배에 위치하고 있는 단전이다.

활기혈단에서 상복부는 명치 아래쪽과 배꼽 위쪽 내부의 좌우 늑골 사이의 복부 부위로서의 윗배를 말한다. 배꼽 위쪽의 배 부분으로서의 상복부(윗배)를 말할 때는 배꼽 아래쪽의 배 부분인 하복부(아랫배)에 대응하는 용어이다.

상복부에는 비장, 위장, 췌장, 간장, 담낭, 신장 등이 위치하고 있는데 완단전은 비장, 위장, 췌장, 간장, 담낭 등의 기관들의 기능을 강화하고 건강하게 하기 위한 단전이다.

완단전(脘丹田)

완단전(脘丹田)에서 완(脘)은 위(胃)를 말한다. 위(胃)는 인체의 오장육부의 중심 즉 내부장기의 중심이라고 할 수 있는 중요한 기관이다.

전통 동양의학 관점에서 볼 때 선천기(先天氣)가 신장을 중심으로 기능을 수행하고 있다면 후천기(後天氣)는 위장을 중심으로 기능을 수행하고 있다고 해도 과언이 아니다.

건강하고 행복한 삶을 증진하는데 반드시 필요한 것에 영양, 운동, 수면이 포함되는데 그 영양분을 공급하기 위해서 반드시 필요한 곳이 위장이다. 즉, 위는 인체가 반드시 필요로 하는 곡류, 채소, 과일, 어류, 육류 등에서 오는 영양분을 섭취하기 위해 반드시 거쳐야 하는 기관이다. 이곳에 장애가 발생하면 오장육부에 장애가 발생하게 된다.

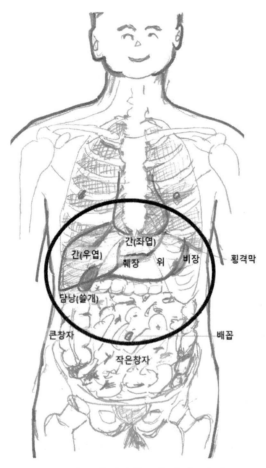

〈그림 3.8.1〉 완단전 부위

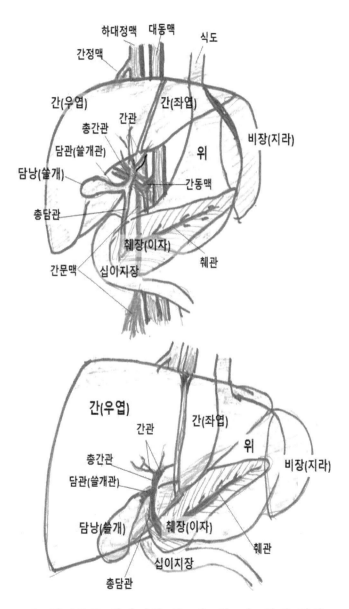

〈그림 3.8.2〉 완단전의 위, 비, 췌, 간, 담의 위치

완단전(脘丹田)의 영역은 횡격막부분부터 배꼽부분까지의 부위이다. 완단전에는 횡격막, 비장(지라), 위장, 췌장(이자), 간장, 담낭(쓸개), 분문(噴門 : 식도에서 위로 들어가는 부분), 유문(幽門 : 위의 말단부에서 십이지장으로 이어지는 부분), 배꼽, 혈관, 신경, 특히 장신경계 등이 포함된다. 완단전 부위에는 등뼈(등골) 일부도 포함되어 있다. 〈그림 3.8.1〉 참조.

이들 가운데 위장, 비장, 췌장, 간장, 담낭 등을 중심으로 살펴보고자 한다. 〈그림 3.8.2〉 참조.

위(胃)

위(胃, stomach)는 위장(胃臟)이다. 근육질의 밥통이다. 위는 입과 식도를 거쳐 들어온 음식물을 죽처럼 반죽하여 작은창자로 내려 보내기 전에 잠시 동안 저장하는 속이 비어 있는 근육질의 밥통이다. 위는 식도와 십이지장(샘창자)을 잇는 비스듬히 누워있는 모양으로 되어있는 속이 빈 근육질의 주머니 모양의 소화기관이다.

위는 위쪽으로는 위와 식도의 연결부위인 들문(분문)에 고정되어 있고 아래쪽으로는 위와 십이지장의 연결부위인 날문(유문)에 고정되어 있다.

위의 들문(분문)은 식도와 위의 연결부위에 있으면서 식도에서 내려오는 음식물을 위 속으로 들여보내주는 역할을 하는 위의 입구라고 보면 된다. 날문(유문)은 위와 작은창자의 연결부위에 있으면서 음식물을 작은창자로 내려 보내거나 내려가는 것을 막아주는 역할을 하는 위의 출구라고 보면 된다.

고정되어 있는 들문(분문)과 날문(유문) 이외의 부분은 쉽게 이동할 수 있기 때문에 과식을 하거나, 학생들이나 직장인들이 식사 직후 곧바로 뛰어가거나, 식사 후 갑자기 격렬한 운동을 하게 되면 위가 아래로 처지는 위하수(胃下垂)가 발생할 수 있다.

일반적으로 정상체중 성인(남자, 여자 동일)의 위는 위의 윗부분은 명치 밑에서 몸의 정중선에서 약간 왼쪽으로 치우쳐져 왼쪽 늑골(갈비뼈)의 끝 부분 아래에 위치하고 있고 위의 아래쪽은 오른쪽으로 치우쳐져 배꼽 윗부분에 위치하고 있다. 위가 아래로 처지는 위하수 등의 증상이 있으면 위가 아래로 쳐져 위의 위치가 달라질 수 있다.

교과서적으로 보면 위는 위쪽은 상복부 왼쪽에서 아래쪽은 배꼽 윗부분에 이르러 위치하며 왼쪽에서 오른쪽으로 비스듬하게 J자 모양을 하고 있다. 그러나 생체학적으로 보면 위는 주로 누워 있다.

위의 가장 윗부분은 횡격막 아래 상복부 좌측에 위치하고 있다. 위의 좌측엔 비장(脾臟 : 지라)이 위치하고 있고, 위의 뒤쪽엔 췌장(膵臟 : 이자)이 위치하고 있다. 위의 우측엔 간(肝)이 있는데, 간의 왼쪽 부분이 위의 오른쪽과 몸통 일부를 덮고 있다. 위와 간은 인접하여 있는데, 횡격막 아래 상복부 좌측에 위(胃)가 있고 우측에는 간(肝)이 있다.

위의 크기와 용량은 연령, 체격 등에 따라 사람마다 각각 다르다. 공복 시에는 위가 수축되어 있고 음식물이 들어가면 위가 이완되어 늘어나 위의 용량이 늘어난다.

일반적으로 정상체중의 성인의 위의 크기는 공복 시에는 성인의 발 하나만큼의 길이 정도인 약 20~25cm 정도의 길이이고, 폭은 약 10~13cm 정도이다. 그리고 공복 시의 정상체중의 성인의 위의 용량은 약 80~100cc 정도이다. 그러나 식사를 하게 되면 위가 이완하면서 일반적으로 정상체중의 성인의 위의 용량은 약 900~1,500cc 정도가 된다.

음식을 한꺼번에 지나치게 많이 먹는 과식(過食)이나 폭식(暴食)을 하게 되면 위의 용량이 2,000~4,000cc까지 늘어날 수 있다고 한다. 그런데 위의 용량이 적정수준을 넘어서서 과도하게 늘어난다는 것은 위벽이 얇어진다는 것을 의미한다. 이러한 현상은 위와 다른 소화기관들의 작용이나 건강에 바람직하지 않다. 그러므로 음식이 맛있다고 하더라도 또는 배가 허기지다고 하더라도 과식이나 폭식은 하지 말아야 할 것이다.

그러나 음식을 보면 식탐(食貪)이 발발하여 음식에 욕심을 내어 많이 먹게 되는 유전자가 발동하게 마련인 것이 일반적인 현상이다. 예컨대, 배가 허기지거나 맛있다고 여기는 음식이 마련되어 있거나 여러 가지 음식이 잔뜩 있는 뷔페(buffet) 식당에서는 더욱 그렇다. 그렇다고 하더라도 앞에서 언급했듯이 과식이나 폭식은 위장이나 기타 장기의 기능에 나쁜 영향을 미칠 수 있다는 것을 명심하도록 해야 한다.

특히 나이가 들수록 신체의 근육이나 장기의 기능이 노화되기 때문에 과식이나 폭식은 위에 나쁜 영향을 미치게 된다. 예컨대, 과식이나 폭식으로 늘어난 위가 정상으로 회복하는 시간이 길어진다는 것이며, 소화기관에도 장애를 일으키게 된다는 것이다. 그러므로 나이가 들수록 과식이나 폭식은 더욱 삼가도록 하여야 한다.

과식이나 폭식을 예방하는 방법 가운데 하나는 음식을 조금씩 천천히 약 72번 정도로 꼭꼭 씹어서 먹는 것이 될 것이다. 천천히 꼭꼭 씹어서 먹게 되면 적은 양의 음식을 먹어도 먹는 시간이 길어지고 뇌(腦)가 위장으로 들어오는 식사의 양을 제 시간(약 20~30분)에 감지하여 배가 가득 찼다고 하는 명령을 위에게 내리게 되기 때문에 과식이나 폭식을 어느 정도 예방할 수 있는 장점이 있다.

음식을 먹을 때는 약간 따뜻한 것을 먼저 먹는 것이 위장 보호에 좋다. 즉 식사를 할 때 찬 음식과 따뜻한 음식이 동시에 있을 때 따뜻한 음식을 먼저 먹은 후에 찬 음식을 먹는 것이 위장의 보호와 작용에 좋다.

살찌는 것이 두려워서 또는 신경쇠약 등의 이유로 섭식을 거부하거나 두려워하는 신경성 식욕부진증이라고 하는 거식증(拒食症)의 사람에게는 위의 용량이 작아져 병적인 증상이 일어나게 되는 것이 일반적이다.
반대로 음식을 단시간에 한꺼번에 많이 먹는 과식증(過食症)이나 폭식증(暴食症)이 있거나 비만이 있는 사람은 일반적으로 위의 용량이 커져 있다. 이 또한 비정상적인 것이다.

그러나 거식증으로 위가 작아졌거나 과식증이나 폭식증으로 위가 커진 경우에도 일반 정상체중의 사람의 위처럼 식사량을 조절하면 정상인처럼 위가 회복될 수 있다. 그러나 그러한 정상 회복을 위해서는 아침, 점심, 저녁 하루 세끼 식사를 규칙적으로 제때에 하고, 음식을 골고루 편식하지 않고 식사하며, 적정량을 섭취하면서, 적정한 운동과 함께, 사람에 따라 다르 긴 해도 최소한 6~8개월 이상의 노력이 필요할 것이다.

왜냐하면 정상이하로 작아져 버렸거나 정상이상으로 커져버 린 위를 정상수준으로 되돌리기 위해선 위장과 뇌의 작용이 함께 협조하여 일어나야 하기 때문이다. 그리고 뇌가 위의 정 상상태를 인식하고 활동하기 위해서는 최소 3개월 이상 걸리 고 이를 실행하기 위해서도 또한 3개월 이상 걸리기 때문이다. 즉, 최소한 6개월 이상이 걸린다. 따라서 이 원리를 이해하고 지키며 실행하지 못하면 이는 음식을 거부하는 거식증(拒食症) 이나 음식을 한꺼번에 많이 먹는 과식증(過食症)이나 폭식증 (暴食症)의 사람들의 정상체중으로의 회복에 실패하게 되는 이 유가 되기도 한다,

음식물은 위의 근육질의 연동운동(peristalsis)과 **위샘이 분비 하는 소화효소들**에 의해서 죽과 같은 모양으로 반죽되어 십이 지장으로 내려 보내진다. 예컨대, ① **펩시노겐(pepsinogen)**과 같은 단백질 분해효소, ② 펩시노겐의 활성화를 돕고 또한 음 식물과 함께 들어온 세균을 살균하는 산도(pH) 1.5~2.5 정도의 매우 강한 산성의 위산 즉 **염산(hydrochloric acid)**, ③ 염산에 의해서 위벽이 헐 수 있는데 위가 허는 것을 예방해주는 역할 을 하는 점액인 **뮤신(mucin)** 등이 위샘에서 분비된다. 또한 ④ 위의 운동을 촉진하는 펩시노겐과 염산 분비를 촉진하는 호르 몬인 **가스트린(gastrin)**도 분비된다.

위는 분문부(들문부), 위저부(위바닥), 위체부(위몸통), 유문부 (날문부) 등으로 되어 있다. 〈그림 3.8.3〉 참조.

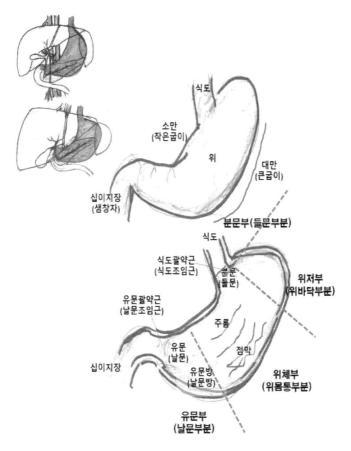

식도

소만
(작은굽이)

위

대만
(큰굽이)

십이지장
(샘창자)

분문부(들문부분)

식도

식도괄약근
(식도조임근)

분문
들문

위저부
(위바닥부분)

유문괄약근
(날문조임근)

주름

유문
(날문)

점막

십이지장

유문방
(날문방)

위체부
(위몸통부분)

유문부
(날문부분)

〈그림 3.8.3〉 위장의 위치와 구조

　들문(분문)부는 음식물이 식도에서 위로 들어오는 부분이다.
위저부는 음식물이 위에 들어와서 잠시 머무는 공간이다. 식
도와 분문이 만나는 부분보다 위쪽으로 좌측 상방에 위치하고
있는 부분이다. 음식물이 들어 있지 않는 공복 시에는 공기
(gas)가 약 50cc 정도 차 있다. 위체부는 위의 대부분을 차지

하는 위의 몸통부분으로 음식물이 저장되어 죽으로 반죽되어지도록 운동이 일어나는 부분이다. 날문(유문)부는 음식물이 반죽되고 혼합되어 십이지장으로 내보내지는 곳이다.

식도에서 들어온 음식물이 위에 이르기까지는 몇 초밖에 안 걸리는 극히 짧은 시간이지만, 위에서 죽처럼 반죽이 되어 십이지장으로 넘어가기까지 걸리는 시간은 음식물마다 다르긴 하나 일반적으로 최소 30~40분 이상이 걸리고 길게는 3~5시간 정도의 시간이 걸린다.

돼지고기나 쇠고기와 같은 육류가 반죽이 되어 내보내지는 데 4시간 이상 오래 걸린다. 그러므로 육류를 많이 먹게 되면 그만큼 위에 남아 있는 음식물의 양이 많아지고 위가 더부룩해지고 소화에 문제가 발생할 수 있다. 그러므로 음식은 골고루 적정량을 먹도록 하여야 한다.

이러한 사실을 이해한다면, 강도가 강한 운동을 할 때에는 식사를 한 후 최소한 40~50분 정도 지나서 하도록 하여야 한다. 또한 강도가 약한 운동부터 시작하면서 서서히 강도를 높이는 것이 위장에 무리를 주지 않아서 좋다. 그렇지 않고 식사 후 바로 강도가 높은 운동을 하게 되면 위장에 장애를 초래하게 될 수 있다. 일반적으로 식사 후에는 강도가 약한 가벼운 산책 정도의 걷기운동이 좋다.

비장(脾臟 : 지라)

비장(脾臟 : 지라, spleen)은 횡격막 아래 상복부의 왼쪽 뒤편 등 쪽에 위치하고 있다. 위장의 뒤편 좌측에, 왼쪽 신장의 위쪽에 접하여 위치하고 있다. 일반적으로 왼쪽 갈비뼈가 끝나는 부위에 있으며 제9~11번째 늑골(갈비뼈) 사이에 위치하고 있다. 비장의 오른쪽 앞 옆쪽엔 위가 접해 있고, 비장의 아래쪽엔 왼쪽 신장(콩팥)이 접해 있고, 비장의 오른쪽은 췌장(이자)의 꼬리와 접해 있다.

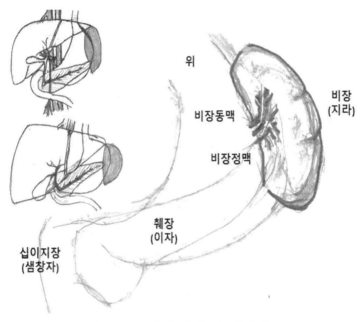

위

비장동맥

비장정맥

비장
(지라)

췌장
(이자)

십이지장
(샘창자)

〈그림 3.8.4〉 비장(지라)의 위치와 구조

성인의 비장의 무게는 약 100~200g 정도이다. 길이는 약 10~13cm, 폭은 5~8cm 정도의 성인의 주먹 한 개 정도 크기의 번듯하고 편편한 둥근 모양이다.

전통 동양의학에서 비(脾)는 음식물의 소화와 관련된 기능을 수행한다. 그런데 이러한 소화기능을 수행하는 것은 현대 서양의학에선 췌장이다. 그러므로 전통 동양의학에서 말하는 비(脾)는 비장과 췌장의 기능을 함께 지칭하는 용어라고 보아야 할 것이다.

현대 서양의학에서 비장(脾臟 : 지라)은 림프액과 혈액을 조성하는 림프[lymph : 임파(淋巴)]기관이다. 그러나 위장의 소화운동을 위해서 위장과 뗄 수 없는 관계에 있다.

비장은 림프구(백혈구)를 만들어 항체를 생성하여 세균의 침입을 막고 면역세포의 기능을 증진시키는 역할을 한다.

또한 수명이 다한 노화된 적혈구, 혈소판 등을 제거하는 기능도 수행한다.

그리고 단핵세포를 일부 저장해 두었다가 상처가 나는 곳에 공급하여 상처의 치유를 돕는 기능도 수행한다.

췌장(膵臟 : 이자)

췌장(膵臟 : 이자, pancreas)은 소화를 위한 분해효소인 췌액(이자액)을 분비하는 기능과 당질 대사를 돕는 호르몬을 분비하는 기능을 수행하는 기관이다.

췌장은 위장의 뒤쪽에 위치하고 있으며, 췌장의 머리 부분은 십이지장과 접해 있고 꼬리 부분은 비장에 접해 있다. 췌장은 복막뒤쪽에 가로로 고정되어 있는 분비샘인데 제1~2번 요추(허리뼈)의 앞면에 가로로 접해 있다.

췌장의 무게, 길이, 폭 등은 사람마다 각각 다르다. 일반적으로 성인 췌장의 무게는 약 60~150g 정도이며, 폭은 약 4~7㎝ 정도, 길이는 약 12~20㎝ 정도이다.

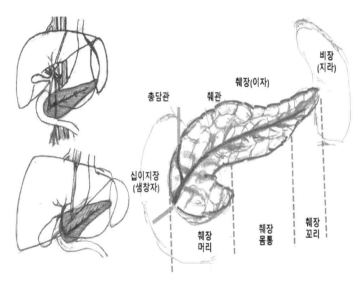

〈그림 3.8.5〉 췌장(이자)의 위치와 구조

단백질, 지방, 탄수화물을 각각 분해하는 분해효소들로 구성된 췌액(이자액)은 췌장의 외분비선(外分泌腺)이고, 당질 대사와 혈당수준 조절에 관련된 호르몬인 인슐린과 글루카곤을 분비하는 것은 췌장의 내분비선(內分泌線)이다.

내분비선이란 생산된 호르몬(효소)을 도관(導管)을 통하지 않고 직접 혈액, 림프액, 체액 속으로 내보내는 선(샘)을 말하는 것이다. 외분비선이란 호르몬(효소)을 운반하는 도관(導管)을 통해 체표(체외)나 소화관 내에 분비하는 선(샘)을 말한다.

췌장에서 분비되는 단백질, 지방, 탄수화물 소화분해효소들은 췌장에서는 불활성상태에 있다가 십이지장으로 들어가서 활성화상태로 변하여 소장의 소화기능을 돕게 된다.

당질관련 호르몬은 췌장의 세포들 중에서 랑게르한스섬(Langerhans islets) 알파(α)와 베타(β) 두 종류의 세포집단에서 분비된다.

랑게르한스섬 알파(α)세포집단에서는 글루카곤(glucagon) 호르몬이 저혈당(低血糖)에서 분비가 활성화된다. 췌장에서 분비된 글루카곤은 간에 있는 글리코겐(glycogen, 당원질 糖原質)을 분해하여 혈당을 증가시켜 말초 신경으로 공급해 주는 역할을 수행한다. 그리하여 췌장의 랑게르한스섬 알파(α)에서 분비되는 글루카곤 호르몬은 혈당치를 높이는 기능을 수행하고 있다.

이와는 반대로 랑게르한스섬 베타(β)세포집단에서는 체내의 고혈당(高血糖)에서 인슐린(insulin)이라는 호르몬 단백질 분비가 활성화된다. 인슐린은 체내의 포도당을 글리코겐(glycogen : 당원질(糖原質)의 탄수화물)이나 지방으로 변환시켜 줌으로써 혈당(血糖)을 감소시켜 말초신경이 당(포도당)이용을 촉진시켜 당뇨병을 예방하거나 치료하게 된다.

따라서 췌장의 랑게르한스섬 알파(α)세포와 베타(β)세포에서 각각 분비되는 글루카곤(glucagon)과 인슐린(insulin)은 체내의 혈당 조절을 위해 서로 협력하여 작용함으로써 당뇨병을 예방하고 치료하는 기능을 수행하게 된다.

간(肝)

간(肝, liver)은 일종의 선(腺, gland)인데, 인체에서 가장 큰 선이다. 간은 횡격막 아래, 명치 바로 밑에, 상복부 우측에 위치해 있다. 좌측에는 위(胃)가 있다. 오른쪽 늑골(갈비뼈)로 싸여 보호받고 있다. 즉, 일반적으로 상복부에서 위로는 제5번째 늑골 부위에서부터 시작하여 아래로는 오른쪽 복부와 늑골의 경계부분까지 갈비뼈 안에 위치해 있어서 갈비뼈의 보호를 받고 있다.

간의 윗부분은 횡격막에 접해 있고 간의 아랫부분은 위장, 십이지장(소장), 횡행결장(대장) 등에 접해 있다.

간은 간동맥(肝動脈)과 간문맥(肝門脈)을 통해서 혈액을 이중으로 공급받는다. 즉, 간은 심장으로부터도 간동맥을 통해서 동맥혈액을 공급받고, 또한 비장, 위장, 담낭, 소장, 대장 등 소화기관들로부터 오는 정맥혈액도 간문맥을 통해서 공급받음으로써 혈액을 이중으로 공급받는다.

간동맥(肝動脈, hepatic artery)이란 간에 산소와 영양분을 공급하는 동맥이다. 대동맥에서 나온 복강동맥의 하나다. 복강동맥(腹腔動脈, celiac artery)은 복강의 위장, 비장, 간장, 비장, 췌장, 십이지장 등을 흐르는 위동맥, 비동맥, 간동맥을 말한다.

간문맥(肝門脈, portal vein)은 비장, 췌장, 위장, 담낭, 소장, 대장 등의 소화기관들로부터 나온 정맥들이 한 개로 합류하여 생긴 혈관으로 소화기관들에서 흡수한 영양분을 운반하는 혈액이 간의 모세혈관으로 흐르면서 간에 혈액(영양분)을 공급하는 것이다.

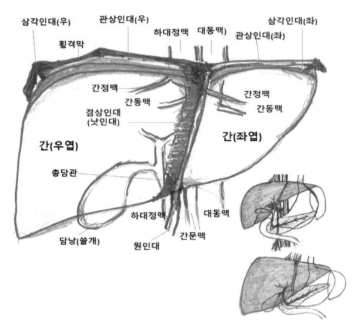

<그림 3.8.6> 간의 위치와 구조

간은 우엽과 좌엽 두 개의 간엽(肝葉)으로 되어 있다. 우엽이 좌엽보다 약 5~6배 정도 더 크다. 간의 전체 크기, 폭, 두께, 무게는 연령, 성별, 키, 체격 등에 따라 사람마다 각각 다르다. 또한 측정방법에 따라서도 각각 달라질 수 있다.

그러나 일반적으로 성인의 간의 크기는 길이가 약 20~23cm (오른쪽 신장의 상단 꼭지에서 가장 넓은 부분을 가로로 측정했을 때의 길이) 정도로 성인의 두 손을 펴서 두 손바닥을 합한 크기 정도이다. 폭은 약 10~13cm(오른쪽 쇄골중간선을 따라 세로로 측정했을 때의 길이) 정도 또는 약 15~18cm(세로 높이가 최대인 부분을 측정했을 때의 길이) 정도이다. 간의 두께는 약 10~13cm 정도이다. 간의 전체 무게는 약 1.2~1.6kg 정도이다.

간은 인체의 모든 대사 작용을 수행하는 기관이라고 해도 과언이 아니다.

예컨대, 간은 탄수화물, 단백질, 지방, 비타민, 무기질, 호르몬, 담즙산 등의 대사를 수행한다. 해독작용과 살균작용도 수행한다. 혈당과 호르몬을 조절하여 정상상태를 유지한다. 또한 근육에 필요한 에너지를 축적하여 필요시에 공급하여 사용한다. 따라서 간이 피로해지면 에너지 사용이 어려워져서 몸이 피로하게 된다.

간은 콜레스테롤(cholesterol)을 적정한 수준으로 유지하여 빈혈이나 고혈압이나 심장질환을 예방한다. 콜레스테롤이 너무 적으면 빈혈이 일어나고 너무 많으면 고혈압이나 심장질환이 일어난다.

모든 술(알코올)은 그 도수가 높던 낮던 모두 간을 통과하여 해독되게 되어 있다. 그러므로 술을 자주 마시거나 많이 마시는 것은 바람직하지 않다. 이러한 간의 기능적 조화가 깨어지면 다른 장기에도 영향을 미치게 되고 결국엔 각종 질병에 시달리게 된다.

담낭(膽囊 : 쓸개)

담낭(膽囊 : 쓸개, gallbladder)은 간에서 생산되는 쓸개즙을 농축하여 저장하는 주머니이다.

쓸개즙(담즙)은 간에서 생산되는 소화액이다. 담낭에 저장되었다가 십이지장으로 보내어지는 것(담낭담즙)도 있고, 간에서 직접 십이지장으로 보내어지는 것(간담즙)도 있다.

담낭에 쓸개즙이 농축되어 저장될 때 일반적으로 약 6~10배 정도로 농축되어 저장된다. 담낭은 간의 우엽 아래쪽 우묵한 곳에 붙어 있다. 일반적으로 상복부 우측 갈비뼈 아래에 위치한다. 가지처럼 생긴 주머니 모양을 하고 있다.

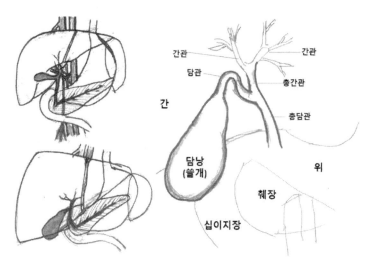

〈그림 3.8.7〉 담낭의 위치와 구조

담낭의 길이, 폭, 무게는 사람마다 차이가 있다. 일반적으로 성인의 담낭 길이는 약 7~10cm 정도, 폭은 약 2~5cm 정도로 성인의 엄지손가락 정도의 크기이다. 용량은 약 40~100cc 정도이다.

쓸개즙은 주로 지방질의 소화를 돕는다. 지방질 음식물이 위에서 십이지장으로 들어오면 담낭이 열리어 쓸개즙이 십이지장으로 내보내어져 소화를 돕는다. 따라서 담낭은 공복 시엔 용량이 증가하고 식후에는 수축작용으로 인해 용량이 감소한다.

담낭에는 담관이 연결되어 있다. 담관은 담도 또는 쓸개관이라고도 하는데 담낭(쓸개)으로부터 나온 관이다. 총담관(總膽管)은 간에서 나오는 총간관(總肝管)과 담낭에서 나오는 담낭관(膽囊管)이 하나로 합류하는 담즙(쓸개즙)이 흘러가는 이동통로를 말한다. 췌장으로 흘러 췌장(이자)관과 합류하여 십이지장 안으로 흐른다.

완단전 수련과 건강증진

완단전 수련에서는 빛 에너지 충전·치유의 참된 기 즉 진기(眞氣)가 완단전을 잘 순환하고, 기혈의 순환을 원활하게 하고, 완단전을 강화하고, 질병을 예방하고 치료하는데 기여하도록 하여야 한다.

지금까지 살펴본 바와 같이 완단전(脘丹田)에 포함된 요소들 특히 위장, 비장(지라), 췌장(이자), 간장, 담낭(쓸개) 등의 역할은 아무리 강조해도 지나치지 않다.

완단전 부위는 소화, 흡수, 영양 배분 등에 큰 영향을 미치게 된다. 다른 기관이나 조직들이 활동하는데 필요한 영양분을 만들어 공급하는데 중요한 역할을 수행한다.

완단전의 중심은 위장(胃臟)이다. 완단전에 기를 쌓고 운행하고자 할 땐 위장을 중심으로 기를 쌓고 운행하도록 한다. 그리하여 위장에 축적된 기를 비장(지라), 췌장(이자), 간장, 담낭(쓸개) 등으로 확산, 발산하도록 한다. 빛 에너지 충전·치유의 참된 기 즉 진기(眞氣)가 그렇게 확산, 발산하도록 하여야 한다.

그런데 소화, 흡수, 영양배분 등을 위해서 비장, 위장, 췌장, 간장, 담(쓸개)는 통합적으로 활동한다. 즉 소화, 흡수, 영양배분 등을 위해서 위장은 비장과 췌장의 도움이 필수적이며, 이는 또한 간장과 담(쓸개)의 도움이 필수적이다. 이들 기관의 어느 하나에 장애가 발생하게 되면 소화, 흡수, 영양배분 등에 장애가 발생하게 된다.

따라서 완단전을 수련할 때, 활기혈단 기도(祈禱)와 빛 에너지 충전·치유 명상(묵상)의 수련과정에서 또한 활기혈단 조동(調動)의 수련과정에서, 완단전 수련의 중심인 위장을 중심으로 하여, 비장, 위장, 췌장, 간장, 담낭(쓸개)을 건강하게 하고 나아가서 건강하고 행복한 삶의 증진에 도움이 되도록 수련, 연마하도록 하여야 한다.

제3.9장 신단전과 건강

활기혈단(活氣血丹)에서 신단전(腎丹田)은 요부(腰部) 즉 허리부분과 관련된 단전이며 또한 신장과 방광과 비뇨기계와 관련된 단전이다.

신단전(腎丹田)

신단전(腎丹田)의 영역은 배꼽에서부터 수평으로 등 쪽으로 이동하여 배의 등허리, 허리, 요추(腰椎 : 허리뼈)에 이르는 부위이다. 그리고 방광, 전립선, 요관 등 비뇨기계를 포함한다. 등허리는 등의 허리 쪽 부분을 말한다. 활기혈단(活氣血丹)에서 허리는 신단전에 속한다.

인체에서 허리는 배의 옆 부분으로 갈빗대(갈비뼈대) 아래에서 장골(腸骨 : 엉덩뼈) 골반(骨盤) 위쪽까지의 부분이다.
요추(허리뼈)는 다섯 개의 허리뼈들로 구성되어 있다. 요추는 인체 체중의 대부분을 지탱하여 기능하여야 하기 때문에 척주(脊柱)를 구성하는 척추(脊椎) 뼈들 중에서 가장 크다.

허리는 인체의 중심이며, 운동에서든 일상생활에서든 모든 이동의 중심이 된다고 해도 과언이 아니다. 따라서 허리에 문제가 생기면 활동에 장애를 받기 때문에 이를 잘 관리하여야 한다. 따라서 활기혈단에서는 허리를 단련하기 위한 수련을 중요하게 다룬다.

   또한 신단전엔 방광(膀胱 : 오줌통)을 포함한 비뇨기계(泌尿器系 : 신장, 요관, 방광, 요도)도 포함한다. 넓은 의미에서 비뇨기계는 신장, 요관, 방광, 요도로 구성된다. 이들 비뇨기계

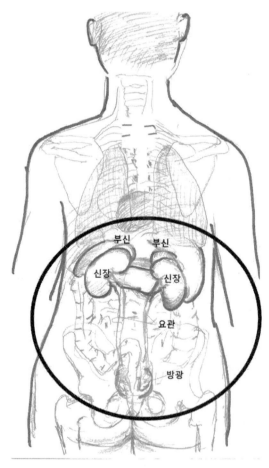

〈그림 3.9.1〉 신단전 부위

가운데서도 특히 신장과 방광은 인체에서 매우 중요한 기능을 수행하는 것으로 전통 동양의학에서는 관리해왔다. 〈그림 3.9.1〉, 〈그림 3.9.2〉 참조.

인체에서 물질대사(物質代謝)의 결과로 생기는 노폐물(老廢物)이 몸 밖으로 배출되지 않으면 사람은 각종 질병에 시달리게 된다. 그러한 노폐물을 오줌과 같은 방식으로 몸 밖으로 배출하는 중요한 기능이 이들 신장, 요관, 방광, 요도의 비뇨기계 기관들이 담당하고 있다. 이 기능에 문제가 생기면 인체의 다른 기관들에게도 문제가 생기게 되기 때문에 이들 역시 잘 관리해야 한다.

그리하여 신단전에는 배꼽, 명문(혈), 신장(腎臟, 콩팥), 흉추(등뼈), 요추(허리뼈), 장골(腸骨), 요관, 방광, 요도, 회음(會陰: 양쪽 넓적다리 사이의 음부와 항문 사이 부위), 전립선(남성), 고환(남성), 난소(여성), 수란관(나팔관. 여성), 자궁(여성), 질(여성), 혈관, 신경 등이 포함된다. 이 부위는 비뇨기(泌尿器), 생식기(生殖器) 계통에 영향을 미친다.

신단전의 중심은 신장(腎臟)이다. 그러므로 이에 진기를 축적하고 발산하여 신단전에 속한 기관들을 건강하게 하여 건강하고 행복한 삶을 증진하는데 기여하도록 하여야 한다.

신장(콩팥)

신장(腎臟, 콩팥)은 강낭콩 모양으로 생겼다고 해서 콩팥이라고 불린다. 노폐물의 배설과 인체의 항상성을 유지하는 기

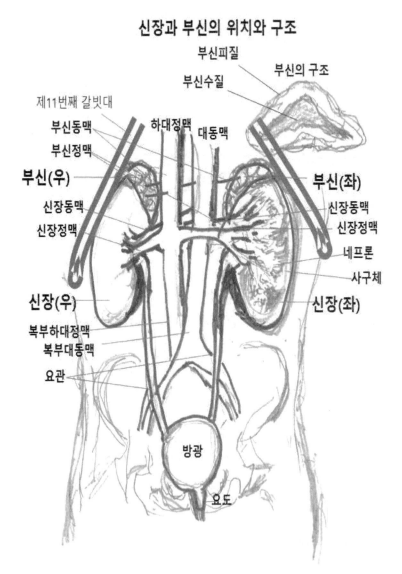

<그림 3.9.2> 신장과 부신의 위치와 구조

능을 수행하는 중요한 기관이다. 하복부의 척추 양옆으로 왼쪽 등 쪽과 오른쪽 등 쪽에 각각 하나씩 위치하고 있다. 신장은 등 쪽 척추 양쪽으로 각각 하나씩 있는데 일반적으로 신장 상부가 제11번째 갈빗대에서 시작하여 신장 하부가 제3요추에 이르는 사이에 위치해 있다.

신장의 크기는 성별, 연령, 키, 몸무게 등에 따라서 각 사람마다 다르다. 심지어 동일한 사람이라도 양쪽 신장의 크기가 똑같지 않다는 것이 일반적이다. 즉, 일반적으로 왼쪽 신장이 오른쪽 신장보다 0.2~0.4cm 정도 약간 더 길다. 일반적으로 사람의 나이가 들면 신장은 줄어든다.

정상적인 성인의 경우 신장의 길이는 세로로 약 10~14cm 정도이다. 가로 폭은 약 4~8cm 정도이고, 두께는 약 1.5~3cm 정도이다. 성인 주먹 크기 정도라고 할 수 있다. 신장 하나의 무게는 약 120~160g 이다. 체중이 많이 나가는 사람의 신장의 무게는 체중이 가벼운 사람의 신장보다 더 무겁다.

일반적으로 신장은 위쪽으로는 제11번 흉추(등뼈)에서 시작하여 아래쪽으로는 제3번 요추(허리뼈) 사이에 위치한다. 척추 양쪽 체벽에 위치하고 있다. 오른쪽 신장은 간 밑에서 간과 접하여 있기 때문에 왼쪽 신장보다 좀 아래에 위치한다. 왼쪽 신장은 비장(지라) 옆으로 횡격막 아래에 위치하고 있다.

부신(곁콩팥)

왼쪽 신장과 오른쪽 신장의 상부엔 부신(副腎, 곁콩팥)이라는 내분비기관이 신장과 접해 있다. 부신(副腎)은 바깥쪽에는 부신피질(副腎皮質, 부신겉질)이 있고 그 안쪽에는 부신수질(副腎髓質, 부신속질)로 있는 형태로 구성된다. 즉, 부신피질은 부신 안쪽의 부신수질을 바깥에서 둘러싸고 있고, 부신수질은 부신 바깥쪽의 부신피질에 의해서 둘러싸여져 있다. 이들 부신피질과 부신수질은 내분비기관이다. 〈그림 3.9.2〉 참조.

성인의 부신은 길이 약 3~5cm, 높이 약 2~3cm, 무게 약 5~8g의 크기이다. 오른쪽 부신은 삼각형 모양이고 왼쪽 부신은 반달형 모양으로 왼쪽이 오른쪽보다 약간 크다.

부신수질과 아드레날린

부신 안쪽에 있는 부신수질(副腎髓質)은 교감신경(交感神經)에 의해서 전적으로 지배를 받고 있다. 사람이 스트레스를 받을 때 교감신경계가 흥분되고, 흥분된 교감신경계의 자극에 의해서 부신수질은 카테콜아민(catecholamine)이라는 스트레스에 대항하는 호르몬을 분비한다. 카테콜아민의 대부분은 아드레날린과 노르아드레날린이다.

즉, 부신수질에서 분비되는 아드레날린(adrenaline)과 노르아드레날린(noradrenalin)은 교감신경이 자극을 받을 때 그 분비가 촉진된다. 아드레날린은 에피네프린(epinephrine)이라고도 하며, 노르아드레날린은 노르에피네프린(norepinephrine)이라고도 한다.

아드레날린, 노르아드레날린, 도파민(dopamine) 등은 카테콜아민이라고 한다. 카테콜아민(catecholamine)은 신경전달물질 또는 스트레스에 대항하여 분비되는 호르몬들을 총칭하여 일컫는 용어이다.

교감신경의 자극을 받아 부신수질에서 분비되는 아드레날린과 노르아드레날린은 모두 스트레스 호르몬으로서 거의 비슷한 작용을 한다. 여기서 "스트레스 호르몬" 은 스트레스를 주는 호르몬이라는 의미가 아니라 스트레스에 대항하는 호르몬이라는 의미이다. 즉, 스트레스에 대항하여 분비되는 항(抗)스트레스 호르몬이다.

교감신경의 자극을 받아 부신수질에서 분비되는 아드레날린과 노르아드레날린은 외부자극(스트레스, 흥분)에 의해서 분비되어 심장박동수를 증가시키고(노르아드레날린은 심장박동수를 증가시키지 않는다는 주장도 있다), 혈관을 수축시키고(노르아드레날린은 그 수축강도가 아드레날린에 비해 약하다는 주장도 있다), 혈압을 증가시킨다. 소장과 대장의 기능을 억제한다. 혈액속의 혈당량을 증가시킨다.

그러므로 적정한 스트레스는 이들 호르몬의 작용으로 인체가 이겨낼 수 있고 오히려 건강에 도움이 될 수 있다. 즉, 약간의 긴장은 건강에 도움이 될 수 있다. 그러나 그 수용 가능한 임계(臨界)를 넘은 과도한 스트레스는 이들 호르몬의 분비를 과대(過大)하게 분비시켜 오히려 불안, 공포에 빠질 수 있고, 소화가 안 되고, 혈당량은 과도하게 증가되어 당뇨병에 걸릴 수 있다.

아드레날린은 신경전달물질로서의 기능과 호르몬으로서의 기능을 수행하는데, 신경전달물질로서의 기능은 외부위기상황에 신속히 대응하도록 심장박동수를 증가시키고, 혈관을 수축시키며, 혈압을 높이는 기능을 한다. 또한 기관지와 기도를 확장(팽창)시키는 기능도 수행한다.

아드레날린의 호르몬으로서의 기능은 혈당량을 높여주는 작용을 한다. 즉, 췌장(이자)의 랑게르한스섬(langerhans islets) 알파(α) 세포가 분비하는 펩티드(peptide : 아미노산 중합체) 호르몬 글루카곤(glucagon)이 글리코겐(glycogen, 탄수화물 당원질)의 분해를 촉진해 혈액 속의 혈당량을 증가시킨다.

예컨대, 스트레스 등에 대처하기 위해 중추신경으로부터 온 자극에 의해서 교감신경 말단에서 아드레날린이 분비된다. 아드레날린이 분비되면 심장박동이 빨라지고 모세혈관이 수축하고 혈압이 높아져서 흥분하게 되고 반응하고자 하는 근육의 혈관은 확장되고 다른 근육은 수축하게 된다. 또한 부신수질 아드레날린은 췌장(이자)의 랑게르한스섬 알파(α) 세포가 분비하는 글루카곤(glucagon)과 함께 혈액속의 포도당을 증가시킨다. 아드레날린은 글리코겐(glycogen) 분해를 활성화시켜 포도당 생성을 촉진시켜 췌장의 역할을 돕는 것이다.

부신피질과 코르티코이드

한편, 부신의 바깥에 있는 부신피질(副腎皮質)에서는 생명유지, 탄수화물과 무기질의 신진대사, 항염증 등에 필요한 호르몬이 분비된다. 부신피질에 분비되는 호르몬들을 총칭하여 코르틴(cortin) 또는 코르티코이드(corticosteroid)라고도 한다. 이에는 50 종류 이상의 스테로이드(steroid, 부신피질호르몬)가

분비되고 있는 것으로 추정되고 있다.

부신피질호르몬은 부신수질의 아드레날린과 반대작용을 하며 췌장을 돕는 기능을 수행한다. 즉, 췌장의 랑게르한스섬 베타(β) 세포가 분비하는 인슐린이 혈액 속의 포도당 양을 감소시키며 고혈당을 조절하며 췌장을 돕는 기능을 수행한다.

교감신경의 아드레날린과 같은 자율신경의 신경전달물질의 기능을 하는 것은 부교감신경에서는 아세틸콜린(acetylcholine)이다. 아세틸콜린은 심장에서는 심장박동수를 낮추나 골격근에서는 흥분을 높여 근육을 활성화한다.

신장은 신장내의 네프론(nephron)과 그 속의 신소체(腎小體)와 신소체를 구성하는 모세혈관(사구체, 絲球體)이 작용하여 체내의 노폐물을 방광으로 보내어 몸 밖으로 배출하는 기능과 인체에 필요한 수분과 영양분을 조절하거나 다시 흡수하는 기능들을 통해 인체의 항상성을 유지하는데 중요한 역할을 한다. 네프론(nephron)은 오줌을 만들어 방광으로 내보내는 신장구조의 기본 단위이자 신장기능의 기본 단위이다. 네프론을 구성하고 있는 신소체(腎小體)는 0.1~0.2mm 크기의 신장기능의 최소 단위 조직으로 공 모양을 하고 있다.

신단전과 선천기

신단전의 중심은 신장(腎臟, 콩팥)이다. 신단전에 기를 쌓고 운행하고자 할 땐 신장을 중심으로 기를 쌓고 운행하도록 한다. 신장은 인체 등허리 내측의 좌측과 우측에 각각 하나씩 있는데, 양쪽 신장 사이에 존재하는 기를 신간동기(腎間動氣)라고 하여 전통 동양의학에서는 중요하게 여긴다.

그리고 신장은 인체의 비뇨기계(신장, 요관, 방광, 요도)와 생식기계(남성 : 음낭, 음경, 고환, 정관, 정낭, 전립선; 여성 : 대음순, 소음순, 음핵, 질, 자궁, 난관, 난소) 기관들과 관련되어 있기 때문에 신단전을 수련할 때 신단전에 속해 있는 비뇨기계와 생식기계의 기능들도 항상성(恒常性)을 유지할 수 있도록 수련해야 한다.

신장은 부모로부터 물려받은 선천기(先天氣)가 있는 곳이라고 전통 동양의학에서는 보고 있으며 매우 중요하게 취급한다. 선천기란 사람이 태어날 때에 부모로부터 선천적으로 부여받은 기라는 의미이다.

사람이 생명을 유지하기 위해서는 선천기뿐만 아니라 후천기도 건강해야 한다. 태어나서부터 음식과 같은 것으로부터 충원 되는 기 즉, 외부로부터 충원되는 기를 후천기(後天氣)라고 한다. 이 후천기를 계속 충족해 주어야 생명을 유지해 나갈 수 있다.

신장은 현대 서양의학에서도 그 중요성이 인정되고 있다. 신장은 노폐물이나 유해물질이나 독소를 소변으로 배출하는 기능을 수행한다. 이는 인체의 오장육부의 건강을 위해서 매우 중요한 역할이다.

뿐만 아니라 신장은 체내 수분의 양이나 염류, 산, 알칼리 등 전해질이나 산성도나 혈압 등의 적정상태의 항상성(恒常性)을 유지하도록 조절하는 중요한 기능도 수행한다. 따라서 신장의 기능에 문제가 발생하면 다른 오장육부의 기관에 문제가 발생하게 된다.

신단전과 명문혈과 신간동기

그런데 전통 동양의학에 따르면 배꼽과 수평선으로 맞은편 등허리 부위에 명문혈(命門穴)이 있다. 그리고 명문혈 양쪽 좌측과 우측에 신장(腎臟. 콩팥)이 각각 하나씩 위치하고 있는데 이들이 서로 작용하여 신장들 사이에 신간동기(腎間動氣)가 흐른다고 전통 동양의학에서는 보고 있다.

명문혈(命門穴)은 독맥의 제2번 요추와 제3번 요추 극돌기 사이에 있다. 命門(명문)이란 생명의 문이라는 의미이고 명문혈이란 생명의 문을 주관하는 혈이라는 의미이다. 즉, 신장에 있는 생명의 원기, 선천기를 주관하는 혈이라는 의미이다.

명문혈을 기혈지압마사지하면 신장기능이 강화되어 피로회복은 물론이고 내장기능 강화에도 도움이 될 수 있다. 또한 명문혈을 기혈지압마사지하면 요통과 좌골신경통 예방과 치료에 도움이 될 수 있다. 정력 감퇴(減退), 요실금, 자궁출혈 등의 예방과 치료에 도움이 될 수 있다.

신간동기(腎間動氣)란 명문혈을 사이에 두고 좌우 신장(腎臟 콩팥) 사이에서 움직이는 기를 말한다. 그런데 이 기는 생명의 근원이 되는 중요한 기라고 전통 동양의학에서는 취급해 왔다. 즉, 양쪽 신장 중간에 명문혈이 있고 이 명문혈과 양쪽 신장들이 서로 작용하여 생명의 근원이 되는 동력인 신간동기가 흐른다고 전통 동양의학에서는 보고 있다.

결국, 신단전의 신장(콩팥)에서 인체의 생명 유지를 위해서 필요한 정·기·신(精·氣·神)을 위한 정(精)이라는 기가 신간동기 (腎間動氣)라는 진기(眞氣)의 형태로 명문혈을 사이에 두고 양쪽 콩팥 사이에서 생산되고 있다고 할 것이다.

신단전과 삼초

또한 신단전은 이러한 기를 축적하고, 활성화하고, 발산하여 상초, 중초, 하초 등 삼초(三焦)의 작용을 원활하게 하는 등 생명활동을 유지하고 강화하는데 기여하는 곳이다.

여기서 삼초(三焦)란 전통 동양의학에서 말하는 상초, 중초, 하초를 말한다. 삼초는 형체는 없고 기능만 존재하는 무형의 장기이며, 오장육부(五臟六腑)의 육부(六腑)에 속한다.

상초(上焦)

전통 동양의학에서 상초(上焦)는 기혈운행(氣血運行 : 기와 혈의 운행)을 주관하는 무형의 장기이다. 즉, 상초는 심장, 폐 중심의 흉부에 있는 무형의 장기이며, 기혈(氣血)의 운행 즉, 폐의 기(氣)와 심장의 혈(血)의 운행을 주관한다. 그리하여 상초는 폐의 기(산소)와 심장의 혈(혈액)을 전신으로 보내어 온몸의 기혈순환을 원활하게 운행하는 기능을 수행한다.

중초(中焦)

중초(中焦)는 체내섭식(體內攝食 : 음식물 섭취와 영양분 공급)을 주관하는 무형의 장기이다. 즉, 중초는 위, 비(비장과 췌장), 간(간장과 담낭), 소장, 대장 중심의 상복부에 있는 무형의 장기로, 몸에 필요한 음식물의 섭식(攝食)을 주관한다. 그리하여 중초는 음식물의 소화, 흡수와 영양분을 전신에 공급하는 기능을 수행한다.

하초(下焦)

하초(下焦)는 체외배설(體外排泄 : 영양분 섭취, 찌꺼기 배출)을 주관하는 무형의 장기이다. 즉, 하초는 신장, 방광 중심의 하복부에 있는 무형의 장기로, 영양분을 섭취하고 남은 찌꺼기 또는 몸에 불필요한 찌꺼기를 몸 밖으로 배설(排泄)하는 것을 주관한다. 그리하여 하초는 영양분으로 사용하고 남은 체내의 찌꺼기를 대변이나 소변의 형태로 몸 밖으로 배출하는 기능을 수행한다.

신단전 수련과 건강증진

신단전 수련에서는 빛 에너지 충전·치유의 참된 기 즉 진기(眞氣)가 신단전을 잘 순환하고, 기혈의 순환을 원활하게 하고, 신단전을 강화하고, 질병을 예방하고 치료하는데 기여하도록 하여야 한다.

활기혈단(活氣血丹)에서 신단전은 허리를 중심으로 신장과 비뇨기계를 관장하고 있기 때문에 건강증진을 위해서 매우 중요한 곳이다. 전통 동양의학에서나 현대 서양의학에서나 이들 기관의 중요성은 아무리 강조해도 지나치지 않다.

지금까지 보았듯이 신단전에는 선천기가 존재하고 있는 곳이고, 신간동기가 흐르는 곳이며, 혈당을 조절하며, 방광과 요관 등 비뇨기계가 위치하는 곳이며, 전립선(남성), 자궁(여성) 등 생식기계와도 관련이 있으며, 오장육부의 기능과 관련된 상초, 중초, 하초의 삼초에 영향을 미치는 곳이다.

그러므로 활기혈단 기도(祈禱), 빛 에너지 충전·치유 명상(묵상) 수련, 그리고 활기혈단 조동(調動)의 수련과정에서 신단전 수련을 잘 연마하여 건강하고 행복한 삶을 누리는데 기여하도록 하여야 할 것이다.

제3.10장 장단전과 건강

활기혈단 장단전(腸丹田)은 하복부에 위치하며 소장, 대장, 장신경계가 위치하고 있는 중요한 곳이다.

장단전(腸丹田)

활기혈단(活氣血丹)에서 장단전은 그 영역은 배꼽부분에서 골반 위쪽부분까지에 이르는 부위이다. 복강(腹腔)의 아랫부분에 위치한다. 장단전에는 소장(小腸, 작은창자), 대장(大腸, 큰창자), 배꼽, 등골(등뼈), 요추(허리뼈), 장골(腸骨 : 엉덩이뼈), 혈관, 신경, 장신경계(腸神經系) 등 중요한 기관과 조직들이 포함된다.

이러한 장단전 부위는 소화와 영양흡수, 찌꺼기 배출 등의 작용에 영향을 미치게 된다. 아무리 몸에 좋은 음식물이라도 그 음식물이 소화되어 필요한 영양분의 흡수가 잘 되어야 이를 필요로 하는 곳에 공급할 수 있다. 그러한 소화, 흡수, 영양 공급의 기능을 원활하게 하도록 하는 곳이 장단전이다.

장단전의 중심은 소장이다. 장단전에 기를 쌓고 운행하고자 할 땐 소장을 중심으로 기를 쌓고 축적하여 이를 대장, 장신경계 등으로 확산, 발산하여 운행하도록 한다.

소장(작은창자)

소장(小腸, 작은창자, small intestine)은 위와 대장 사이에 위치해 있다. 소장은 십이지장(十二指腸, 샘창자), 공장(空腸, 빈창자), 회장(回腸, 돌창자)의 세 부분으로 구성되어 있다. 즉, 소장은 위장에서 이어받는 십이지장(샘창자)을 거쳐, 공장(빈창자), 회장(돌창자)을 거쳐 대장으로 이어지는 조직을 가지고 있다. 섭취된 음식물에서 대부분의 영양분을 소화하고 흡수하는 매우 중요한 기관이다. 성인 소장의 길이는 약 6~7m이며 대장의 길이에 비해 약 4배 길다. 소장의 굵기(직경)는 약 2.5~4cm이다.

입을 통해서 위에 들어온 음식물은 위에서 죽처럼 반죽된다. 반죽된 음식물은 유문(幽門 : 위의 날문)을 통과하여 소장(작은창자)의 십이지장(샘창자)으로 들어간다. 십이지장은 공장이나 회장과는 달리 후복벽(後腹壁 : 뒤편 등쪽)에 고정되어 있다.

십이지장(샘창자, duodenum)에서는 간에서 생성된 쓸개즙과 췌장(이자)에서 생성된 이자액 등 각종 소화효소와 알칼리성 점액과 호르몬이 분비되기 때문에 위에서 오는 강한 산성의 미즙(chyme : 위에 들어온 음식물과 위액이 혼합되어 만들어진 강한 산성을 품고 있는 반액상의 죽처럼 반죽된 건더기즙)이 알칼리성으로 중화된다.

위에서 생산되는 강한 산성 성질의 위액이 섞인 음식물이 십이지장으로 들어오면 십이지장에서 분비되는 호르몬인 세크레틴(secretin), 콜레시스토키닌(cholecystokinin), 판크레오지민(pancreozymin) 등은 쓸개즙과 이자액의 분비를 촉진하거나 조

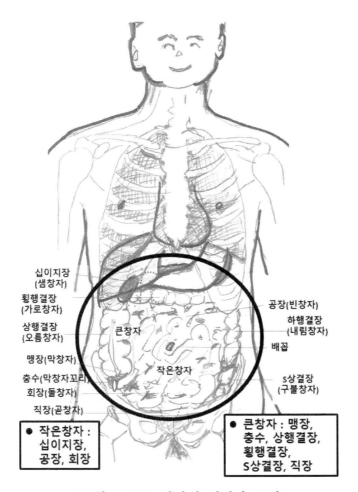

십이지장
(샘창자)

횡행결장
(가로창자)

상행결장
(오름창자)

큰창자

맹장(막창자)

충수(막창자꼬리)

회장(돌창자)

직장(곧창자)

작은창자

공장(빈창자)

하행결장
(내림창자)

배꼽

s상결장
(구불창자)

● 작은창자 :
십이지장,
공장, 회장

● 큰창자 : 맹장,
충수, 상행결장,
횡행결장,
s상결장, 직장

〈그림 3.10.1〉 창자의 위치와 구성

절하여 그 강산성을 알칼리성으로 중화시켜서 창자에 손상이 일어나지 않도록 하고 있다.

그리하여 위에서 샘창자로 들어온 산성물질이 샘창자에서 알칼리성으로 중화되고, 이러한 과정을 거쳐 공장(空腸, 빈창자, jejunum)으로 들어가서 회장(回腸, 돌창자, ileum)을 거쳐 대장(큰창자)으로 나가게 된다.

이 과정에서 소장은 자체적으로 분절운동(혼합운동)과 연동 운동(꿈틀운동)을 하면서 소장내부의 점막을 통해 대부분의 영양분을 소화·흡수하고 나머지는 대장으로 내 보낸다.

분절운동(分節運動)은 혼합운동이라고도 한다. 분절운동은 소장을 여러 개의 분절(分節) 단계로 나누어 각 단계에서 음식물, 효소(소화액) 등의 내용물을 골고루 잘 섞어 혼합하는 운동이다.

연동운동(蠕動運動)은 꿈틀운동이라고도 한다. 연동운동은 내용물을 다음 단계로 밀어내며 이동시키는 운동을 말한다. 일반적으로 소장에서 대장으로 음식물이 이동하는 시간은 약 3~6시간 정도이다.

대장(큰창자)

대장(大腸, 큰창자, large intestine)은 소장(작은창자)에서 항문까지 이르는 위치에 있다. 대장은 소장을 이어 받는 맹장(盲腸, 막창자)과 이에 딸린 충수(蟲垂, 막창자꼬리) 그리고 결장[結腸(잘록창자), 상행결장(오름창자), 횡행결장(가로창자), 하행결장(내림창자), S자상결장(S字狀結腸, 구불창자)], 직장(直腸, 곧은창자)을 거쳐 항문관(肛門管, 직장에서 항문에 이르는 관 모양의 구조)으로 이어지는 조직을 가지고 있다.

성인 대장의 길이는 약 1.5~1.7m로 소장의 1/4 정도의 길이이다. 그러나 굵기(직경)는 약 6.5~8cm로 소장보다 약 2~3배 굵다. 소장과 대장의 구별은 길이로 하는 것이 아니라 굵기(직경)로 한다.

대장은 수분을 흡수하는 기능과 소장에서 넘어온 찌꺼기를 대변으로 배설하는 기능을 주로 담당한다. 대장은 소장에서 소화되지 않은 음식물이 들어오면 저장하고 또한 소장에서 흡수되지 않은 나머지 영양분을 흡수하는 기능도 수행한다. 또한 대장에서 서식하는 유익한 박테리아(세균)에 의해서 자체 생산하는 소량의 양양소도 흡수한다.

대장 박테리아(세균)

대장에는 다양한 종류의 박테리아(bacteria : 세균)이 서식한다. 사람에 따라 차이가 있겠지만 일반적으로 대장에는 약 500~700여 종류의 박테리아에 의한 약 100~300조 개의 세균이 서식하고 있는 것으로 추정되고 있다. 이들이 활동하면서 가스(gas)가 생성된다.

그렇게 많은 세균이 모두가 나쁜 것은 아니다. 대장에 있는 세균 중에는 스스로 영양소를 생산하여 인체에 공급하고 인체의 면역력을 강화해주는 기능을 수행하는 유익한 세균도 있다. 유익한 세균은 특히 항암치료에도 좋은 효과를 나타내고 있다는 연구결과도 있다. 즉, 유익한 세균이 면역력을 높이며 암세포를 죽이는데도 기여한다.

반면에 사람의 몸에 해를 끼치는 나쁜 세균도 있다. 배앓이, 설사 등은 나쁜 세균의 작용이라고 할 것이다. 나쁜 세균이 몸에 많으면 사람의 기분도 우울해진다는 연구결과도 있다.

또한 대장 세균 중에는 유익하지도 않고 해도 끼치지도 않는 중성적인 성질의 세균도 있다.

일상생활에서 중요한 것은 이들 가운데 유익한 세균이 죽지 않고 생존하며 잘 활동하도록 하여 인체의 면역력을 높이는 것이다.

예컨대, 밤에 잠을 잘 때나 한 여름의 더위에도 배를 항상 따뜻하게 하여야 한다는 것은 바로 이러한 유익한 세균을 보호하는데 도움이 된다.

또한 예컨대, 녹황색채소나 과일을 섭취하는 것, 김치(짜지 않은 김치)를 섭취하는 것도 또한 유익한 세균을 번식하고 활성화하는데 도움이 된다.

【주의사항】 주의할 것은 어떤 질병을 치료한다는 명분으로 무분별하게 항생제를 남용하는 것은 건강에 바람직하지 않을 뿐만 아니라 오히려 암과 같은 악성종양을 키울 수 있으니 항생제는 꼭 필요한 경우가 아니면 사용하지 않는 것이 바람직하다는 것이다.

그 이유는 항생제 남용으로 나쁜 세균을 죽일 수 있겠지만 그와 동시에 유익한 세균도 함께 죽이게 되는 결과를 초래하기 때문이다.

유익한 세균이 장에서 사라지게 되면 결국 인체의 면역력을 저하시키게 되며 암과 같은 악성종양 세포들의 번식을 늘리는 꼴이 된다.

그리하여 항생제 남용은 결과적으로 인체의 면역력을 저하시키고 암세포를 번식시키는 나쁜 결과를 초래하게 된다.

그러므로 항생제는 꼭 필요한 경우가 아니면 사용하지 않는 것이 바람직하며, 꼭 필요한 경우에도 항생제를 남용해서는 안 될 것이다.

장신경계(腸神經系)

활기혈단 장단전에는 중추신경계와는 독립적으로 존재하며 그 기능을 자율적으로 수행하는 장신경계(enteric nervous system)가 있다. 장신경계가 뇌에 분비하는 호르몬과 같은 호르몬을 분비하거나 소화기능에 관한 조절, 통제 역할을 수행하고 있기 때문에 장신경계는 제2의 뇌(the second brain)라고 불리기도 한다.

그런데 활기혈단에서는 심장의 마음은 생각, 감정, 성격 등을 다스리는 제2의 뇌이고, 장신경계는 소화기관을 다스리는 제2의 뇌로 간주한다.

장신경계는 중추신경계와 교감신경과 부교감신경의 자율신경계와 독립적으로 기능을 수행한다고 하여 제3의 신경계라고도 한다. 장신경계에 관한 구체적인 내용은 "추단전과 건강"의 장을 참고하도록 한다.

장단전 수련과 건강증진

장단전 수련에서는 빛 에너지 충전·치유의 참된 기 즉 진기(眞氣)가 장단전을 잘 순환하고, 기혈의 순환을 원활하게 하고, 장단전을 강화하고, 질병을 예방하고 치료하는데 기여하도록 하여야 한다.

장단전은 소장, 대장, 장신경계가 속해 있는 단전이다. 장단전은 인체의 음식물 소화, 영양분 흡수와 공급, 찌꺼기 배설 등과 관련된 중요한 단전이다. 또한 인체의 면역력 증진에 중요한 역할을 하는 곳이기도 하다. 그리고 활기혈단 장단전은 전통 동양의학의 하단전을 포함하고 있는 단전이기도 하다.

더구나 현대과학이 밝힌 바에 의하면 장단전의 소장, 대장, 장신경계가 건강하지 못하고 우울하면 사람의 뇌도 우울하게 되어 그 사람은 우울증과 같은 질병에 걸릴 수 있다는 것이다. 그러므로 장단전 수련을 게을리 해서는 안 될 것이다. 장단전 을 건강하게 하면 정신건강도 증진된다.

【참고사항】 대장암 예방 : 2016년 통계청의 사망원인통계 자료에 의하면 한국인의 대장암으로 사망하는 사망률(인구 10만 명당 사망자 수 16.5명)이 위암 사망률(16.2명)보다 더 높았다. 유전성 요인(약 20~30%)과 환경적 요인이 작용한다. 대장암을 예방하기 위해선 활기혈단 수련(특히 장단전 수련)을 잘 해야 한다. 그리고 음주, 흡연, 동물성지방(삼겹살, 붉은 고기 등), 가공육(베이컨, 소시지 등) 등의 과다섭취, 스트레스, 수면부족, 비만, 변비, 설사, 복통, 직장출혈(특히 검은색 혈변이나 선혈) 등이 대장암 발생의 주요 원인이나 징후로 조사되고 있다.

활기혈단 기도와 빛 에너지 충전·치유 명상(묵상) 수련과 활 기혈단 조동의 수련을 통해서 장단전을 건강하게 연마하여야 한다. 장단전을 잘 수련, 연마하여 인체가 필요로 하는 영양분 을 잘 흡수하여 공급하는 것과 불필요한 찌꺼기의 배설을 잘 하게 하며, 변비나 장 관련 각종 질병을 예방하고, 면역력을 증진하고, 정신건강도 증진하도록 하여야 한다. 그리하여 건강 하고 행복한 삶을 누리는데 기여하도록 하여야 한다.

제3.11장 반단전과 건강

활기혈단(活氣血丹)에서 반단전(盤丹田)은 골반(骨盤)과 고관절(股關節) 부위의 골반강(骨盤腔)에 관련된 단전이다. 상체와 하체를 이어주는 골반강에 소속된 신경과 혈관들은 다른 어느 곳에 못지않게 복잡하다. 그리하여 나이가 들수록 고관절, 골반 부위의 질환에 취약할 수 있다. 또한 임신하는 여성의 유산, 불임, 난임의 문제도 골반강의 신경, 혈관, 근육, 뼈들의 문제와 관련이 있다. 그러므로 이들을 건강하게 유지하기 위해 반단전 수련이 필요하다.

반단전(盤丹田)

활기혈단에서 반단전(盤丹田)의 영역은 복부 하단부 부위이다. 즉, 반단전은 골반(骨盤)과 고관절(股關節)에 이르는 골반강(骨盤腔, pelvic cavity, inlet of pelvis) 부위에 있다. 〈그림 3.11.1〉, 〈그림 3.11.2〉, 〈그림 3.11.3〉, 〈그림 3.11.4〉 참조.

골반강의 신경, 혈관, 근육, 뼈들은 상반신과 하반신을 이어주는 기능을 하기 때문에 골반강에 문제가 발생하면 상반신(예컨대, 허리뼈, 등뼈, 목뼈)과 하반신(예컨대, 대퇴부)에 문제(예컨대, 통증, 뒤틀림)가 발생할 수 있다.

골반과 고관절

골반(骨盤, pelvis, basin)은 허리의 척추(제5요추)와 몸통 아래의 양쪽 다리를 이어주며 뱃속의 장기들을 보호하고 상반신을 지지하는 기능을 가진 골격을 말한다. 즉, 골반이란 장골(腸骨, 엉덩뼈), 치골(恥骨, 두덩뼈), 좌골(坐骨, 궁둥뼈), 천골(薦骨, 엉치뼈), 미골(尾骨, 꼬리뼈)로 구성되어 있는 골격으로 척추와 양쪽 다리를 이어주며 뱃속의 장기들을 보호하고 상반신을 지지하는 기능을 가진 골격이다.

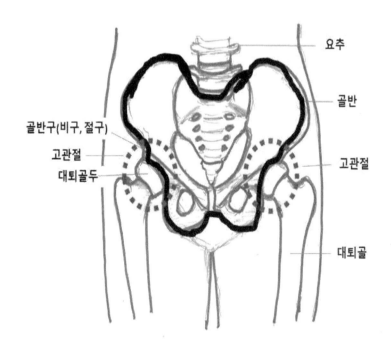

〈그림 3.11.1〉 골반과 고관절 부위

고관절(股關節, coxa, hip joint)은 엉덩관절이라고도 하는데, 股關節(고관절) 용어에서 한자 股(고)는 대퇴(大腿, 넓적다리) 고이기 때문에 직역하면 대퇴관절 또는 넓적다리관절이라는 의미이다.

고관절은 골반과 대퇴골(넓적다리뼈)을 연결하는 관절을 말한다. 고관절은 골반의 관골구(臗骨臼)에 대퇴골두(대퇴골머리)가 끼어 있는 형태의 관절이다. 그리하여 여러 방향으로 관절

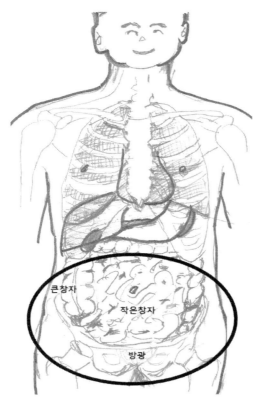

<그림 3.11.2> 반단전 부위(앞면)

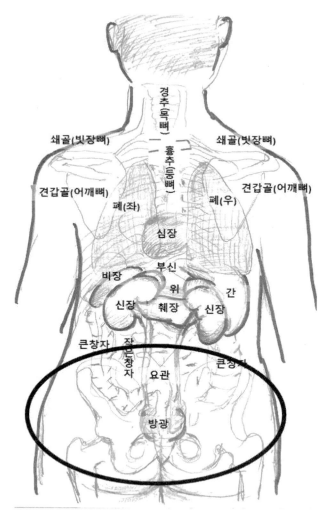

경추(목뼈)

쇄골(빗장뼈)

흉추(등뼈)

쇄골(빗장뼈)

견갑골(어깨뼈)

폐(좌)

견갑골(어깨뼈)

폐(우)

심장

부신

비장

위

간

신장

췌장

신장

큰창자

작은창자

큰창자

요관

방광

<그림 3.11.3> 반단전 부위(뒷면)

운동이 가능하게 되어 있다. 이러한 고관절의 성질은 견관절 (어깨관절)이 상완골, 견갑골, 쇄골의 세 개의 뼈가 만나서 구 (臼 : 절구 구)와 관절을 형성하여 여러 방향으로 관절운동이

가능하게 되어 있는 것과 같다.

　관골구란 비구(髀臼) 또는 절구라고도 한다. 즉, 곡식 따위를 넣고 절굿공이로 찧거나 빻는 도구인 절구와 같다고 하여 절구라고도 한다.

　골반의 관골구(비구, 절구)는 좌골(坐骨, 궁둥뼈)과 장골(腸骨, 엉덩뼈)과 치골(恥骨, 두덩뼈) 등 골반의 세 개의 뼈가 형성하여 바깥쪽으로 우묵하게 들어간 곳을 말한다. 여기에 대퇴골두(대퇴골머리)가 끼어 고관절을 이룬다.

　반단전 부위에는 골반, 고관절, 직장(곧은창자), 방광, 정낭(精囊), 전립선(前立腺), 난소, 자궁, 질 등 남녀 생식기, 비뇨기, 장골(腸骨, 엉덩뼈), 치골(恥骨, 두덩뼈), 두덩결합, 좌골(坐骨, 궁둥뼈), 천골(薦骨, 엉치뼈), 엉치엉덩관절, 미골(尾骨, 꼬리뼈), 혈관, 신경 등이 포함된다.

　이들 중 정낭(精囊)은 남성 생식기의 일부로서 전립선 위쪽에, 방광 뒤쪽에, 위치하고 있으며 정액의 약 70%를 생성한다.

　전립선(前立腺)은 방광 바로 밑에 있으며 정액의 약 30%를 생산한다. 전립선에서 분비되는 전립선액은 알칼리성인데 고환(睾丸, 불알) 속의 정소(精巢)에서 만들어진 정자(精子)가 정관을 통해 정액 속에 섞여서 이동할 때 정자가 죽지 않도록 영양소를 공급한다. 또한 전립선액은 여성의 질 속은 산성인데 부부관계에서 여성의 질 속으로 정자가 포함된 정액(精液)이 사정 되었을 때 정자가 죽지 않고 잘 활동하여 여성의 난소(卵巢)에서 만들어져 온 난자(卵子)와 결합하도록 하는 역할도 수행한다.

부부관계에서 남성의 정자와 여성의 난자가 만나서 인간으로 태어날 수 있는 확률은 1억분의 1정도이다. 남성의 정자의 질이 높고, 질 높은 정자의 수가 많을수록 임신 가능성은 높아진다. 그런데 음주, 흡연, 과로, 심한 스트레스, 격렬한 운동, 환경오염, 환경호르몬 등은 정자의 질을 낮게 하고 정자의 수를 감소시킨다. 따라서 음주, 흡연, 과로, 심한 스트레스, 격렬한 운동, 환경오염, 환경호르몬 등을 삼가거나 방지하는 것이 부부관계에서 임신 가능성을 높일 수 있다. 이는 여성에게도 동일하게 적용된다.

일반적으로 여성의 골반은 남성의 골반보다 (상부가) 넓다. 즉, 여성은 대골반강과 소골반강이 남성보다 넓다. 그 이유는 여성은 잉태, 출산 등의 생물학적인 이유로 남성보다 좌우 양쪽 좌골(궁둥뼈) 사이의 각도가 남성은 90도 정도인데 여성은 100도 정도이고 또한 좌우 양쪽 장골(엉덩뼈) 사이의 거리도 남성보다 더 넓기 때문이다. 여성의 이러한 골반구조는 임신 시에 태아, 양수, 태반, 자궁, 방광 등 약 5Kg 하중을 지탱하게 해 준다. 임신부의 골반이 기울어지거나 비뚤어지지 않고 곧아야 태아가 건강하게 된다.

이 반단전 부위는 고관절(엉덩관절), 직장(곧은창자) 등 하복부내장, 방광, 자궁, 난소, 회음, 대퇴(大腿, 넓적다리), 슬개(膝蓋, 무릎) 등에 영향을 미친다.

반단전의 중심은 골반(骨盤)이다. 반단전에 기를 쌓고 운행하고자 할 땐 골반을 중심으로 기를 쌓고 운행하도록 한다. 즉, 골반강(骨盤腔) 부위에 기를 쌓고 운행하며 반단전에 포함된 기관들을 건강하게 하도록 하여야 한다.

골반강(骨盤腔)과 골반(骨盤)

반단전(盤丹田)의 영역은 골반(骨盤)과 고관절(股關節)에 이르는 골반강(骨盤腔) 부위에 있다. 골반강은 골반의 내강 즉, 골반 안의 강(腔, 속 빌 강)을 말한다. 골반강은 대골반강과 소골반강으로 구분할 수 있다.

대골반과 소골반을 분리하는 골반분계선(pelvic brim)을 경계로 하여 장골부위를 포함하는 부위는 대골반강(大骨盤腔)이라고 한다. 그 중앙의 빈 공간을 소골반강(小骨盤腔)이라고 한다.

대골반강에는 복부내장의 일부가 있고, 소골반강에는 요도(尿道), 방광(膀胱), 직장(直腸), 질(膣), 자궁(子宮), 난소(卵巢, 알집), 난관(卵管, 나팔관) 등 비뇨기계와 내부생식기가 있다.

여성의 자궁은 방광과 직장 사이에 있다. 자궁 위의 좌우에 각각 1개씩의 난소가 있다. 난자를 만들어 내는 여성의 난소(卵巢)는 정자를 만들어 내는 남성 고환의 정소(精巢)에 해당하는 기관이다. 난관은 난소와 자궁 사이를 연결하는 기관이다. 난소에서 배란된 난자는 난관을 통해 자궁으로 이동하여 배란이 이루어지게 된다.

여성의 경우 건강한 임신과 출산이라는 귀중한 소망이 있기 때문에 골반강(骨盤腔)으로 흐르는 기혈순환이 원활하도록 하여야 한다. 골반에 기혈이 원활하게 흐르게 하는 것은 불임이나 유산을 예방하는데 도움이 되기 때문이다. 즉, 골반강에 기혈순환이 원활하게 하여 골반강에 위치하고 있는 자궁(子宮),

인체 골반구조

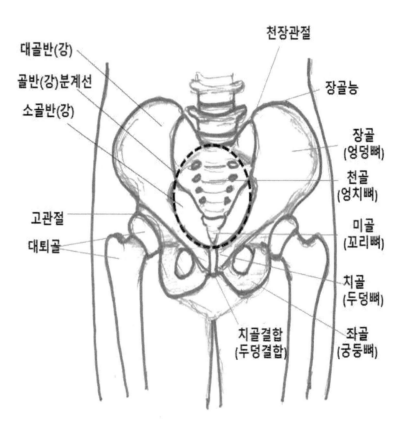

〈그림 3.11.4〉 골반의 위치와 구조

난소(卵巢), 나팔관(喇叭管) 부위에 원활한 기혈순환이 이루어지도록 함으로써 수정란의 착상은 물론이고 태아의 발달에 도움이 되도록 하여야 한다.

반단전 수련과 건강증진

반단전 수련에서는 빛 에너지 충전·치유의 참된 기 즉 진기 (眞氣)가 반단전을 잘 순환하고, 기혈의 순환을 원활하게 하고, 반단전을 강화하고, 질병을 예방하고 치료하는데 기여하도록 하여야 한다.

나이가 들면서 골반부위에 좌골신경통, 골반골절, 고관절(엉덩관절) 통증 등이 많이 발생하여 일상생활에 많은 지장을 초래하고 있다. 특히 여성의 경우 더욱 그러한 경향을 많이 보이고 있다. 또한 젊은 여성이라도 골반강에 문제가 발생하면 불임, 난임, 유산 등의 문제가 초래될 수 있다.

여성의 경우 바른 자세로 앉는 습관도 골반을 건강하게 하는 것이기 때문에 평소에 올바른 자세로 앉는 습관을 가지도록 하여야 한다. 특히 하이힐(high heeled shoes) 같은 굽이 높은 신발은 골반을 비대칭적으로 만들 수 있기 때문에 굽이 낮고 발이 편한 운동화와 같은 신발을 신도록 하는 것이 바람직하다. 또한 골반을 차갑게 하지 말고 따뜻하게 유지하도록 노력하여야 한다.

활기혈단 기도와 빛 에너지 충전·치유 명상(묵상) 수련과 활기혈단 조동의 수련으로 반단전 수련을 꾸준히 수행하며 반단전을 연마하는 것은 남성이나 여성이나 모두에게 필요한 것이다. 특히 여성의 경우 평소에 활기혈단 수련으로 반단전을 잘 연마하면 질과 회음부 근육 강화, 요실금 예방과 치료, 원활한 분만 등을 위한 골반근육운동인 케겔운동(Kegel exercises)의 효과와 골반교정운동의 효과도 자연적으로 나타날 수 있다. 그러므로 활기혈단 수련을 꾸준히 지속하도록 하여야 할 것이다. 사람마다 다르긴 하겠지만 일반적으로 케겔운동의 효과는 최소 6개월 이상 하여야 그 효과가 나타난다고 할 것이다.

활기혈단 수련 시에 수행하는 골반근육운동(케겔운동)은 여성뿐만 아니라 남성에게도 효과가 있다. 즉, 남성도 이 운동을 하게 되면 회음부 근육 강화, 전립선 예방과 치료, 요실금 예방과 치료 등의 효과에 도움이 될 수 있다.

활기혈단 반단전 수련의 효능은 여성이든 남성이든 모두에게 나타난다. 평소에 반단전 수련을 잘 연마하여 골반을 잘 교정하고, 골반을 튼튼하게 유지하도록 하고, 골반강의 신경과 혈관들을 건강하게 하고, 기혈순환이 원활하게 하도록 하여, 건강하고 행복한 삶을 누리는데 기여하도록 하여야 할 것이다.

제3.12장 슬단전과 건강

활기혈단(活氣血丹)에서 슬단전(膝丹田)은 무릎과 다리 부위에 관련된 단전이다.

슬단전(膝丹田)

활기혈단에서 슬단전의 영역은 골반 아래부터 무릎까지에 이르는 부위이다. 대퇴(넓적다리), 무릎, 무릎관절, 그리고 이에 관련된 혈관, 신경 등이 포함된다.

나이가 들면서 무릎과 다리 특히 무릎관절에 장애가 발생하여 거동을 못하거나 거동이 어려워 생활에 고통을 받는 사람들이 많이 있다.

무릎관절질환은 노화로 인한 것은 물론이고, 면역력 저하, 세균(바이러스, 박테리아) 침투, 외상, 무릎의 과도한 사용, 가족력 등 다양한 요인에 의해서 발생한다. 그러므로 평소에 조심하여 관리하며 슬단전 수련을 꾸준하게 연마하여 무릎 건강을 유지하도록 하여야 할 것이다.

슬단전의 중심은 무릎이다. 슬단전에 기를 쌓고 운행하고자 할 땐 무릎을 중심으로 기를 쌓고 운행하도록 한다. 특히 슬관절강(膝關節腔, 무릎관절강)을 중심으로 기를 축적하고 운행

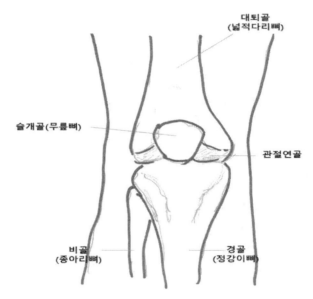

<그림 3.12.1> 슬부(膝部) 뼈 위치와 종류

하며 무릎을 따뜻하게 하며 무릎에 기혈순환이 원활하도록 하
여야 할 것이다.

슬관절강(膝關節腔 : 무릎관절강)

슬관절강(膝關節腔, 무릎관절강)은 대퇴골(大腿骨, 넓적다리
뼈)과 경골(脛骨, 아랫다리 앞 뼈인 정강이뼈)의 두 뼈 사이 존
재하는 무릎관절의 내강 즉, 무릎관절 안쪽 공간을 말한다. 이
공간엔 활액(滑液)이 들어 있어서 무릎관절의 뼈의 움직임을
원활하게 한다.

관절강 내에 존재하는 활액(滑液)은 관절액(關節液)이라고도

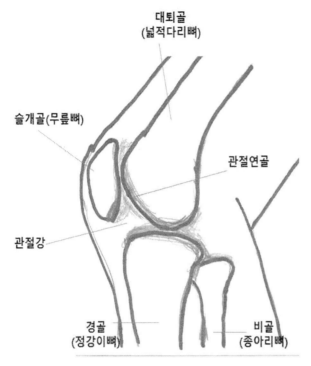

대퇴골
(넓적다리뼈)

슬개골(무릎뼈)

관절연골

관절강

경골
(정강이뼈)

비골
(종아리뼈)

〈그림 3.12.2〉 슬관절강과 연골 구조

한다. 활액은 관절의 활액막에서 분비되는 액체이다. 활액은 관절연골에 영양을 공급할 뿐만 아니라 미끄럽고 끈적끈적하여 관절뼈의 움직임을 원활하게 하고, 관절면 사이의 유착을 방지하고, 관절연골면 사이의 마찰을 최소화화여 연골이 마모되는 것을 줄여준다.

어깨관절이든 무릎관절이든 관절강의 활액에 염증이 발생하면 통증이 있게 되고, 그 부위가 붓게 되고, 일(작업)이나 운동에 있어서 불편을 겪게 된다.

특히 병원에서 관절질환을 치료하기 위해 주사로 약물을 관절부위에 투입할 때 세균에 감염될 경우 염증이 발생하여 붓게 되는 경우를 종종 볼 수 있다. 그러므로 반드시 소독된 일회용 주사기를 사용하도록 하여야 한다.

슬관절강은 관절낭(關節囊)으로 둘러싸여 보호되고 있다. 관절낭이란 관절을 둘러싸서 봉하고 있는 주머니란 뜻이다. 어깨에는 견관절낭이 있고, 무릎에는 슬관절낭이 있다. 관절낭에 염증이 생기는 것을 관절낭염이라고 한다.

예컨대, 사람들이 일반적으로 말하는 어깨통증으로서의 오십견(五十肩)은 의학적으로는 어깨의 관절낭과 주변 조직에 유착(癒着)이 일어나서 발생하는 통증인데 이러한 통증으로 발생하는 유착성 관절낭염(癒着性 關節囊炎)이라는 질병이다. 동결견(凍結肩)이라고도 한다. 즉, 일반적으로 말하는 어깨질환인 오십견은 의학적으로는 동결견 또는 유착성 관절낭염이라는 것이다.

무릎과 무릎관절

슬단전에서는 무릎이 있는 부위를 슬부(膝部)라고 한다. 일반적으로 무릎은 대퇴부(넓적다리)와 정강이 사이에 있는 관절의 앞쪽을 지칭한다.

무릎은 슬개골(무릎뼈), 대퇴골 활차구(슬개골 도르래고랑), 슬개대퇴관절(무릎넓적다리뼈관절), 관절연골, 슬개관절(무릎정강이뼈관절), 인대, 근육, 힘줄 등으로 구성되어 있다.

그리하여 이러한 구조는 무릎 구부리기, 다리 구부리기, 걷기 등이 가능하도록 하며 이러한 동작에 안정성을 가져다준다. 이곳에 장애가 발생하면 걷기는 물론이고 일상생활에 큰 고통을 수반하게 된다.

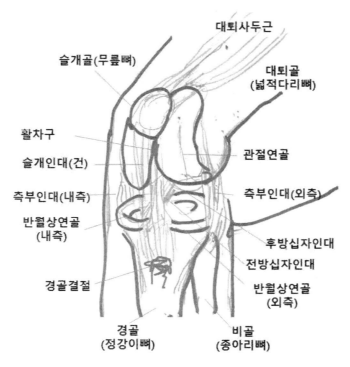

〈그림 3.12.3〉 무릎의 위치 및 구조

무릎관절(슬관절)은 대퇴골 하단부와 경골 상단부, 그리고 슬개골 등 세 개의 뼈와 관련 근육과 힘줄 등으로 구성되어 있다. 즉, 무릎관절은 대퇴골(大腿骨 : 넓적다리뼈), 경골(脛骨 :

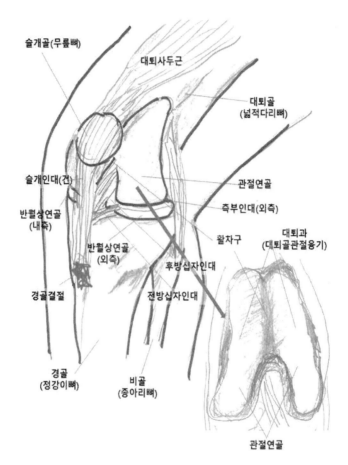

〈그림 3.12.4〉 무릎관절과 활차구의 위치 및 구조

정강이뼈), 슬개골(膝蓋骨 : 무릎뼈, 종지뼈), 인대(전·후방십자
인대, 내·외측부인대, 슬개인대 등), 근육, 힘줄 등으로 구성되
어 있다.

　이러한 조직으로 인하여 관절연골을 보호하고, 무릎이 몸의
체중을 잘 전달하도록 하며, 안정성을 유지하고, 무릎에 무리

가 따르지 않도록 기능한다.

슬단전 수련과 건강증진

슬단전 수련에서는 빛 에너지 충전·치유의 참된 기 즉 진기 (眞氣)의 운행과 활기혈단 조동(調動) 수련으로 슬단전을 잘 순환하고, 기혈의 순환을 원활하게 하고, 슬단전을 강화하고, 질병을 예방하고 치료하는데 기여하도록 하여야 한다.

무릎은 인체에서 상체를 지탱하면서 일상생활을 순조롭게 잘 하도록 해 주는 중요한 곳이다. 따라서 일상생활에서 팔과 함께 매우 많이 사용되는 부분이다.

비만체중의 사람이나 나이가 들면서 이 부분에 퇴행성관절염, 연골손상, 인대파손 등과 같은 장애가 발생하여 일상생활에 큰 고통을 받는 사람들이 많다. 또한 슬개골이 대퇴골 활차구(슬개골 도르래고랑)에서 벗어나서 일탈하는 슬개골탈구와 같은 것도 큰 고통을 일으킨다.

무릎관절을 보호하고 강화하기 위해서는 무릎근육을 강화해야 한다. 허벅지 앞쪽과 뒤쪽 근육을 강화해야 한다. 대퇴사두근과 햄스트링을 강화하여야 한다. 〈그림 3.12.5〉, 〈그림 3.12.6〉 참조.

허벅지 앞쪽과 뒤쪽 근육을 강화하기 위한 대퇴사두근은 대퇴부(허벅지) 앞쪽의 대퇴직근, 중간광근, 비측광근, 경측광근을 말한다. 허벅지 뒤쪽 햄스트링(hamstring)은 장두 대퇴이두근, 단두 대퇴이두근, 반건양근, 반막양근을 말한다.

이들 대퇴사두근과 햄스트링의 근육을 단련하여 허벅지 앞쪽과 뒤쪽 근육을 강화하면 무릎관절 보호에 많은 도움이 된다.

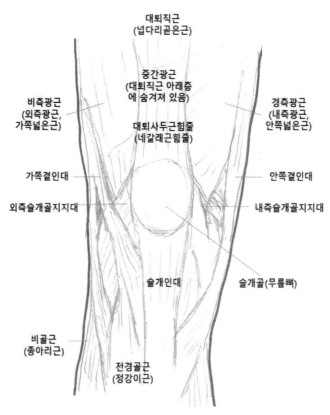

〈그림 3.12.5〉 대퇴사두근의 위치와 종류

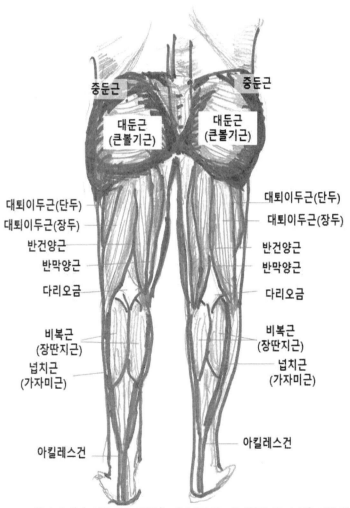

중둔근 중둔근

대둔근
(큰볼기근) 대둔근
(큰볼기근)

대퇴이두근(단두) 대퇴이두근(단두)
대퇴이두근(장두) 대퇴이두근(장두)
반건양근 반건양근
반막양근 반막양근
다리오금 다리오금

비복근
(장딴지근) 비복근
(장딴지근)
넙치근
(가자미근) 넙치근
(가자미근)

아킬레스건 아킬레스건

● 허벅지(대퇴, 넙적다리) 앞쪽은 대퇴사두근 : 대퇴직근, 중간광근, 비측광
근, 경측광근
● 허벅지(대퇴, 넙적다리) 뒤쪽은 햄스트링(hamstring, 슬굴곡근) : 대퇴이
두근(장두), 대퇴이두근(단두), 반건양근, 반막양근

〈그림 3.12.6〉 햄스트링의 위치 및 허벅지 근육의 종류

【주의사항】 주의할 것은 대퇴사두근과 햄스트링의 근육단련에 있어서 절대로 무리하게 운동해서는 안 된다는 것이다. 손상을 입을 수 있기 때문이다. 특히 나이가 들어서 레그프레스(leg press), 레그익스텐션(leg extension)과 같은 웨이트트레이닝으로 대퇴사두근과 햄스트링 근육을 강화하려고 무리하게 운동하다가 오히려 무릎관절과 인대에 손상을 입는 사례가 많다. 이러한 운동을 할 때는 반드시 준비운동을 하고 나서 실시하도록 하여야 하며, 자신의 체력에 맞게 적정하게 운동하도록 하여야 한다.

노화로 인한 무릎질병은 회복하기가 참으로 어렵다. 왜냐하면 무릎은 온몸의 체중을 싣고 일상생활을 해 왔기 때문에 그만큼 많이 사용해 왔고 무리가 가해진 탓이기 때문이기도 하고 또한 무릎관절은 한 번 손상을 당하면 그 회복이 어렵거나 거의 불가능하기 때문이다.

그러므로 모든 질병에 대한 예방이 최선이듯이 무릎관절 역시 건강할 때 질병을 예방하는 것이 최선이다. 평소에 무릎관절을 잘 보호하고 관리하여야 할 것이다. 꾸준하게 활기혈단 기도와 빛 에너지 충전·치유 명상(묵상) 수련과 활기혈단 조동의 수련으로 슬단전을 잘 수련하고 연마하며, 슬단전을 건강하게 유지하여야 할 것이다. 그리하여 건강하고 행복한 삶을 누리는데 기여하도록 하여야 할 것이다.

제3.13장 족단전과 건강

활기혈단(活氣血丹)에서 족단전(足丹田)은 발과 다리 부위에 관련된 단전이다. 다리와 발은 사람의 온 체중을 지탱하여 활동하여야 하기 때문에 항상 부하(負荷)를 받고 있기 때문에, 또한 독소와 노폐물이 신체 아래로 흐르고 쌓여 해소되지 않을 경우가 있기 때문에 다리와 발이 붓거나 저리는 질병이나 무좀과 같은 각종 질환에 시달릴 수 있다.

족단전(足丹田)

활기혈단에서 족단전의 영역은 무릎 아래에서 발까지에 이르는 부위이다. 족단전 부위에는 다리, 발, 발목, 아킬레스힘줄(achilles tendon), 발바닥, 발가락, 뼈, 혈관, 신경, 근육, 인대 등이 포함된다.

족단전의 중심은 발이다. 족단전에 기를 쌓고 운행하고자 할 땐 발을 중심으로, 특히 발바닥에 있는 용천혈(湧泉穴)을 중심으로, 기를 쌓고 운행하도록 한다.

발에는 손에서와 같이 인간의 오장육부의 기혈이 흐른다고 전통 동양의학에서는 보고 있다. 그러므로 발을 건강하게 잘 관리하는 것은 오장육부와 건강에 도움이 될 수 있다. 족단전에 기를 쌓고 운행하고자 할 땐 발(특히 용천혈)을 중심으로 기를 쌓고 운행하도록 한다.

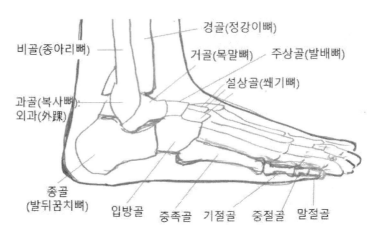

비골(종아리뼈)
경골(정강이뼈)
거골(목말뼈)
주상골(발배뼈)
설상골(쐐기뼈)
과골(복사뼈):
외과(外踝)
종골
(발뒤꿈치뼈)
입방골
중족골
기절골
중절골
말절골

〈그림 3.13.1〉 족단전 부위의 발(외측)

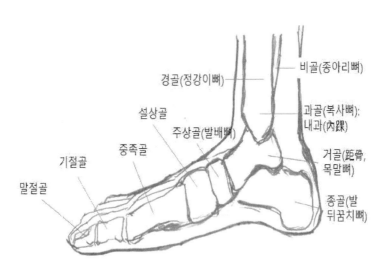

경골(정강이뼈)
비골(종아리뼈)
설상골
과골(복사뼈):
내과(內踝)
주상골(발배뼈)
중족골
거골(距骨, 목말뼈)
기절골
말절골
종골(발 뒤꿈치뼈)

〈그림 3.13.2〉 족단전 부위의 발(내측)

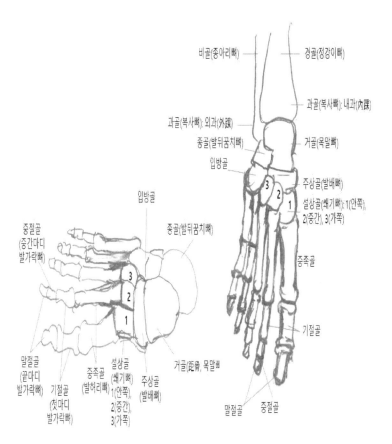

비골(종아리뼈)
경골(정강이뼈)
과골(복사뼈): 내과(內踝)
과골(복사뼈): 외과(外踝)
종골(발뒤꿈치뼈)
거골(목말뼈)
입방골
주상골(발배뼈)
설상골(쐐기뼈): 1(안쪽), 2(중간), 3(가쪽)
중족골
기절골
말절골
중절골

입방골
종골(발뒤꿈치뼈)
중절골
(중간마디
발가락뼈)
3
2
1
말절골
(끝마디
발가락뼈)
기절골
(첫마디
발가락뼈)
중족골
(발허리뼈)
설상골
(쐐기뼈)
1(안쪽),
2(중간),
3(가쪽)
주상골
(발배뼈)
거골(距骨, 목말뼈)

〈그림 3.13.3〉 발뼈의 구조

발에는 말절골(끝마디뼈), 기절골(첫마디뼈), 중족골(발목뼈와 발가락뼈를 이어주는 발허리뼈), 입방골(입방뼈), 설상골(쐐기뼈), 주상골(발배뼈), 종골(발뒤꿈치뼈), 거골(목말뼈), 과골(복사뼈) 등의 뼈들로 구성되어 26개의 뼈가 있고 이 26개의 뼈가 발의 뼈대를 구성하고 있다. 왼발과 오른발 양쪽 모두 합하여 52개의 뼈가 있다. 〈그림 3.13.1〉, 〈그림 3.13.2〉, 〈그림 3.13.3〉

참조.

족단전 용천혈(湧泉穴) 수련과 건강

면적으로 볼 때 발은 인체의 2% 정도를 차지하며 98% 인체를 지탱하며 사람이 활동을 가능하게 하고 있다. 발에 문제가 생겨서 걷기나 활동을 하지 못하게 되면 인체 특히, 심장, 신장, 폐 등에 직접적인 영향을 미치게 된다. 그러므로 발을 잘 관리하도록 하여야 한다. 특히 족단전을 수련 할 때 용천혈을 중심으로 수련하도록 한다.

용천혈(湧泉穴)은 발가락을 안으로 굽혔을 때 발바닥의 가장 움푹한 지점에 있다. 발가락을 제외한 발바닥을 가로로 삼등분 했을 때 앞에서 1/3되는 지점에 있다. 제2중족골과 제3중족골 사이에 있다. 발가락을 안으로 오므렸을 때 생기는 한자 사람인(人)자 모양의 가운데 부위의 가장 움푹한 곳에 있다.

용천혈을 기혈지압마사지하면 신장(콩팥)을 자극하게 되고 신장을 강화하고 신간동기를 강화하며 정력과 양기가 강화되는데 도움이 될 수 있다고 전통 동양의학은 강조하고 있다.

또한 심장질환이나 폐질환으로 가슴이 답답할 때, 심장질환이나 신장질환 때문에 다리부종과 같은 부종(浮腫)이 있을 때 용천혈을 지압마사지해주면 기혈순환을 원활하게 하여 치료에 도움이 될 수 있다.

용천혈을 기혈지압마사지해주면 기혈순환이 좋아지므로 고혈압이나 저혈압 치료에도 도움이 될 수 있다.

또한 실신, 중풍, 언어장애, 수면장애 등에도 용천혈을 기혈지압마사지해주면 치료에 도움이 될 수 있다.

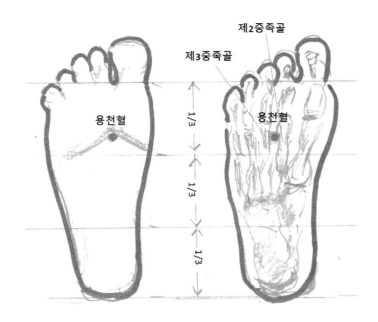

〈그림 3.13.4〉 용천혈 위치

용천혈과 노궁혈

심신이 피로할 때 심신의 피로를 풀어주고 기혈순환에 도움이 되는 부위가 손바닥에 있는 노궁혈과 발바닥에 있는 용천혈 부위이다.

따라서 "수단전과 건강" 장에서 설명한 바와 같이 수단전에 있는 노궁혈과 족단전에 있는 용천혈을 함께 기혈지압마사지하면 신장과 심장의 기혈순환을 원활하게 하여 피로회복이나 수면장애 개선에 도움이 될 수 있다.

무지외반증(拇趾外反症) 예방과 치료

주의할 것은 여성의 경우 멋을 내려고 신발 앞볼이 뾰족한 하이힐과 같은 굽이 높은 신발을 신거나 신발 앞볼의 폭이 좁고 뾰족한 신발을 신게 되면 무지외반증(拇趾外反症)에 걸릴 수 있다.

무지외반증(拇趾外反症)이란 엄지발가락 제1중족골관절이 돌출되어 튀어 나오고, 엄지발가락뼈가 검지발가락 쪽으로 크게 휘어져 통증을 유발하는 질병이다. 이는 발가락과 발의 통증은 물론이고, 발목, 무릎, 고관절 통증을 유발할 수 있다.

따라서 신발을 구입할 때 멋을 부리려고 신발 앞이 뾰족하고 앞볼의 폭이 좁은 신발을 선택하지 말고 발가락이 위치할 신발 앞부분의 볼 폭이 넓고 굽이 낮은 신발을 구입하여 신도록 하여야 무지외반증을 예방할 수 있다.

대부분의 무지외반증은 신발 선택의 잘못된 습관에서 발병하기 때문에 신발선택에 주의를 기울인다면 이를 예방할 수 있다. 특히, 어릴 때부터 부모가 아이의 발모양이 예쁘게 보이게 하는 신발보다는 무지외반증을 예방할 수 있는 신발 앞볼이 넓고 굽이 낮은 신발을 신기는 습관을 길러주어야 한다.
또한 초·중·고등학생 그리고 대학생이 되어서도 발모양을 예쁘게 하려고 신발 앞의 볼이 좁고 굽이 높은 신발을 신기보다는 무지외반증을 예방할 수 있도록 신발 앞볼이 넓고 굽이 낮은 발이 편한 신발을 신도록 하여야 할 것이다.

족단전 수련과 건강증진

족단전 수련에서는 빛 에너지 충전·치유의 참된 기 즉 진기(眞氣)가 족단전을 잘 순환하고, 기혈의 순환을 원활하게 하고, 족단전을 강화하고, 질병을 예방하고 치료하는데 기여하도록 하여야 한다.

일상생활에서 활기혈단(活氣血丹) 기도(祈禱)와 빛 에너지 충전·치유 명상(묵상) 수련과 활기혈단 조동(調動) 수련 시에 족단전 수련과 연마를 잘 하여야 할 것이다.

샤워를 할 때에도 족단전 기혈지압마사지를 잘하여 주도록 하여야 한다. 예컨대, 발에 물만 묻히지 말고 세수 비누로 발을 깨끗이 씻으면서, 발등, 발가락 사이, 발바닥, 발뒤꿈치 등을 기혈지압마사지 하면서 천천히 부드럽게 씻으면 기혈순환에 좋다.

특히, 열 개 발가락 모두 발가락뼈 기절골들 사이와 관절들 그리고 발목뼈와 발가락뼈를 이어주는 중족골들 사이와 관절들에 대해서 기혈지압마사지를 잘하여 주도록 한다.

샤워 후에 기혈지압마사지할 때는, 발을 세수 비누로 깨끗이 씻으며 샤워한 후에는, 헤어드라이기의 따뜻한 바람으로 잘 건조 시킨 후에 기혈지압마사지를 실시하도록 한다. 특히 샤워나 목욕 시에 발가락 사이를 세수 비누로 깨끗이 씻고 난 후 헤어드라이기의 따뜻한 바람으로 발가락 사이를 물기가 없게 건조하게 잘 말려야 무좀 등의 발생을 예방할 수 있고 기혈의 순환에도 도움이 된다.

그리고 활기혈단 조동 수련 시 서서 수련하는 자세를 취할 때 용천혈을 중심으로 발바닥에서 지면으로 뿌리를 내려, 나무가 자신의 뿌리를 땅에 확고하게 내려 견고하게 서 있듯이, 그렇게 기의 뿌리를 내리고 서서 수련하게 되면 발바닥의 용천혈을 포함한 족단전을 자극하여 심신의 기혈순환을 원활하게 하는데 도움이 될 수 있다.

손처럼 발에도 인체의 오장육부로 흐르는 기혈이 흐르고 있기 때문에 족단전을 잘 수련하여 건강을 증진하여, 건강하고 행복한 삶을 누리는데 기여하도록 하여야 할 것이다.

제3.14장 추단전과 건강

활기혈단(活氣血丹)에서 추단전(樞丹田)은 인체 신경의 핵심 기관이라고 할 수 있는 중추신경과 온몸의 말단까지 퍼져 있는 말초신경 부위와 관련된 단전이다.

추단전(樞丹田)

활기혈단에서 추단전은 인체 신경의 중추기관이라고 할 수 있는 중추신경(中樞神經 : 뇌, 척수)과 이 중추신경을 중심으로 온몸 구석구석까지 퍼져 나가있는 말초신경(末梢神經 : 뇌신경, 척수신경, 자율신경)을 통해 전신을 흐르는 단전이다.

전신으로 퍼져나간 말초신경은 중추신경과 피부, 근육, 뼈, 골수, 감각기관 등을 연결하고 말단의 정보를 중추신경을 통해 뇌로 정보를 전달하며 건강한 삶을 이어가게 한다.

중추신경은 말초신경에 정보를 전달하기도 하지만 말초신경으로부터 오는 정보도 수용하여 그 정보를 판단하여 적절한 결정을 인체에 내리게 된다. 그러므로 중추신경과 말초신경은 상호 협력한다.

추단전은 중추신경과 말초신경을 중심으로 수련하여 전신의 신경, 피부, 근육, 뼈, 골수, 관절, 감각기관 등의 기혈순환을 강화하는 단전이다.

추단전의 영역은 중추신경과 말초신경에 의해서 온몸의 신

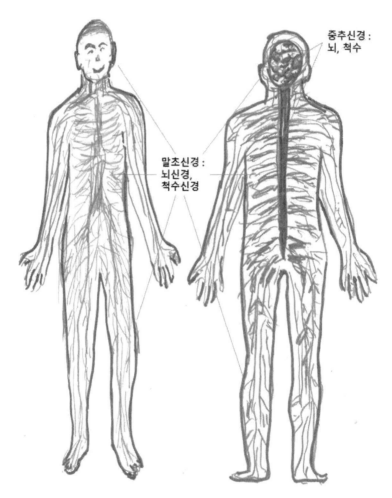

〈그림 3.14.1〉 중추신경계와 말초신경계

경과 혈관이 흐르는 전역이다. 추단전 흐름의 내용은 다음과
같다.

① **머리정수리~경추(1~3번) 부위 :** 머리 정수리에서 시작하
여, 대뇌(두정엽, 전두엽, 후두엽, 측두엽), 간뇌(시상, 송과체,

시상하부, 뇌하수체), 뇌간(중뇌, 교뇌, 연수), 소뇌와 뇌수와 뇌신경과 머리와 얼굴 부위의 혈관과 피와 뼈와 근육과 피부 등으로 흐르고,

② **경추(1~7번)~흉추(1번) 부위 :** 경추와 경추척수와 경추신경과 목 부위의 혈관과 피와 근육과 피부 등으로 흐르고,

③ **경추(4~7번)~흉추(1~3번) 부위 :** 어깨와 손과 관련된 흉추와 흉추척수와 흉추신경과 흉부와 어깨와 등 부위의 혈관과 피와 관절과 근육과 피부 등으로 흐르고,

④ **흉추(3~7번) 부위 :** 심장과 허파와 관련된 흉추와 흉추척수와 흉추신경과 흉부와 등 부위의 혈관과 피와 관절과 근육과 피부 등으로 흐르고,

⑤ **흉추(7~12번)~요추(1~2번) 부위 :** 위장, 비장, 췌장, 간, 담낭과 관련된 요추와 요추척수와 요추신경과 복부와 등 부위의 혈관과 피와 근육과 피부 등으로 흐르고,

⑥ **흉추(11~12번)~요추(2~4번) 부위 :** 신장과 비뇨기계와 관련된 요추와 요추척수와 요추신경과 복부와 등 부위의 혈관과 피와 근육과 피부 등으로 흐르고,

⑦ **요추(1~5번)~천추(1~3번) 부위 :** 소장과 대장과 관련된 요추와 요추척수와 요추신경과 복부와 등 부위의 혈관과 피와 근육과 피부 등으로 흐르고,

⑧ **요추(4~5번)~천추(1~5번) 부위 :** 골반과 고관절과 생식기계와 관련된 장골과 천골과 천추신경과 혈관과 피와 관절과 근육과 피부 등으로 흐르고,

⑨ **천추(4~5번)~꼬리뼈 부위 :** 미추와 미추신경과 혈관과 피와 관절과 근육과 피부 등으로 흐르고,

⑩ **꼬리뼈~회음부 부위 :** 회음(會陰)과 혈관과 피와 관절과 근육과 피부 등으로 흐르고,

⑪ **넓적다리~무릎까지 부위 :** 대퇴부와 무릎과 무릎관절 부

위의 신경과 혈관과 피와 관절과 뼈와 근육과 피부 등으로 흐르고,

❷ **아랫다리〜발바닥 부위 :** 다리와 발 부위의 신경과 혈관과 피와 관절과 뼈와 근육과 피부 등에 이르기까지 기혈이 막힘 없이 잘 흐르도록 하여야 한다.

피가 혈관의 동맥과 정맥을 타고 상하좌우 일주순환하며 전신에 흐르듯이 추단전의 기혈(氣血)도 중추신경(中樞神經)과 말초신경(末梢神經)의 순환을 통하여 이루어져 온몸 전체를 상하좌우(上下左右) 일주순환(一周循環)하면서 전신에 원활히 흐르도록 하여야 할 것이다.

추단전(樞丹田)의 중심은 뇌와 척수로 구성된 중추신경(中樞神經)이다. 중추신경은 척추(脊椎)에 의해서 보호되고 있다. 척추는 척주(脊柱)라고도 한다. 척추골이 종렬로 구성되어 있는 것이 척주이다. 추단전에 기를 쌓고 운행하고자 할 땐 중추신경을 중심으로 기를 쌓고 그 흐름을 운행하도록 한다.

활기혈단 12단전 수련에 익숙한 수련자는 추단전을 수련할 때 12단전을 따라 수련할 수 있다. 즉, 뇌단전, 경단전, 견단전, 수단전, 심단전, 완단전, 신단전, 장단전, 반단전, 슬단전, 족단전, 추단전의 순환을 따라 중추신경과 말초신경 순환의 추단전을 수련할 수 있다.

척추(脊椎)

척추(脊椎)는 인체 뒷면의 중심축을 형성하는 뼈의 구조물로

서 위로는 머리를 받치고 있으며 아래로는 골반과 연결되어 있다.

척추는 그 속에 위치하고 있는 척수를 보호하고 있다.

척수(脊髓, spinal cord)는 척추 내에 있는 중추신경이다. 성인 척수의 길이는 약 42~45cm 정도이다. 척수는 위로는 뇌의 연수(숨골)에 이르고 아래로는 제1,2요추 또는 사람에 따라서는 제3요추까지에 이른다.

그러나 척수에서 뻗어 나온 척수신경(spinal nerve)은 꼬리뼈까지에 이른다. 이처럼 척추 길이와 척수 길이 간에 차이가 발생하는 것은 성장하면서 척수는 일찍이 그 성장이 정체되나 척추는 성인이 될 때까지 계속 성장하기 때문이다.

척수신경은 경추(목)신경 8쌍, 흉추(등)신경 12쌍, 요추(허리)신경 5쌍, 천골(엉치)신경 5쌍, 미골(꼬리)신경 1쌍을 합하여 총 31쌍으로 구성되어 있다. 척수는 뇌와 함께 중추신경에 속하나 척수신경은 뇌신경과 함께 말초신경에 속한다.

척수는 뇌와 말초신경의 정보전달의 중간 통로 역할을 수행한다. 또한 순간적인 자극에 대해 뇌의 명령을 받지 않고 스스로 결정하여 반사운동(예컨대, 무릎반사, 뜨거운 물 회피반사)도 하게 한다.

척추(脊椎)는 경추(頸椎 : 목등뼈, 목뼈) 7개, 흉추(胸椎 : 가슴등뼈, 등뼈) 12개, 요추(腰椎 : 허리등뼈, 허리뼈) 5개, 천추(薦椎 : 엉치등뼈) 5개(성인이 되면 천골 1개로 합쳐짐), 미추(尾椎 : 꼬리뼈) 3~5개(성인이 되면 미골 1개로 합쳐짐)로 구성되어 있다.

중추신경(中樞神經)

인체의 신경계는 중추신경계와 말초신경계로 구성되어 있다. 〈그림 3.14.2〉 참조.

중추신경계(中樞神經系)는 뇌(腦)와 척수(脊髓)로 구성되어 있다. 이들은 뼈의 보호를 받고 있다. 즉, 뇌는 두개골 안에 있고 척수는 척추 안에 있어서 뼈의 보호를 받고 있다.

말초신경계(末梢神經系)는 뇌신경, 척수신경, 자율신경 등으로 구성되어 있다. 뇌신경은 뇌에서 뻗어 나온 신경이고 척수신경은 척수에서 뻗어 나온 신경이다. 이들은 중추신경으로부터 몸의 각 부분으로 뻗어 나가 있는 신경이다.

뇌(腦)

뇌(腦)는 머리뼈 내부 기관이다. 뇌는 머리 내부에 있는 중추신경이다. 뇌에 대한 구체적인 내용은 "뇌단전과 건강"의 장에 언급되어 있으니 그곳을 참고하도록 한다.

척수(脊髓)

척수(脊髓)는 척추 내에 있는 중추신경이다. 척수는 위로는 뇌의 연수(延髓 : 숨골)에 이르고 아래로는 제1,2번 요추 또는 제3요추에 이른다.

척수에는 100만 개 이상의 신경섬유들로 구성되어 있으며

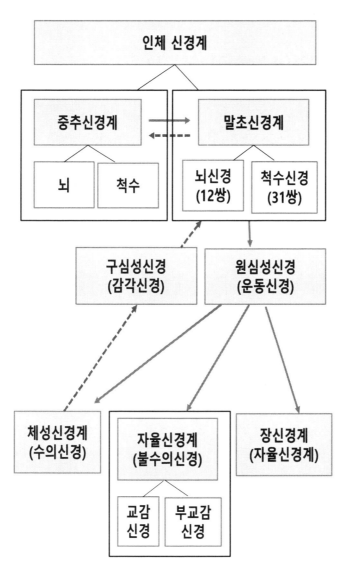

〈그림 3.14.2〉 인체의 신경계

운동신경, 감각신경 등이 포함되어 있다. 온 몸으로 퍼져가는 교감신경계는 척수와 직접적 또는 간접적으로 연결되어 있다.

말초신경(末梢神經)

뇌와 척수는 중추신경이지만 이들에서 뻗어 나오는 뇌신경과 척수신경은 말초신경이다. 즉, 말초신경계(末梢神經系)는 뇌신경(腦神經), 척수신경(脊髓神經), 자율신경(自律神經) 등으로 구성된다. 이들 뇌신경과 척수신경의 내용은 다음과 같다.

뇌신경(腦神經)

뇌신경은 뇌에서 뻗어 나온 말초신경이다. 해부학적으로 뇌신경은 12쌍으로 구성되어 있다. 이들 12쌍 뇌신경들의 종류와 내용에 대한 설명은 다음과 같다.

① **후신경(嗅神經)** : 후신경은 후각신경이며 제1번 뇌신경(또는 제1뇌신경)이다. 전뇌(前腦)에 연결되어 있다. 비강(鼻腔, 콧속)의 점막에 분포되어 있으며 코의 후각(냄새 지각)과 관련된 신경이다. 이곳에 장애가 발생하면 냄새를 아예 맡을 수 없게 되거나, 거의 맡을 수 없게 되거나, 냄새를 맡아도 다른 냄새로 잘못 알게 되는 증상이 발생하게 된다.

② **시신경(視神經)** : 시신경은 시각신경이며 제2번 뇌신경(또는 제2뇌신경)이다. 전뇌에 연결되어 있다. 눈의 망막에 자극 받은 정보를 뇌로 전달하는 시각(시력, 시야)과 관련된

신경이다. 오른쪽 시야의 정보는 왼쪽 시신경 통로로 가게 되고 왼쪽 시야의 정보는 오른쪽 시신경 통로로 가게 된다.

③ **동안신경(動眼神經) :** 동안신경은 눈돌림신경이며 제3번 뇌신경(또는 제3뇌신경)이다. 뇌간(腦幹, 뇌줄기)의 중뇌(中腦, 중간뇌)에 연결되어 있다. 안구를 움직이는 눈근육 가운데 상직근(위쪽곧은근), 내측직근(안쪽곧은근), 하직근(아래쪽곧은근), 하사근(아래쪽빗근)의 4개의 근육에 분포되어 눈돌림(안구돌림)운동, 눈꺼풀올림운동, 동공수축, 수정체 등과 관련된 신경이다. 눈(안구)을 움직이는데 관여하는 근육은 6개이고 신경은 3개이다. 즉, 동안신경(제3뇌신경), 활차신경(제4뇌신경), 외전신경(제6뇌신경)이다.

④ **활차신경(滑車神經) :** 활차신경은 도르래신경이며 제4번 뇌신경(또는 제4뇌신경)이다. 뇌간(뇌줄기)의 중뇌(중간뇌)에 연결되어 있다. 눈돌림근육 가운데 상사근(위빗근)에 있으며 안구도르래운동과 관련된 신경이다.

⑤ **삼차신경(三叉神經) :** 삼차신경은 제5번 뇌신경(또는 제5뇌신경)이다. 뇌간(腦幹, 뇌줄기)의 교뇌(다리뇌)에 연결되어 있다. 교뇌(다리뇌)에서 나와서 삼차신경절을 거쳐 안신경(눈신경), 상악신경(위턱신경), 하악신경(아래턱신경) 등 세 개로 나뉘어져 분기하고 있다. 12개의 뇌신경 가운데 가장 크고 넓게 분포되어 있다. 얼굴(안면), 입, 눈, 코, 치아, 잇몸, 혀의 감각, 음식물 씹기, 턱 벌리기, 턱 다물기 등과 관련된 신경이다.

⑥ **외전신경(外轉神經) :** 외전신경은 갓돌림신경이며 제6번 뇌신경(또는 제6뇌신경)이다. 뇌간(뇌줄기)의 교뇌(다리뇌)에 연결되어 있다. 눈돌림근육 가운데 외측직근(가쪽곧은근)에 분포 되어 있으며 안구바깥돌림운동과 관련된 신경이다.

⑦ **안면신경(顔面神經) :** 안면신경은 얼굴신경이며 제7번 뇌신경(또는 제7뇌신경)이다. 뇌간(뇌줄기)의 교뇌(다리뇌)에 연결되어 있다. 얼굴(안면)표정조절, 안면(얼굴)표정근육, 눈감기, 턱근육, 미각신경, 침(타액)샘 분비, 눈물 분비, 목(후두) 감각 등과 관련된 신경이다.

【주의사항】 중이염이나 귓속질환이 발생할 경우 제7번 뇌신경(제7뇌신경)에 질병을 일으켜 안면신경마비[顔面神經麻痺, 구안괘사(口眼喎斜), 구안와사(口眼喎斜)] 같은 질환을 초래할 수 있다. 그러므로 중이염이나 귓속질환이 발생하였을 경우엔 지체하지 말고 속히 병원 전문의의 진료를 받아서 치료하여 완치되도록 하여야 한다.
　이러한 현상은 귀뿐만 아니라 뇌신경에 직접적으로 연결된 코, 입, 혀, 눈, 목 등의 기관에도 동일하게 적용된다. 이들 기관에 질환이 발생하면 뇌신경에 문제를 야기할 수 있고, 이는 중추신경(뇌와 척수)과 관련된 질환, 그리고 다시 해당 신체부위에 질환의 악화를 초래할 수 있다. 조심해야 한다.

⑧ **청신경(聽神經) :** 청신경은 와우신경 또는 속귀신경이며 제8번 뇌신경(또는 제8뇌신경)이다. 뇌간(뇌줄기)의 교뇌(다리뇌)에 연결되어 있다. 속귀(내이)에 분포되어 있어서 속귀로부터 소리자극을 받아 중추신경계로 전달하는 신경이다. 속귀

(내이), 청각, 평형감각 등과 관련된 신경이다.

⑨ 설인신경(舌咽神經) : 설인신경은 혀인두신경이며 제9번 뇌신경(또는 제9뇌신경)이다. 뇌간(뇌줄기)의 숨뇌(연수)에 연결되어 있다. 연수(숨골) 쪽에서 나와 설근(舌根 : 혀뿌리), 인두(咽頭) 등에 분포되어 있다. 음식물을 위장으로 내려 보내기, 경동맥(頸動脈) 반사, 입소리, 입속 감각, 귀밑침샘(타액)분비, 혀의 미각, 편도, 인두 등과 관련된 신경이다.

⑩ 미주신경(迷走神經) : 미주신경은 바깥굽은신경이며 제10번 뇌신경(또는 제10뇌신경)이다. 뇌간(뇌줄기)의 숨뇌(연수)에 연결되어 있다. 연수(숨골)에서 나와 목(인두, 성대, 기관, 식도 등), 외이도, 가슴(심장, 폐, 기관지 등), 배(비장, 위장, 췌장, 간장, 신장, 소장, 대장 등 내장·소화기관) 등에 넓게 분포되어 있다. 운동신경, 지각신경, 자율신경(부교감신경) 등을 포함하고 있다. 인후(호흡, 기관지수축 등), 경동맥(頸動脈) 반사, 연동운동, 내장(소화, 효소분비, 흡수 등), 심장, 신장, 부신수질 등의 활동과 관련된 신경이다.

⑪ 부신경(副神經) : 부신경은 더부신경이며 제11번 뇌신경(또는 제11뇌신경)이다. 뇌간(뇌줄기)의 숨뇌(연수)에 연결되어 있다. 입속근육, 목근육(목빗근), 상부 등근육(승모근(僧帽筋) : 등세모근), 목 돌리기, 머리 돌리기, 어깨 돌리기, 발성운동 등과 관련된 신경이다.

⑫ 설하신경(舌下神經) : 설하신경은 혀밑신경이며 제12

번 뇌신경(또는 제12뇌신경)이다. 뇌간(뇌줄기)의 숨뇌(연수)에 연결되어 있다. 설근(舌筋 : 혀를 이루는 힘살, 혀 근육)에 분포해 있으며 혀뿌리를 지배한다. 혀를 앞으로 내미는 것, 혀를 움직이는 것과 같은 혀의 운동, 입소리, 언어 등과 관련된 신경이다.

척수신경(脊髓神經)

척수신경은 척수로부터 뻗어 나온 말초신경이다. 척수신경은 운동신경, 감각신경, 자율신경의 기능을 수행한다. 해부학적으로 척수신경은 31쌍으로 구성되어 있다.

즉, 경추(목)신경 8쌍, 흉추(등)신경 12쌍, 요추(허리)신경 5쌍, 천골(엉치)신경 5쌍, 미골(꼬리)신경 1쌍 등 신체에 있는 31쌍의 척수신경으로 구성되어 있다. 이 가운데 경추(목뼈)는 7개이나 경추신경은 8쌍으로 되어 있다. 천골은 어릴 때의 5개의 천추가 성인이 되어 하나로 뭉쳐져 있으나 그 내부의 신경은 5쌍으로 이루어져 뻗어나가고 있다. 척수신경 31쌍이 뻗어 나오는 척추와 관련된 기능은 다음과 같다.

● **경추(목뼈)신경 8쌍 :** 뇌에 혈액 공급, 수면, 불면증, 호흡, 눈, 시신경, 시력, 귀, 청각신경, 얼굴, 삼차신경, 신경통, 심장박동, 고혈압, 머리, 목, 혀, 코, 입, 인후, 알레르기, 감기, 성대, 치아, 두피, 어깨, 편도선, 갑상선, 팔, 팔꿈치, 손, 손가락 움직임 등과 관련된 기능을 수행한다.

● **흉추(등뼈)신경 12쌍 :** 심장, 폐장, 위장, 비장, 췌장, 간장, 담낭, 신장, 부신, 소장, 대장 등 오장육부, 식도, 기관지,

가슴, 늑골, 등, 어깨, 팔, 손, 움직임, 교감신경, 부교감신경, 횡격막 등과 관련된 기능을 수행한다.

● **요추(허리뼈)신경 5쌍 :** 소장, 대장, 방광, 전립선, 자궁, 난소, 생식기, 엉덩이, 서혜부, 대퇴부, 좌골신경, 고관절, 무릎, 무릎관절, 다리, 발 움직임 등과 관련된 기능을 수행한다.

● **천골(엉치뼈)신경 5쌍 :** 생식기, 방광, 엉치뼈(천골), 엉덩뼈(장골), 두덩뼈(치골), 궁둥이뼈(좌골) 등과 관련된 기능을 수행한다.

● **미골(꼬리뼈)신경 1쌍 :** 직장, 항문, 회음부 등과 관련된 기능을 수행한다. 미골통증은 천골하부에도 영향을 미치고 뇌에도 영향을 미칠 수 있다.

경추(목뼈)신경과 목디스크 부위별 증상

인간의 경추(목뼈)는 7개이지만 경추신경은 8번까지 있다. 각 사람에 따라 차이는 있겠지만 일반적으로 경추(목뼈)신경과 목디스크 부위별 질환 증상은 다음과 같다.

● **1번 경추신경 : 두개골~경추1번 :** 머리방향으로 신경이 나 있다. 이곳엔 추간판(椎間板)은 없지만 이곳이 손상받게 되면 직접적으로 뇌에 혈액 공급하는데 장애가 발생할 수 있고, 뇌의 기능에 손상을 가져올 수 있다. (편)두통, 불면

증, 호흡곤란, 감기, 고혈압, 현기증, 혼수상태, 간질, 정신(신
경)질환, 소아마비 등의 질환이 발생할 수 있다.

● **2번 경추신경 : 경추1번~경추2번 :** 머리방향으로
신경이 나 있다. 이곳에도 추간판(椎間板)은 없지만 이곳이 손
상 받게 되면 직접적으로 뇌와 시신경, 청각신경의 기능에 손
상을 가져올 수 있다. 두통, 눈질환, 귀질환, 시력장애, 청각장
애, 호흡곤란, 구토, 알레르기, 졸도, 실신, 혼수상태 등의 질환
이 나타날 수 있다.

● **3번 경추신경 : 경추2번~경추3번 사이 디스크 이상 :**
머리방향으로 신경이 나 있다. 이곳부터 추간판이 있지만 이
부위엔 목디스크 질환이 거의 일어나지 않는다. 목디스크 질
환이 발생할 경우 목통증(신경통), 어깨통증, 뒤통수통증, 삼차
신경통, 발진 등의 질환이 나타날 수 있다.

● **4번 경추신경 : 경추3~4번 사이 디스크 이상 :** 머
리방향으로 신경이 나 있다. 이 부위도 목디스크 질환이 거의
일어나지 않지만 더러 발생한다. 목디스크 질환이 발생하면
청각질환, 편도선염, 목통증, 어깨통증, 가슴통증 등의 증상이
나타날 수 있다.

● **5번 경추신경 : 경추4~5번 사이 디스크 이상 :** 어
깨방향으로 신경이 나 있다. 목디스크 질환이 약간 발생한다.
신경이 어깨위쪽에서 팔꿈치쪽으로 신경이 흐르고 있기 때문
에 어깨와 삼각근에 통증과 저림 증상이 발생할 수 있고, 팔

꿈치통증과 가슴통증도 있을 수 있다. 목통증, 편도선, 후두염 등도 발생할 수 있다. 목쉼의 증상도 있을 수 있다.

- **6번 경추신경 : 경추5∼6번 사이 디스크 이상 :** 어깨방향으로 신경이 나 있다. 대부분의 목디스크 질환이 이 부위에서 발생한다고 해도 과언이 아니다. 목(회전)을 가장 많이 사용하는 부위이기 때문이다. 이 부위에 목디스크 질환이 발생하면 목을 회전하기가 어렵게 된다. 신경이 어깨위쪽 목덜미쪽에서 시작하여 어깨와 팔뚝과 아래팔을 거쳐 엄지손가락과 검지(둘째손가락) 방향으로 흐르기 때문에 목덜미, 어깨, 팔(바깥쪽), 엄지와 검지까지 통증과 저림 증상이 발생할 수 있다. 편도선염, 후두염(통증), 기침(만성), 호흡곤란, 백일해, 기관지염, 폐렴 등의 질환도 발생할 수 있다.

- **7번 경추신경 : 경추6∼7번 사이 디스크 이상 :** 어깨방향으로 신경이 나 있다. 이 부위에도 목디스크 질환이 많이 발생한다. 신경이 어깨뒤쪽과 팔뒤쪽과 팔꿈치와 가운데손가락과 넷째손가락 뒤쪽으로 흐르기 때문에 목덜미, 어깨관절, 어깨뒤쪽(등), 견갑골 또는 양쪽 견갑골 사이(견갑골 안쪽), 팔(뒤쪽), 이두박근, 팔꿈치, 가운데 손가락과 넷째손가락까지 통증과 저림 증상이 발생할 수 있다. 갑상선, 감기 등의 질환도 발생할 수 있다.

- **8번 경추신경 : 경추7∼흉추1번 사이 디스크 이상 :** 어깨방향으로 신경이 나 있다. 이곳에는 목디스크 질환이 거의 일어나지 않지만 간혹 발생한다. 신경이 어깨와 팔과 넷째

손가락과 새끼손가락으로 흐르기 때문에 이곳에 디스크질환이 발생하면 어깨와 견갑골 바깥쪽 통증, 상완삼두근과 팔꿈치와 아래팔(안쪽) 그리고 넷째손가락과 새끼손가락까지 통증과 저림 증상이 발생할 수 있다. 갑상선, 기침, 천식, 호흡곤란 등의 질환도 발생할 수 있다.

요추(허리뼈)신경과 허리디스크 부위별 증상

각 사람에 따라 차이는 있겠지만 일반적으로 요추(허리뼈)신경과 허리디스크 부위별 질환 증상은 다음과 같다.

● 1번 요추신경 : 요추1번~요추2번 사이 디스크 이상 :
이 부위에는 허리디스크 질환이 흔하진 않지만, 발생하게 되면 사타구니와 무릎의 통증이나 저림 증상 또는 통증소실이 일어날 수 있다.

● 2번 요추신경 : 요추2번~요추3번 사이 디스크 이상 :
이 부위에도 허리디스크 질환이 흔하지 않지만, 발생하게 되면 다리와 무릎과 발목관절 통증이나 저림 증상 또는 통증소실이 나타날 수 있다. 예컨대, 무릎반사가 일어나지 않을 수 있다.

● 3번 요추신경 : 요추3번~요추4번 사이 디스크 이상 :
이 부위의 허리디스크 질환은 4번 요추신경 디스크질환 다음으로 많이 발생하는 부위이다. 질환이 발생하면 엉덩뼈(골반)와 엉치(천골)와 다리(안쪽)과 무릎에 통증이나 저림 증상이 있을 수 있고, 다리에 힘이 들어가지 못하고 엄지발가락 감각이 무딜 수 있어, 걸을 때 갑자기 절룩거릴 수 있다.

● 4번 요추신경 : 요추4번~요추5번 사이 디스크 이상 :

허리디스크 질환이 많이 발생하는 부위이다. 질환이 발생하면 엉덩뼈(골반)와 엉치(천골)와 다리(바깥쪽)과 발등과 엄지발가락 통증이나 저림 증상이 있을 수 있고, 엄지발가락과 둘째와 셋째발가락 부위에 감각이 무딜 수 있다. 이로 인해 노인들의 경우 계단이나 문턱이나 차에 오를 때 걸려 넘어질 수 있다.

● 5번 요추신경 : 요추5번~천추1번 사이 디스크 이상 :

이 부위도 허리디스크 질환이 많이 발생하는 곳이다. 질환이 발생하면 엉덩뼈(골반)와 엉치(천골)와 무릎오금(중앙)과 종아리와 발목과 발(뒤꿈치) 통증이나 저림 증상이 있을 수 있고, 발목 굽힘이나 새끼발가락 부위에 감각이 무딜 수 있다.

체성신경과 자율신경

또한 말초신경은 대뇌의 직접적인 지배를 받느냐 안 받느냐에 따라 체성신경(體性神經)과 자율신경(自律神經)으로 구분하기도 한다. 즉, 체성신경계(體性神經系)는 대뇌의 직접적인 지배를 받는 신경이다. 따라서 체성신경은 수의신경(隨意神經)이라고도 한다. 뇌신경 12쌍과 척수신경 31쌍은 체성신경계에 속한다.

반면에 자율신경계(自律神經系)는 대뇌의 직접적인 지배를 받지 않는 신경이다. 즉, 사람의 의지로 마음대로 하지 못하는 신경이다. 이를 불수의신경(不隨意神經)이라고도 한다. 교감신경과 부교감신경은 자율신경계에 속한다.

운동신경(원심성신경)과 감각신경(구심성신경)

한편, 말초신경은 기능상으로 감각신경(구심성신경)과 운동신경(원심성신경)으로 분류할 수 있다.

감각신경(感覺神經)은 구심성신경(求心性神經)으로 인체 말단의 감각기관의 감각을 중추신경으로 전달하는 기능을 수행한다. 감각신경은 체성감각(몸감각), 내장감각, 특수감각 등과 같은 감각을 말초신경계를 거쳐 중추신경계로 전달하는 기능을 수행한다.

운동신경(運動神經)은 원심성신경(遠心性神經)으로 중추신경으로부터 명령을 받아 인체 말단의 각 근육에 전달하는 기능을 수행한다.

운동신경의 기능은 체성신경계와 자율신경계가 수행한다.

체성신경계(體性神經系)는 운동신경과 감각신경으로 구성되어 있다. 체성신경계의 운동신경은 골격근이 수행하고 감각신경은 체성감각이 수행한다.

자율신경계(自律神經系)는 주로 운동신경으로 구성되어 있다. 자율신경계는 교감신경(交感神經)과 부교감신경(副交感神經) 그리고 장신경계(腸神經系)로 구성된다.

교감신경과 부교감신경은 말초신경에 속하는 자율신경인데, 상호간에 길항작용(拮抗作用)을 한다. 길항작용이란 교감신경과 부교감신경이 동시에 작용하면서 서로 간에 그 효과를 줄이는 방향으로 작용하는 것을 말한다.

교감신경(交感神經)

교감신경(交感神經)은 교감신경계라고도 하며, 운동에너지와 관련된 자율신경이라고 할 수 있다.

위급한 상황에 갑자기 부닥쳤을 때 뇌가 명령을 내리기 전에 자율적으로 눈동자가 크게 확대되고, 폐의 기관지가 확장되고, 심장박동이 빨라지고, 혈압이 올라가고, 위장의 연동운동과 소화액분비가 억제되는 것 등은 교감신경의 자율신경 작용의 사례에 해당한다.

교감신경에 관한 구체적인 내용은 "뇌단전과 건강" 장에 설명된 내용을 참고하도록 한다.

부교감신경(副交感神經)

이와는 반대로 부교감신경(副交感神經)은 에너지를 보존하는 기능과 관련된 자율신경이라고 할 수 있다.

위급한 상황이 모두 지나가고 안정이 다시 찾아왔을 때 뇌가 명령을 내리기 전에 자율적으로 눈동자가 처음 상태로 축소되고, 폐의 기관지가 좁아지고, 빨랐던 심장박동이 느려지며 정상으로 뛰게 되고, 혈압이 정상수준으로 되돌아오고, 위장의 연동운동과 소화액분비가 촉진 되는 것 등은 부교감신경의 자율신경 작용의 사례에 해당한다.

부교감신경에 관한 구체적인 내용은 "뇌단전과 건강" 장에 설명된 내용을 참고하도록 한다.

장신경계(腸神經系)

장신경계(enteric nerve system)는 과거에는 부교감신경에 속하는 것으로 보았으나 지금은 중추신경계와는 독립적으로 기능하며 또한 교감신경과 부교감신경의 자율신경계와도 독립적으로 존재하며 그 기능을 수행하는 것으로 알려져 있다.

장신경계는 협의로는 창자에 분포되어 있는 신경계를 의미하고, 광의로는 식도(食道), 위(胃), 비장(脾臟 : 지라), 췌장(膵臟 : 이자), 담낭(膽囊 : 쓸개), 십이지장(十二指腸), 소장(小腸), 대장(大腸), 직장(直腸) 등 인체의 소화기관 전반에 분포되어 있는 신경계를 의미한다.

장신경계는 운동신경(원심성신경)과 감각신경(구심성신경)을 모두 갖고 있어서 뇌와는 독립적으로 그 기능을 수행한다고 알려져 있다. 예컨대, 음식을 먹을 때 뇌의 도움을 받지 않고 음식물을 식도, 위, 십이지장, 소장, 대장 등의 소화기관들을 통과시키면서 음식물의 운반, 분해, 소화, 흡수, 배설 등의 작용을 수행하는 것이 그러한 예이다.

하지만 다른 한편으로는 뇌와 정보를 어느 정도 교환하고 있는 것으로도 알려져 있다. 예컨대, 스트레스를 받을 때 뇌가 스트레스 호르몬을 분비하여 위장에 부정적인 영향을 끼쳐 위장질환과 같은 질병이 위장에 그 증상이 나타나는 것은 장신경계와 뇌가 정보를 교환하고 있다는 예가 된다.

또한 장신경계는 세로토닌(serotonin), 도파민(dopamine), 아세틸콜린(acetylcholine), 엔도르핀(endorphin) 등 수십 종류의 다양한 호르몬(화학물질, 내분비물질, 신경전달물질)들도 분비하고 있는 것으로 알려져 있다. 세로토닌(serotonin)은 불안과 우울증을 치료하며 행복감, 수면 등을 증진시키는 역할을 하는 호르몬이다. 도파민(dopamine)은 기쁨, 쾌감, 의욕, 흥분 등을 증진시키는 역할을 한다. 아세틸콜린(acetylcholine)은 학습, 기억력, 수면 등을 증진시키는 역할을 한다. 엔돌핀(엔도르핀, endorphin)은 진통효과를 증진시키는 역할을 한다. 또한 장신경계는 뇌가 수행하고 있는 조정과 통제 기능도 일부 담당하고 있는 것으로 알려져 있다.

이러한 사실은 장신경계가 튼튼하면 사람의 감정조절도 잘되고, 긍정적이 되고, 면역력도 증진하여 건강하고 행복한 삶을 누리는데 기여하게 된다는 것을 의미하는 것이라고 할 수 있다. 만약에 그 반대로 장신경계가 질병에 시달리게 되면 감정조절도 제대로 안되고, 부정적이 되고, 면역력도 떨어져서 건강에 문제가 발생하게 된다. 예컨대, 일반적으로 장신경계에 문제가 있는 사람은 대부분의 일에 짜증을 잘 내고 화를 잘 낸다거나 또는 우울하거나 우울증 증상이 있다.

장신경계는 중추신경계와 교감신경과 부교감신경의 자율신경계와 독립적으로 기능을 수행한다고 하여 제3의 신경계라고도 한다. 또한 장신경계의 운동, 감각, 신경전달물질(호르몬), 면역세포, 조정과 통제 등의 속성들 때문에 장신경계는 제2의 뇌(the second brain)라고 불리기도 한다.

그런데 활기혈단(活氣血丹)에서는 심(心)의 마음은 사람의 생각, 의지, 성격, 감정, 지식, 기분, 느낌 등의 움직임을 다스리는 중요한 역할을 수행하고 있다는 전통 동양의학의 관점을 견지하고 있기 때문에 그러한 기능을 수행하는 현대 서양의학의 뇌(腦)에 견주어 제2의 뇌라고 칭하고 있다.

따라서 활기혈단에서는 심장의 마음은 생각, 감정, 의지, 성격 등을 다스리는 제2의 뇌이고 장신경계는 소화기관을 다스리는 제2의 뇌가 된다. 이들은 각각 마음과 소화에 작용하는 중요한 역할을 수행하는 것이기에 수련에서도 이를 중요하게 단련하고 있다.

또한 장신경계의 이러한 중요한 기능 때문에 활기혈단에서는 장신경계와 관련이 있는 뇌단전, 심단전, 완단전, 신단전, 장단전, 반단전의 수련도 추단전의 수련과 함께 수행하여 이들을 튼튼하고 건강하게 관리하는데 기여하고 있다.

추단전 수련과 건강증진

추단전 수련에서는 빛 에너지 충전·치유의 참된 기 즉 진기(眞氣)가 추단전을 잘 순환하고, 기혈의 순환을 원활하게 하고, 추단전을 강화하고, 질병을 예방하고 치료하는데 기여하도록 하여야 한다.

추단전에 기(氣)를 쌓고 운행하고자 할 땐 중추신경(中樞神經 : 뇌와 척수)을 중심으로 기를 쌓고 운행하여 말초신경(末梢神經 : 뇌신경, 척수신경, 자율신경)으로 그 기를 확산, 발산하며 그리고 전신(全身)으로 기를 순환시키며 기혈(氣血)이 잘 순환하도록 하여야 한다.

즉, 앞에서 언급한 것처럼, ① **머리정수리에서 경추(1~3번)까지 부위의** 대뇌(두정엽, 전두엽, 후두엽, 측두엽), 간뇌(시상, 송과체, 시상하부, 뇌하수체), 뇌간(중뇌, 교뇌, 연수), 소뇌 부위, ② **경추(1~7번)에서 흉추(1번)까지 부위의** 경추와 경추척수와 경추신경 부위, ③ **경추(4~7번)에서 흉추(1~3번)까지 부위의** 어깨와 손과 부위, ④ **흉추(3~7번) 부위의** 심장과 허파 관련 부위, ⑤ **흉추(7~12번)에서 요추(1~2번)까지 부위의** 위장, 비장, 췌장, 간, 담낭 관련 부위, ⑥ **흉추(11~12번)에서 요추(2~4번)까지 부위의** 신장과 비뇨기계 부위, ⑦ **요추(1~5번)에서 천추(1~3번)까지 부위의** 소장과 대장 부위, ⑧ **요추(4~5번)에서 천추(1~5번)까지 부위의** 골반과 고관절과 생식기계 부위, ⑨ **천추(4~5번)에서 꼬리뼈까지 부위의** 미추와 미추신경 부위, ⑩ **꼬리뼈에서 회음부까지 부위의** 회음(會陰) 부위, ⑪ **넓적다리에서 무릎까지 부위**와 대퇴부와 무릎과 무릎관절 부위, 그리고 ⑫ **아랫다리에서 발바닥까지 부위**에 이르기까지 기혈이 막힘없이 잘 흐르도록 하여야 한다.

빛 에너지 충전·치유의 참된 기 즉 진기(眞氣)가 그렇게 중추신경과 말초신경과 전신으로 원활하게 순환하도록 하여 기혈의 순환이 원활하도록 하여야 한다.

이와 함께 활기혈단 조동(調動) 수련도 꾸준히 잘하여 추단전을 강화하여 추신경과 말초신경과 전신으로 원활하게 순환하도록 하여 기혈의 순환이 원활하도록 하여야 할 것이다.

추단전을 수련하기 전에 먼저, 뇌단전, 경단전, 견단전, 수단전, 심단전, 완단전, 신단전, 장단전, 반단전, 슬단던, 족단전을 순차적으로 수련하여 기혈을 잘 순환시킨 다음에, 추단전을 수련하도록 한다. 〈그림 3.14.3〉 참조.

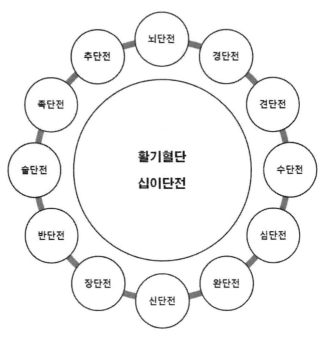

〈그림 3.14.3〉 활기혈단 추단전과 십이단전 순환관계

　그리하여 십이단전 전반에 기혈순환이 이루어지며, 중추신경(뇌와 척수)과 말초신경(뇌신경, 척수신경, 자율신경) 그리고 온몸의 신경, 뼈, 골수, 혈관, 근육, 피부 등 전신에 기혈순환이 원활하게 잘 이루어지도록 하여야 할 것이다. 그리하여 건강하고 행복한 삶을 누리는데 기여하도록 하여야 할 것이다.

맺음말

인간은 누구나 건강하고 행복한 삶을 누릴 권리와 의무가 있다. 권리라는 것은 하나님이 인간에게 부여한 천부인권이라는 것이고 의무라는 것은 인간의 청지기로서의 의무이다.

행복하기 위해서는 몸이 건강해야 한다.

인간은 자신의 몸의 청지기이다. 여기서 몸이란 심(心), 신(身), 정(精)을 포괄하는 넓은 의미의 몸이다. 청지기의 소명은 하나님이 부르시는 그날까지 자신의 몸을 잘 관리하는 것이다. 자신의 몸을 잘 관리하기 위해 기혈을 잘 관리하여야 한다.

이를 위해 활기혈단 수련, 연마가 필요하다. 그 수련, 연마는 꾸준한 노력이 필요하다. 건강은 거저 오는 것이 아니다. 청지기로서의 소명은 하나님이 부르시는 그날까지 성실히 잘 관리하는 것이다. 그러므로 성실히 꾸준하게 수련하고 연마하여야 할 것이다.

예컨대, 각 사람의 체질이나 건강상태에 따라서 다를 것이겠지만, 미국 산부인과 의사 아놀드 케겔(Arnold Kegel)이 여성들의 요실금 예방과 치료를 위해 1949년에 개발한 케겔운동(골반근육운동)과 같은 운동 하나만 보더라도 최소한 6개월 이상 운동해야 그 효과가 나타난다고 알려져 있다. 이 케겔운동(골반근육운동)은 활기혈단 수련, 연마과정에서 자연스럽게 이루어지고 있으며, 남성과 여성 모두에게 그 효과가 있다.

이 책에서는 지금까지 활기혈단(活氣血丹) 수련, 연마를 위한 십자다이아몬드와 십이단전편의 내용을 전개하였다.

즉, 제1.1장에서는 활기혈단의 목적과 필요성과 효능을 중심으로 살펴보았다. 제1.2장에서는 활기혈단 수련, 연마에서 지켜야 할 활기혈단의 일반원칙을 중심으로 살펴보았다. 제1.3장에서는 활기혈단의 조심, 조신, 조식, 조환, 조동 다섯 기본준칙을 중심으로 살펴보았다. 그리고 제1.4장에서는 활기혈단 수련, 연마, 운동(특히 조동)에서 활용될 활기혈단 십자다이아몬드 모형을 중심으로 살펴보았다.

제2.1장에서는 기혈과 태극의 관점을 다양한 시각에서 살펴보았다. 제2.2장에서는 기상과 감사기도의 필요성과 방법들을 살펴보았다. 제2.3장에서는 수련, 연마에서 또는 일상생활에서 호흡의 중요성을 인식하며 호흡의 기본원칙들을 다양한 실습들과 함께 살펴보았다. 그리고 제2.4장에서는 활기혈단의 자연호흡의 기본인 복식호흡과 횡격막호흡의 내용과 방법을 중심으로 살펴보았다.

제3.1장에서는 전통 동양의학 관점의 단전의 개념과 종류를 중심으로 살펴보았다. 제3.2장에서는 활기혈단 십이단전과 십이단전호흡을 중심으로 살펴보았다. 제3.3장에서는 뇌단전과 건강을 중심으로 뇌단전, 뇌호흡 등의 수련, 연마법을 살펴보았다. 건강하기 위해서는 뇌가 건강해야 한다.

제3.4장에서는 경단전과 건강을 중심으로 살펴보았다. 목은 머리와 몸통을 잇는 중요한 부위이자 또 목 자체에 중요한 신경들이 뻗어나가고 있기 때문에 잘 관리해야 한다. 제3.5장에서는 견단전과 건강을 중심으로 살펴보았다. 젊어서는 물론이고 나이가 들수록 어깨손상이나 질환이 많이 발생하기 때문에 잘 관리하여야 한다. 제3.6장에서는 수단전과 건강을 중심으로 살펴보았다. 손에는 오장육부의 기혈이 흐르고 있기 때문에 잘 관리하여야 한다.

제3.7장에서는 심단전과 건강을 중심으로 살펴보았다. 심장과 폐는 인간의 기혈을 직접적으로 박동시키는 매우 중요한 기관이기 때문에 잘 관리하여야 한다. 제3.8장에서는 완단전과 건강을 중심으로 살펴보았다. 위장, 비장, 췌장, 간장, 담낭은 인간의 생명을 지속시키는 후천기를 생성하는 매우 중요한 기관이기 때문에 잘 관리하여야 한다. 제3.9장에서는 신단전과 건강을 중심으로 살펴보았다. 신장은 선천기가 머무르는 곳이고 방광과 같은 비뇨기계에 직접적으로 영향을 미치고 또한 삼초에 영향을 미치기 때문에 잘 관리하여야 한다.

제3.10장에서는 장단전과 건강을 중심으로 살펴보았다. 소장과 대장과 장신경계는 영양분을 소화, 흡수하여 인체에 공급하는 중요한 기관이기 때문에 잘 관리하여야 한다. 제3.11장에서는 반단전과 건강을 중심으로 살펴보았다. 골반과 고관절, 천추신경 등은 상체를 지탱하며 하체를 이어주는 역할을 하기 때문에 이곳이 손상되면 거동에 장애가 발생하게 됨은 물론이고 심할 경우엔 생명의 단축까지도 가게 되기 때문에 잘 관리하여야 한다.

제3.12장에서는 슬단전과 건강을 중심으로 살펴보았다. 특히 나이가 들수록 무릎관절에 손상이 많이 발생하기 때문에 평소에 잘

관리하여야 한다. 제3.13장에서는 족단전과 건강을 중심으로 살펴
보았다. 손과 같이 발에는 오장육부로 흐르는 기혈이 흐르고 있기
때문에 잘 관리하여야 한다.

　제3.14장에서는 추단전과 건강을 중심으로 살펴보았다. 중추신
경(뇌와 척수)과 말초신경(뇌신경, 척수신경, 자율신경)을 잘 관리
해야 한다는 것은 아무리 강조해도 지나치지 않다.

　어떤 운동을 수련한다고 하여 인간이 신이 되는 것은 아니
다. 지금까지의 내용을 통해서 보았듯이 과학기술이 발달한
현대에 있어서도 인간이 질병에 걸릴 가능성은 상존(常存)한
다. 반가운 소식은 질병을 예방하거나 치료할 수 있는 가능성
도 상존한다는 것이다. 그러므로 인간은 교만해서도 안 되지
만 좌절해서도 안 된다. 오늘을 주시고 일용할 양식을 주심에
항상 감사하며, 겸허한 태도로 활기혈단 수련에 임하도록 하
여야 할 것이다.

　활기혈단 수련이나 일상생활에서 『활기혈단(活氣血丹) 십자
다이아몬드와　십이단전편』, 『활기혈단(活氣血丹) 기혈지압마
사지와　건강양생운동편』, 『활기혈단(活氣血丹) 영양·운동·수면
과 14경맥·경혈편』 등의 도서들을 함께 학습하고 그 내용을 숙
지하여 잘 활용하도록 하여야 할 것이다. 그리하여 건강하고
행복한 삶을 누리는데 기여하도록 하여야 할 것이다.

참고문헌

Hannula, Dick. (1995). *Coaching Swimming Successfully*. USA: Human Kinetics Publishers, Inc.

Thomas, David G. (1990). *Advanced Swimming: Steps to Success*. USA: Leisure Press.

Thomas, David G. (1996). *Swimming: Steps to Success*. USA: Human Kinetics Publishers, Inc.

경영행정전략연구원, 활기혈단 태극 건강행복 갈등관리 (2017). https://blog.naver.com/nawiz21c

경혈사전_한닥터. (2017). http://www.haandoctor.com

곽영통·조윤희. (2010).『한눈에 보이는 경혈학 참고서 : WHO 표준경혈자리 기준』. 경기도: 집문당.

김국성. (1999).『한국 기공의 이론과 실제』. 서울: 단.

김두원·김승수. (2010).『경혈총서 침·뜸 온구법』. 서울: 글로북스

김명희. (2012). 삼태극의 의미고찰,「MUNHWAJAE Korean Journal of Cultural heritage Studies」, 45(1), pp.4-15.

김병화. (2004). 태극권이 인체 12경맥에 미치는 영향에 관한 연구.「논문집(동원대학산업기술연구소)」, 9, pp.15-18.

김승수. (1995).『침구 편작보감 I』. 서울: 성한&김.

김영섭 감수. (2014).『허준 동의보감』. 서울: 아이템북스.

김영학. (1999).『파워 검도교실』. 서울: 삼호미디어.

김정구. (2017.6). 12경맥과 12경별 기혈운행시키고 병리 변화 반영한다.「전통의학」, 146, pp.66-67.

김정행 외 13인. (2004).『유도』. 서울: 홍경.

류태우. (2002).『전통 침구경락』. 서울: 음양맥진출판사.

류현모·윤원준. (2005). 골형성 및 혈관 석회화 관련 전사인자들의 역할,「대한내분비학회지」,20(6), pp.589-596.

만탁치아저, 김경진역. (2002).『기공마사지』. 서울: 하남출판사.

본문상백(本間祥白). (1972).『도해 침구실용경혈학』. 대구시: 동양종합통신대학교육부.

손인철·안성훈·구성태. (2007).『알기쉬운 경혈학』. 서울: 의성당.

신정기부저, 유문열역. (1990).『기와 건강 도인술』. 서울: 고려문학사.

쓰무라 다카시저, 이동현역. (1993).『즐거운 기공 입문』. 서울: 소나무.

안석진 외 11인. (2004). 정상혈압을 가진 성인에서 운동부하검사시 혈압상승과 Vascular Compliance(혈관 탄성도)의 관계.「Korean Circulation Journal」, 34(8), pp.784-788.

염장호. (2001). 『화랑검도』. 서울: 오성출판사.

왕얼핑(王二平)저, 방기한편. (2010).『태극권 경기투로 42식 태극권』. 경기도 : 동선재.

우실하. (2006). 산태극/삼원태극 문양의 기원에 대하여, 「정신문화연구」, 29(2), pp.205-237.

유태우. (2000).『수지침입문강좌』. 서울: 음양맥진출판사.

유태우. (2012).『건강을 위한 과학적인 수지침 요가』. 서울: (주)고려수지침.

유태우. (2014).『고려수지침을 발전시킨 서금의학개론』. 서울: (주)고려수지침.

유태종. (2008).『식품 동의보감』. 서울: 아카데미북.

윤형구(Hyung-Ku Yoon), 단진명(Jin-Myong Dan). 2010. Femoral Neck Fracture(대퇴 경부 골절), J Korean Hip Soc

22(1), pp. 13-19.

이기세·신원. (2007). 『실전 경호무도 합기도편』. 서울: 대경북스

이덕방. (2009). 『종합태극권(42식)』. 원음예술사.

이덕인. (2000). 『32식 태극검』. 광동복광영음우전유한공사.

이덕인. (2000). 『88식 태극권』. 광동복광영음우전유한공사.

이덕인. (2001). 『52식 태극선』. 광동복광영음우전유한공사.

이덕인. (2005). 『36식 태극도』. 광동복광영음우전유한공사.

이동현. (1992). 『생활기공』. 서울: 정신세계사.

이상용. (2007). 『경혈학』. 서울: 청홍.

이성우역. (2003). 『최신 유도기법』. 서울: 서림문화사.

이원춘편. (2002). 『중국전통 기공 146 가지』. 서울: 소라.

이종림. (1996). 『검도』. 서울: (주)한국문원.

이찬. (2002). 『태극권강좌』. 서울: 하남출판사.

이찬. (2003). 『태극권경』. 서울: 하남출판사.

이찬. (2003). 『태극권비결』. 서울: 하남출판사.

인민중국잡지사편. (1990). 『중국기공체조』. 서울: 동문선.

전신·배금편, 문준철역. (2001). 『엄신 기공학 텍스트』. 서울: 한·중기공건강연구소.

정무체육회편, 김상덕역. (1996). 『창술교본』. 서울: 서림문화사.

정무체육회편, 김상덕역. (1997). 『도술교본』. 서울: 서림문화사.

정무체육회편, 김상덕역. (1999). 『곤술교본』. 서울: 서림문화사.

정무체육회편, 김상덕역. (2002). 『검술교본』. 서울: 서림문화사.

정태영·정성노·유화승. (2008). 태극권 수련이 암환자의 삶의 질에 미치는 영향, 「대한암한의학회지」, 13(1), pp.33-42.

조아요의 경혈학 강의, 조연호 자연치유사의 경혈학보감. (2017). http://blog.naver.com/calcho1

조연호. (2016). 『조연호의 원시인 건강법 : 8체질 자연치유 이야기』. 서울 : CH출판.

조은훈. (1994). 『사학비권』. 서울: 서림문화사.

지용언. (1973). 『선법무술 혈도호신술』. 서울: 태웅출판사.

진정뢰저, 방기한편. (2010). 『진씨태극권 노가일로』. 경기도 : 동선재.

천대윤. (2012). 『창발전략경영혁신과 리더십』. 서울 : 삼현출판사.

쿵후무술연구회. (2004). 『비전 진가태극권』. 서울: 내외출판사.

표준경혈DB, 한의학융합연구정보센터. (2017).
   https://www.kmcric.com

한국레저연구회. (2005). 『실전 복싱교본』. 서울: 예문당.

한국전통지식포탈. (2017). http://www.koreantk.com

한의학대사전편찬위원회. (2004). 『한의학대사전』. 서울: 누리미디어.

황토, 지장수 그리고 대체의학. (2017). https://hwangto.wordpress.com

찾아보기

70:30 호흡원칙 /223, 281
가부좌와 반가부좌 /169
가성관절과 진성관절 /387
가슴과 등이 열리고 얼굴에 화평과 미소 /187
간(肝) /425
간뇌(間腦) /306, 362
간동맥, 간문맥 /425
감사기도로 시작하는 하루 /168
감사와 겸허한 마음으로 활기혈단 수련 /201
감사해야 할 사항들 /171
갑상선, 흉선, 심장, 폐장, 위장, 소화기, 간장 /186
개흡합호(開吸合呼) /224, 225
객관성(客觀性) /37
거식증 /418
건강과 행복 /32
건강백세 기혈태극운동 /35
건강하고 행복한 뇌와 삶 : 건강하고 행복한 삶을 누리기 위해서는 뇌가 건강하고 행복해야 /370
건강행복양생학 /35
걷기운동의 중용 등 운동의 중용 /91
검상돌기 /182, 183
견갑흉곽관절 /387
견관절 /386
견단전 /270, 385
견단전 부위 /385

견단전 수련과 건강증진 /390
견단전과 건강 /385
견단전과 등골 /389
견쇄관절 /387
경단전 /270, 379
경단전 부위 /379
경단전 수련과 건강증진 /384
경단전과 건강 /379
경추(목뼈)신경과 목디스크 부위별 증상 /380, 492
경험가능성 /37
고령사회, 고령화사회 /31, 203
고령사회와 건강하고 행복한 삶 /31
고차적 태극으로 승화 /159
골반강과 골반 /459
골반강화운동 /236
골반과 고관절 /454
골반근육운동(케겔운동) /462, 503
공기의 성분 /115, 282
과식증, 폭식증 /419
과음, 과식, 과로는 건강의 적 /88
관계와 건강 /51
관절낭 /69, 270, 386, 387, 390, 466
교감신경 /322, 497
교감신경과 부교감신경 /322
교감신경과 부교감신경의 상반기능과 협조기능 /324
국민 암 예방 10대 수칙 /48
궁보자세 /64, 142

균형 잡힌 식사의 중용 /89

극돌기 /287, 441

글루카곤, 글리코겐 /335, 423, 4240, 438

금진옥액으로서 침(타액)의 중요성 /220

기능으로서의 오장육부와 장기로서의 오장육부 /110

기도(祈禱) : 은혜에 감사 /73

기도, 기관지 확장(교감신경)과 수축(부교감신경) /325

기도, 노래(찬송), 빛 에너지 충전·치유 명상(묵상), 수련, 치유의 수련과정 /73, 293, 318

기도할 때의 손의 자세 /178

기상과 감사기도 /165

기와 단전과 기관 /267

기와 혈은 생명존속의 기본, 하나님이 주신 것 /34

기침단전과 70:30 호흡원칙 /223

기혈(氣血) /34, 145

기혈과 태극 /145

기혈생즉생 기혈사즉사 /148

기혈취즉생 기혈산즉사 /132

기흡락호 /225

길항작용 /498

까치발 서기 운동 /244

꼬리표 /80

나비효과 /95

나이 먹음과 뇌의 발달 관계 /371

난소 /433, 440, 459

날마다 운동의 중용 /90

내지르거나 찌를 때 또는 걷어찰 때 숨을 내쉰다【실습3~4】/227

노궁혈과 용천혈 /393, 394

노래(찬송) /76

노르아드레날린(노르에피네프린) /329, 436

뇌(腦) /297, 486

뇌간(腦幹) /306, 365

뇌교(腦橋) /367

뇌단전 /269, 298

뇌단전 뇌호흡과 신경계 /319

뇌단전 수련과 건강증진 /375

뇌단전과 건강 /297

뇌단전과 뇌 /304

뇌단전과 뇌호흡 수련과 기도, 노래(찬송), 빛 에너지 충전·치유 명상(묵상), 수련, 치유의 수련과정 /318

뇌단전과 뇌호흡의 정의 /298

뇌단전과 뇌호흡의 활기혈단 /317

뇌단전의 부위와 중심 /305

뇌단전의 정의 /298

뇌신경 /488

뇌와 신체 /372

뇌의 성장과 발전 요인 /301

뇌의 신경세포(뉴런) /314

뇌의 에너지 소비량과 활기

혈단 /308
뇌의 전체성 /368
뇌의 종류와 구성 /305
뇌의 종류와 기능의 통합성 /337
뇌에 충격이나 타격 /315
뇌의 크기 /307
뇌하수체 /361, 363
뇌호흡의 정의 /299
누를 때 숨을 내쉰다【실습 13~15】/232
눈물분비 억제(교감신경)와 촉진(부교감신경) /331
뉴런(neuron) /198, 300, 314
다리는 제2의 심장 /91, 410
다이놀핀 /38, 66, 501
다이아몬드 /136
단전시스템 /267, 274
단전으로서 하단전과 하단전 혈(음교혈, 기해혈, 석문혈, 관원혈) /262
단전의 개념과 종류 /261
단전의 정의 /261
단전호흡과 명문호흡과 복식 호흡 /283
담낭(膽囊 : 쓸개) /427
당길 때 숨을 내쉰다【실습 9~12】/230
대기압 /2073, 211
대뇌(大腦) /306
대뇌변연계 /353
대뇌피질(대뇌겉질) /341
대사증후군 /254, 405

대장 박테리아(세균) /449
대장암 예방 /452
대장(큰창자) /448
대퇴사두근과 햄스트링 /469, 470, 471, 472
도파민 /38, 499
도파닌, 엔돌핀, 다이놀핀, 세로토닌 /38, 40
동공 확대(교감신경)와 축소(부교감신경) /330
동방결절 /399
동서남북과 중앙 방위 /136
동양의학과 서양의학에서의 오장육부 /192
동양의학과 서양의학의 조화 /193
동적 양(陽), 정적 음(陰), 사랑 덕(德) /156
동전의 양면과 같은 건강과 질병 /42
동중정 정중동 /133
동즉생 정즉사, 기혈취즉생 기혈산즉사 /132
두개골, 두개강, 척추강, 뇌막, 뇌척수액 /314
두정엽 /342
들어 올릴 때 숨을 내쉰다 【실습29~35】/239
등짐을 지고 일어설 때 숨을 내쉰다【실습27~28】/238
땀샘 분비 촉진(교감신경)과 억제(부교감신경) /333
랑게르한스섬 /335, 424, 438

마음운동 /129, 130
말초신경 /320. 488
말초신경과 자율신경 /320
맵고 짠 식습관은 중용의 적
　/89
멜라토닌 /55, 175, 364
면역력과 건강 /43
명문혈 /285, 286, 441
목근육의 부드러운 이완 /382
몸 : 뇌, 오장육부, 척추, 뼈,
　근육, 신경, 혈액, 경락 /110
몸 안쪽으로 모을 때 숨을
　내쉰다【실습16~20】/233

무릎과 무릎관절 /466
무릎관절강화운동 /237
무산소 /119
무의식과 의식 /72
무지외반증 예방과 치료 /478
무침, 무구, 무강타 /99
물과 공기 양생환경 /125
물리학적 관점의 호흡 /204
미려중정 /217
미세먼지, 초미세먼지 /51,
　126, 319
미토콘드리아(mitochondria ：
　사립체, 활력체) /292
밀거나 밀칠 때 숨을 내쉰다
　【실습1~2】/225

반단전 /273, 453, 461
반단전 수련과 건강증진 /461
반단전과 건강 /453
밤의 수면과 낮의 운동은 24시
　간 주기 음양 관계 /176

방광수축 억제(교감신경)와
　촉진(부교감신경) /330
방송금(放鬆錦) /97
배꼽에 대한 서양의학과
　동양의학의 관점 /264
백회혈과 사신총혈 /343, 344
뱃살, 비만과 양생환경 /127
뱃살빼기 운동 /234, 235
변연계(대뇌변연계) /353
변연계의 정동기능 : 감정의
　뇌 /353
변연엽 /362
변연피질(구피질과 고피질)
　/338
복식호흡 /180, 213, 215,
　2473, 248, 250, 255, 256,
　283, 294
복식호흡과 횡격막호흡 /247
복식호흡과 횡격막호흡과 복
　강과 흉강 /250
부교감신경 /323, 497
부드러운 발성 /382
부비강과 코털 /214
부신(곁콩팥) /435
부신수질과 아드레날린 /436
부신피질과 코르티코이드 /438
분노와 울분 대신에 사랑과
　온유 /157
분압 /206
분절운동(혼합운동) /272, 448
불(전등)을 켜지 말고 기도할
　것 /173
비뇨기계 /109, 276, 431,
　432, 440, 483

비장(脾臟 : 지라) /420
빛 /76
빛 에너지 충전·치유 명상(묵상) /75, 177, 318
빛 에너지 충전·치유 명상(묵상)과 기도합장자세 /177
사기(邪氣) /84, 104, 157, 223
사랑과 희락과 화평과 온유 /84
사신총혈 /343, 344, 345
사전적 의미의 호흡 /205
산도(pH) /119, 120, 121
산성체질 /119
산소 소비(뇌) /309
삼초 /55, 110, 140, 153, 162, 184, 192, 442
상단전 /261
상체를 세울 때 숨을 내쉰다 【실습25~26】/237
상초 /184, 442
생명의 에너지로서 기, 생명의 피로서 혈 /148
생물학적 관점의 호흡 /206
생식기계 /440, 483
생체시계 서캐디언리듬과 건강 /53
생체시계와 육장육부 기능(전통 동양의학) /54
생활환경과 건강 /51
선천적 기혈과 후천적 기혈 /149
선흡후호 /225
성인의 정상혈압과 고혈압 범위 /403

세계보건기구 /32, 33, 41, 45
세로토닌 /38, 39, 40, 66, 93, 349, 356, 500, 501
세월을 이길 수는 없어도 활기혈단으로 건강하고 행복하게 함께 갈 수는 있다 /202
세포, 조직, 기관, 기관계 /94
세포호흡과 정상세포와 암세포의 호흡 /299
소뇌(小腦) /307, 368
소장(작은창자) /446
소화기관 연동 억제(교감신경)와 촉진(부교감신경) /334
소화액 분비 억제(교감신경)와 촉진(부교감신경) /334
손톱과 손의 청결 /184
송과선, 송과체 /363
수단전 /271, 391
수단전 노궁혈과 건강 /393
수단전 부위 /391
수단전 수련과 건강증진 /396
수단전과 건강 /391
수련 : 심(心)신(身)정(精) 연마 /82
수면과 성장호르몬과 면역호르몬 /175
수면중추, 각성중추, 호르몬 /174
수면중추와 각성중추, 수면호르몬과 활동호르몬 /174
수의운동과 말초신경 /321
순식복식호흡과 역식복식호흡 /250

숨을 참거나 멈추지 않는 자
  연호흡법 /114
스테로이드 호르몬 /329
슬관절강(무릎관절강) /464
슬단전 /273, 463
슬단전 수련과 건강증진
  /469
슬단전과 건강 /463
시상(視床) /362
시상전핵 /361
시상하부 /359, 363
신간동기 /440, 441, 442, 476
신경세포(뉴런) /198, 300, 314
신단전 /272, 431
신단전 수련과 건강증진 /443
신단전과 건강 /431
신단전과 명문혈과 신간동기
  /441
신단전과 삼초 /442
신단전과 선천기 /439
신장(콩팥) /272, 328, 433
신체와 12부위 /59
심, 마음은 제2의 뇌(腦) /59
심·신·정 /106
심·신·정 삼위일체 /106
심단전 /271, 397
심단전 수련과 건강증진 /409
심단전과 건강 /397
심신(마음과 몸)과 건강 /50
심신방송 /105, 114, 168
심신방송과 편안한 자세 /168
심신방송과 호흡 /114
심운동, 신운동, 정운동의 삼
  위일체 운동 /129

심장과 심단전 /399
심장과 심포와 폐 /183
심장박동 증가(교감신경)와
  억제(부교감신경) /3204
심정신송 /217
십(十)자 /135
십이단전 /269
십이단전 기반의 수련, 연마
  /102
십이단전 수련과 연마 /278
십이단전 순환의 단전호흡
  /290
십이단전과 기도, 노래(찬송),
  빛 에너지 충전·치유 명상
  (묵상), 수련, 치유의 수련
  과정 /293
십이단전과 환경 /274
십이단전의 명칭과 부위 /276
십이단전의 연속성과 건강
  /280
십이단전의 흐름도 /278
십이단전호흡과 전신호흡과
  세포호흡의 미토콘드리아
  /291
십자다이아몬드 모형 /135
십자다이아몬드 모형 순차경
  로 /137
십자다이아몬드 육장육부정
  신기혈신경계 /139
쓸개즙 억제(교감신경)와 촉
  진(부교감신경) /327
아드레날린(에피네프린) /175,
  329, 436
아령(dumbbell) 벤트오버로우

운동 /231
아세틸콜린 /501
아토피성 피부염 /126

안구건조증 /331, 332
안드로겐 / 329
안전사고나 상해 예방의 기
　도와 기혈지압마사지 /167
알도스테론 /329
알츠하이머병과 치매 /377
알칼리성체질 /120
암 예방과 치료에 좋은 식품
　/46
암세포번식의 환경 /119
암을 유발(유발 가능성이 있
　는) 식품 /47
약과 활기혈단 /195
약의 부작용 /195
양발은 어깨너비만큼 /185
양생환경으로서 생활환경과
　자연환경 /126
어둠 /77, 80, 104, 157
어둠의 터널시야 /77
에너지 소비(뇌) /308
엔돌핀(엔도르핀) /38, 501
엔트로피 증가의 법칙 /133

역기(barbell) 데드리프트 운동
　을 할 때 주의할 점 /241
연동운동(꿈틀운동) /272, 334,
　418, 448
연령대별 정상맥박수 /253,
　404
연수(延髓) /367
열 두 부위와 올바른 몸가짐

/109
열손가락 합장, 분장 순서 /187
오디괄약근 /327, 328
오십견(동결견, 유착성 관절
　낭염) /69, 270, 390, 466
오작교(천교) /218
오장육부와 음식 /44, 45
옥당혈 /183
온전히 누려야 할 건강하고
　행복한 삶 /57
올바른 마음가짐 /104
올바른 몸가짐 /109
올바른 양생환경 /117
올바른 움직임으로 건강하고
　행복한 삶 증진 /131
완단전 수련과 건강증진 /429
완단전(脘丹田) /271, 411
완단전과 건강 /411
요추(허리뼈)신경과 허리디스
　크 부위별 증상 /496
용천혈과 노궁혈 /476, 477
우울증, 조울증, 공황장애 /129
우주, 인간, 천지의 조화와
　심, 신, 정의 조화 /146
운동 /36, 37
운동, 작업, 일상생활 호흡의
　기본원칙 /224
운동기능(교감신경)과 에너지
　절약기능(부교감신경) /323
운동시간의 중용 /90
운동신경(원심성신경)과 감각
　신경(구심성신경) /486
움직임과 건강 /52

원뇌(原腦) /364
위(胃) /414
위계적 서열이 아닌 사랑의 덕으로 조화 /162
위샘이 분비하는 소화효소들 (펩시노겐, 염산, 뮤신, 가스트린) /419
윗몸 일으키기 운동 /245
유산소 /120
유전병과 식생활환경 /123
유착성 관절낭염(오십견, 동결견) /69, 270, 390, 466
음식물과 건강 /43
음식물로 치료할 수 없는 병은 약으로도 치료할 수 없다 /197
음양 개념의 상대성 /191
의념, 믿음 /71, 108
의념감사기도 /172
의원병과 건강 /49
의학과 활기혈단 /193
이태극과 삼태극 /151
인상과 손금의 변화 /158
인슐린 /312, 335, 423, 424, 439
인슐린분비 억제(교감신경)와 촉진(부교감신경) /335
인체의 복잡시스템과 항상성과 면역시스템 /198
인체의 신경계 /486, 487
인터넷, 모바일, 가상세계 등 사이버환경 /128
인터페론 /122

일어설 때 숨을 내쉰다【실습21~24】 /235
자궁 /49, 361, 433, 440, 457, 458, 459
자신의 심신에 적합하고 편안한 자세 /170
자연호흡법 /114, 116, 213
자연호흡법의 수련 /114
자유의지, 의념, 믿음 /71
자율신경 신경전달물질 호르몬 : 부신수질(교감신경) 호르몬과 부신피질(부교감신경) 호르몬 /328
자율신경(교감신경과 부교감신경)과 항상성과 임계한계 /336
자율신경과 불수의운동 /320
자율신경과 시상하부와 중추신경 /321
잠 잘 때의 신체상태와 활동할 때의 신체상태 /166
잠이 보약이다. 잠이 약보다 낫다 /177
잠자리 기상 시 안전사고 /165
장단전 /272, 445
장단전 수련과 건강증진 /451
장단전과 건강 /445
장신경계 /451, 500
재생가능성 /36
저체온 /119
적정한 땀 흘림의 중용 /93
전두엽 /346
전립선 /433, 440, 457

전중혈 /183
전체론과 환원론 관점의 융합 관점 /94
전통 동양의학 관점의 단전과 현대인들 /265
전통 동양의학에서 단전의 정의와 종류 /261
정(精) /57
정낭 /457
정동장애(기분장애) /357
정상맥박수 /253, 404
정상세포의 성장환경 /119
정상체온 /122
정소 /459
정신운동 /129, 130, 302, 376
정신집중 /98
제2의 뇌, 심장 /58, 451, 501
제2의 뇌, 장신경계 /101, 451, 501
조동(調動) /129
조식(調息) /112
조신(調身) /108
조심(調心) /103
조심, 조신, 조식, 조환, 조동 /53
조현병(정신분열병) /358
조화와 균형과 융합의 삼위일체 태극 /163
조환(調環) /117
족단전 수련과 건강증진 /479
족단전 용천혈(湧泉穴) 수련과 건강 /476
족단전(足丹田) /273, 473
족단전과 건강 /473

좌골신경 /441, 461, 491
좌뇌(왼쪽 뇌), 우뇌(오른쪽 뇌), 뇌량(뇌의 교량) /338
좌우대칭의 중용 /92
준비운동(warming-up) /279
중격부 /359
중뇌(中腦) /367
중단전 /262
중용 /88
중초 /442
중추신경 /486
중추신경과 말초신경 /319
중추신경과 말초신경과 신경 네트워크 /319
중추신경으로서의 뇌 /317
진료는 의사에게 약은 약사에게 /197
질(膣) /457, 459
질병과 암 극복과 치유 /200
짤 때 숨을 내쉰다【실습7~8】/229

척수 /485, 486
척수신경 /485, 492
척추 /484
천기 지기 인기 /154
체성신경과 자율신경 /497
초고령사회 /31, 203
추단전 /274, 481
추단전 수련과 건강증진 /502
추단전과 건강 /481
췌장 소화효소 분비 억제(교감신경)와 촉진(부교감신경) /336

췌장(이자) /422

측두엽 /352

치매와 알츠하이머병 /377

치유 : 질병 예방과 치료 /83

침(타액)과 건강 /219

침(타액)의 건강에 유용한 성분(알파아밀라아제, 면역글로불린 A, 페록시다아제, 리소자임, 뮤신, 락토페린, 전해질) /221

침샘 /2206, 332

침샘 분비 억제(교감신경)와 촉진(부교감신경) /332

카테콜아민 /436

케겔운동(골반근육운동) /462, 505

코르티솔 /329

코호흡 /213, 214

타격할 때, 칠 때 숨을 내쉰다【실습5~6】/228

태극(太極) /151

태극의 역동적 승화 /160

태극철학과 인간과 활기혈단 /153

터널시야 /77

턱걸이 /234

텔로미어(말단소체, 말단소립) /117, 313

팔과 겨드랑이, 팔목과 가슴 /188

편도체 /356

폐(허파)와 심단전 /406

폐기압 /206, 211

폐암 예방 /409

폐포(허파꽈리) /210, 407

폐호흡 95~99%[흉식호흡 32~34%, 복식호흡(횡격막호흡) 63~65%]와 피부호흡 1~5% /255

포도당 소비(뇌) /311

프로이드 /72, 305

피부호흡 /114, 255, 258, 294, 295

피톤치드 /318

피톤치드호흡의 걷기 운동 /318

하나가 셋, 셋이 하나 삼위일체 /160

하단전 /262

하단전 경혈들 /263, 264

하루를 여는 즐겁고 행복한 기상 /165

하체근력강화운동 /237, 241

하초 /443

학과 운동 /36

학습효과성 /36

한 번 죽는 것은 사람에게 정해진 것이다. 그러나 건강하고 행복한 삶을 누릴 축복은 누구에게나 있다 /202

함흉발배 /222

합장과 음양 기혈순환 /190

합장과 종교와 생활 /188

항상성 /198, 199, 306, 324, 336, 363, 433, 439, 440

해마(海馬) /354

햄스트링 /469, 471, 472

행복 /32, 33

허령정경 /170, 217
허령정경 미려중정 심정신송 /216
허령정경, 기침단전 편안한 자세 /169
허리(몸통) 중심 움직임 /101
혈관 수축(교감신경)과 이완 (부교감신경) /324
혈압 높임(교감신경)과 낮춤 (부교감신경) /324
혈압 범위(성인) /404
혈압과 혈압측정 /402
혈액 소비(뇌) /309
호르몬 분비의 중용 /93
호흡에 관련된 근육들 /256
호흡을 올바르게 가짐 /112
호흡의 기본원칙 /205, 224
호흡의 기본원칙 : 코호흡과 복식호흡의 자연호흡법 /213
호흡의 정의 /205
호흡자연 /224
확산현상 /206
환원론 /94, 95
활기혈단 /35
활기혈단 관점의 호흡 /212
활기혈단 기도합장방식과 기혈순환 /188
활기혈단 기도합장자세 /180
활기혈단 기혈과 호흡 /143
활기혈단 십이단전과 건강 /259
활기혈단 십이단전과 십이단전호흡 /269
활기혈단 십자다이아몬드 모형 /135

활기혈단 태극 /153, 154
활기혈단과 수단전과 건강 /395
활기혈단에서 단전의 정의 /266
활기혈단에서 단전의 정의와 종류 /265
활기혈단에서 단전의 종류 /268
활기혈단은 암세포 번식 환경의 무산소, 산성체질, 저체온을 정상세포 증식 환경의 유산소, 알칼리성체질, 정상체온으로 변화시키는데 기여 /118
활기혈단의 목적과 원칙과 준칙과 십자다이아몬드 /29
활기혈단의 목적과 필요성 /63
활기혈단의 목적과 필요성과 효능 /31
활기혈단의 일반원칙 /71
활기혈단의 조심, 조신, 조식, 조환, 조동 다섯 기본준칙 /103
활기혈단의 효능 /67
횡격막과 호흡원리 /251
횡격막을 이용한 복식호흡 /256
후두엽 /352
후천적 기혈 /149
흉쇄관절 /388
흉식호흡 /215, 247, 255, 294
흔들린 아이 증후군(흔들이 아이 증후군, 학대성 두개관내 출혈, 비우발적 두부외상) /316
히스타민 /175
힘의 중용 /92

📖 천대윤 저자약력

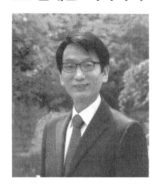

○ 학 력

- 서울대학교 행정대학원 졸업 (행정학 석사; 정책학 전공)
- 미국 Arizona State University 졸업 (행정학 석사)
- 미국 Arizona State University 졸업 (행정학 박사, Ph.D.)

○ 경 력

- 기업, 정부, 공공기관, 지방자치단체의 강의, 강연, 교육, 상담, 자문, 컨설팅
- 인재개발원, 연수원, 교육원 등 교육훈련기관 강의, 자문, 프로그램개발, 교육, 컨설팅
- 성균관대, 서울시립대, 숭실대, 국민대, 한국방송통신대, 세종대, 경기대, 명지대 등 다수 대학교 강의
- 여성부 남녀평등의식 교수요원(여성부장관 위촉)
- 한국노동교육원 초빙교수
- 한국정책학회 운영이사
- 통일부 갈등관리심의위원회 위원(통일부장관 위촉)
- 한국행정학회 운영이사
- 행정자치부/중앙인사위원회/행정안전부 중앙공무원교육원 교수
- 국무총리소속 부마민주항쟁진상규명위원회 실무위원
- 경영행정전략연구원 원장
- 인재개발교육센터 원장
- 행복·갈등관리클리닉센터 원장
- 활기혈단(活氣血丹) 건강행복양생학 건강백세 기혈태극운동 원장

○ 강의, 강연, 교육, 상담, 자문, 컨설팅 분야

- 교육훈련, 워크숍 및 프로그램 개발

- 경영·행정·정책·전략의 진단·연구·조사분석·평가
- 갈등관리, 협상조정 · 행복갈등관리클리닉
- 역량개발, 역량평가 · 행정혁신, 경영혁신
- 액션러닝, 코칭 · 리더십, 변화관리
- 긍정심리, 행복학 · 전략경영, 윤리경영
- 건강관리, 성격관리 · 창의성, 창조성 개발
- 토의 토론 회의 방법론 · 현대적 영어작문과 문법
- 활기혈단(活氣血丹) 건강행복양생학 건강백세 기혈태극운동

○ 강의, 강연, 교육, 상담, 자문, 컨설팅 요청 전화

- 핸드폰 010-2275-1895 천대윤

○ 주요 저서

『활기혈단 십자다이아몬드와 십이단전편』
『활기혈단 기혈지압마사지와 건강양생운동편』
『활기혈단 영양운동·수면과 14경맥·경혈편』
『부마민주항쟁과 정부혁신론』
『조직 및 인적자원 역량개발과 역량평가』
『조직 및 인적자원 역량개발과 역량강화』
『창발전략경영혁신과 리더십』
『자살갈등관리전략』
『가정인생행복론』『두루두루 보시면서 사시지요』
『박근혜정부와 공무원들이 사랑받는 길』
『갈등관리와 협상전략론』
『현장중심 액션러닝 변화혁신 리더십』
『토론문화쇼크』『토의 토론 회의 방법론』
『서바이벌 경영혁신』『서바이벌 전략전술』
『지혜정부론』『성희롱 정책』
『조직혁신과 전자상거래 성공전략론』
『현대적 영어작문과 문법』(상)(중)(하)
『시험에 정통한 영어단어』
『미국생활 필수 영어회화』
『속독전략과 시험전략』

기공, 태극권, 도인술, 단금, 경맥, 경혈
몸과 마음의 각종 질병 예방과 치유
건강하고 행복한 삶 증진
건강행복양생학 건강백세 기혈태극운동

활活기氣혈血단丹
십자다이아몬드와 십이단전편

2018년 05월 20일 초판인쇄
2018년 05월 25일 초판발행

지 은 이   천 대 윤
발 행 인   천 대 윤
발 행 처   삼현출판사
주   소   서울특별시 노원구 덕릉로 115길 19, 2층
등   록   2012년 8월 27일 251002012000287
전   화   02-542-5012
팩   스   02-542-5013
이 메 일   samhyunwin@chol.com

저자와 합의
인지생략

값 50,000원

ISBN 978-89-969516-9-8   03510